Der Soziopath von nebenan: So überlisten Sie ihn

Martha Stout

Der Soziopath von nebenan: So überlisten Sie ihn

Wie Sie sich vor einem skrupellosen Manipulator schützen können

Übersetzt von Ursula Pesch und Karsten Petersen

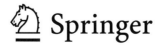 Springer

Martha Stout
Boston, USA

Übersetzt von
Ursula Pesch
Bremen, Deutschland

Übersetzt von
Karsten Petersen
Singapore, Singapore

Englische Originalausgabe erschienen bei Harmony Books, an imprint of Random House, a division of Penguin Random House LLC, New York, 2020
ISBN 978-3-662-64193-4

Die Deutsche Nationalbibliothek verzeichnet diese Publikation in der Deutschen Nationalbibliografie; detaillierte bibliografische Daten sind im Internet über http://dnb.d-nb.de abrufbar.

Springer ist ein Imprint der eingetragenen Gesellschaft Springer-Verlag GmbH, DE und ist ein Teil von Springer Nature.
Die Anschrift der Gesellschaft ist: Heidelberger Platz 3, 14197 Berlin, Germany

Für meine Mutter
Martha Eva Deaton Stout,
1923–2018
Sie war wunderschön, brillanter als ihr bewusst war und vor allem der freund-
lichste und liebevollste Mensch, den ich jemals gekannt habe

» Jeder von uns muss die Verantwortung für sein eigenes Leben über-
  nehmen und vor allem den Lebewesen um uns herum mit Respekt und
  Liebe begegnen – besonders einander.
  Jane Goodall, *Reason for Hope (Grund zur Hoffnung. Autobiografie)*

Vorwort

Duell mit dem Teufel

Als ich an einem schönen Frühlingsmorgen mit vollem Körpereinsatz versuchte, die Unterseite meiner Veranda zu reinigen, trug ich ein mit Farbe bekleckertes Hemd und ausgefranste Jeans und sah mit Sicherheit nicht wie eine studierte Psychologin aus, als ein glänzender neuer SUV, darin zwei kleine Kinder und ihre elegant gekleidete Mutter, in meine Garageneinfahrt einbog. Die Frau war sorgfältig geschminkt, sah aber dennoch so aus, als habe sie tagelang geweint – sie tat mir leid. Sie war offensichtlich sehr froh, mich gefunden zu haben, ungeachtet meiner zerrissenen Jeans und meiner zunächst etwas erstaunten Reaktion. Sie erzählte mir, sie sei zwei Stunden gefahren, um in die Stadt zu kommen, von der sie nur vermuten konnte, dass ich dort lebe. Sie sagte, sie sei in einen „Sorgerechtsstreit aus der Hölle" mit einem erschreckend gefühlskalten Menschen verwickelt, und dass sie in großer Sorge sei um das Wohlergehen ihrer kleinen Kinder, Tochter und Sohn. „Um meine Kinder zu retten", sagte sie, „muss ich ein Duell mit dem Teufel führen. Und ich weiß nicht, wie ich das anfangen soll."

Sie war sicher, dass ihr Ex-Mann keine echten Vatergefühle empfand und dass er nur deswegen das Sorgerecht einklagte, um sie „unter seiner Fuchtel" zu halten, was ihm angesichts ihrer Liebe für die Kinder und ihrer Sorge um sie auch mühelos gelang. Ich erklärte ihr, wie wirkungsvoll es sein kann, sich äußerlich ruhig zu zeigen (statt völlig panisch), wann immer sie ihrem Ex-Mann begegnete – um sein Verlangen nach sichtbaren Zeichen, dass er ihre Emotionen beherrschte, ins Leere laufen zu lassen. Ich gab ihr ein paar Hinweise, wie sie zielführend mit ihrem Anwalt sprechen könne. Als sie ging,

stellte ich erfreut fest, dass ein Funke der Entschlossenheit die Hoffnungs-
losigkeit in ihren Augen ersetzt hatte.

Obwohl ich als Psychologin Soziopathie studiert und seit über 25 Jahren
traumatisierte Opfer klinisch behandelt hatte, wurde mir die überwältigende
Häufigkeit der Viktimisierung durch Soziopathen erst klar, als ich begann,
darüber zu schreiben. Seit 2005 mein Buch *The Sociopath Next Door* (deutsche Ausgabe: *Der Soziopath von nebenan. Die Skrupellosen: ihre Lügen, Taktiken und Tricks, 2006*) erschienen war, wurde ich überhäuft mit Anrufen und
Briefen von Lesern,[1] die das Bedürfnis hatten, mir von ihren eigenen Erfahrungen mit Menschen zu erzählen, die anscheinend kein Gewissen hatten.
Diese Leser waren so motiviert, mir ihre Geschichten zu erzählen, dass einige
von ihnen es schafften, meine geheime private Telefonnummer herauszufinden, oder vor meiner Praxis in Boston auf mich warteten, in der Hoffnung,
mir zu begegnen, wenn ich kam oder ging. Aber dies war das erste Mal, dass
jemand bei mir zu Hause auftauchte.

Ich beschloss, eine Website mit einer eigenen E-Mail-Adresse einzurichten,
sodass meine Leser mir von ihren Erfahrungen berichten konnten, ohne auf
solche verzweifelten Detektivarbeiten angewiesen zu sein. Sobald diese Website online war, begann ich, eine allem Anschein nach endlose Flut von Bot-
schaften aus aller Welt zu bekommen. Die meisten Menschen, die Kontakt zu
mir aufnahmen (und das auch heute noch tun, Tag für Tag), haben es mit
einem potenziellen Soziopathen zu tun, dem sie einfach nicht aus Weg gehen
können: ein Prozessgegner in einem Sorgerechtsstreit; ein Chef oder Kollege
in einem Job, der einfach zu wertvoll ist, um ihn aufzugeben; ein erwachsener
Verwandter; oder, in der vielleicht quälendsten Situation von allen, eines der
eigenen Kinder.

Die Leser, die den Kontakt zu mir suchen, entstammen beiden Geschlech-
tern und sehr unterschiedlichen Lebensbereichen, doch sie haben bestimmte
Gemeinsamkeiten. Sie alle fühlten sich allein und mehr als nur ein bisschen
verrückt: Jeder von ihnen glaubte, der Einzige zu sein, der jemals von einem
Menschen betrogen und manipuliert wurde, von dem sich herausstellte, dass
er eine völlig fremdartige Psyche hat. Sie haben eine die Realität zersetzende
Beziehung zu mindestens einer Person überstanden, die unfähig ist, Schuldbewusstsein, Reue oder auch nur Sorge zu empfinden. Und bis sie *Der Soziopath von nebenan* gelesen hatten, waren all diese Überlebenden davon aus-
gegangen, dass niemand ihre seltsame Geschichte glauben würde. Mein Buch

---

[1] Anmerkung des Übersetzers: Um den Lesefluss nicht zu stören, wird in diesem Buch der Einfachheit
halber bei der Bezeichnung von Personen und Personengruppen stets die männliche Form verwendet.
Selbstverständlich ist dabei die weibliche Form („Leserin", „Bürgerin" usw.) gleichrangig miteinbezogen.

hat ihnen das Wissen und die Begriffe geliefert, um ihre Erfahrungen zu beschreiben. Jetzt suchten sie nach Mitteln und Wegen, um sich selbst und ihre Familie zu schützen. Für sie und alle anderen, die sich in unvermeidlichen Auseinandersetzungen mit einem Gewissenlosen befinden, habe ich dieses Buch geschrieben, das zeigen soll, wie man sich gegen einen Soziopathen durchsetzen kann.

Fast alle Briefe, die ich im Laufe der Jahre bekommen habe, fallen in einige wenige Themenkategorien, und in diversen Medienauftritten und privaten Gesprächen seit 2005 wurden mir unzählige Fragen zu genau diesen entscheidenden Themen gestellt. In diesem Buch werde ich auf sie alle ausführlich eingehen: die düstere Realität eines Lebens mit soziopathischen Kindern und wie man mit ihnen umgehen sollte; spezifische Methoden, die Sie einsetzen können, um sich gegen einen Soziopathen zur Wehr zu setzen, der Sie an Ihrem Arbeitsplatz drangsaliert; was Sie tun können, wenn erschreckenderweise Ihr Gegner in einem Sorgerechtsstreit ein Soziopath ist; aggressive Soziopathen (einschließlich Cyberattacken) sowie die Unterschiede zwischen einem Soziopathen und einem Narzissten. Dieses Buch enthält darüber hinaus auch ein Kapitel über Soziopathie in Konzernen und Regierungen sowie einige Überlegungen zum Wesen des Guten.

Da die meisten gewissenlosen Menschen sich unauffällig unter den Rest der Gesellschaft mischen, weil sie nicht erwischt werden und im Gefängnis landen wollen, begehen sie „unsichtbare" moralische und interpersonale Taten. Im Gegensatz zu weit verbreiteten falschen Vorstellungen sind Soziopathen, die tödliche Gewaltverbrechen begehen, nur eine kleine Minderheit. Wesentlich häufiger sind Soziopathen destruktive Lügner und Manipulatoren, die grausame psychologische, finanzielle und politische Spiele mit den Leben ihrer Mitmenschen spielen. Unter häuslichen Gewalttätern bilden sie die größte einzelne Untergruppe: Menschen, die ihr Gefühl von Macht und Kontrolle verstärken wollen, indem sie in der Privatheit ihres Zuhauses Ehepartner, Kinder und Senioren verprügeln. Das ist einer der Gründe dafür, dass es uns so schwerfällt, sie zu erkennen. Wenn jedoch ein Soziopath tatsächlich zum Mörder wird, sind wir von den Folgen zutiefst verstört. Ich werde auf das Muster, das bei mörderischem soziopathischem Verhalten zu beobachten ist, ausführlich eingehen, und auch auf die Frage, inwiefern sich die Motivation für diese Form von Aggression von nichtsoziopathischen Gewalttaten unterscheidet.

Psychologen widerstrebt es, Vermeidung als Lösung für ein Problem zu empfehlen, doch wenn es um Soziopathie geht, ist Vermeidung tatsächlich die optimale Strategie. Ob sie nun gewalttätig sind oder nicht, Soziopathen leben außerhalb des gesellschaftlichen Vertrags, der den Rest von uns bindet.

Sie sind auf einzigartige Weise destruktiv und werden nie in der Lage sein, authentische persönliche oder berufliche Beziehungen zu anderen Menschen einzugehen. Ihr einziges Bestreben besteht darin, Macht über andere Menschen zu erlangen, und die ratsamste und ungefährlichste Strategie ist es, solche Leute völlig zu meiden. Allerdings ist es nicht immer möglich, dem Soziopathen aus dem Weg zu gehen.

In diesem Buch werde ich Ihnen die Werkzeuge dazu liefern, mit einem Soziopathen umzugehen, dem Sie unmöglich aus dem Weg gehen können. Sie werden Geschichten lesen, die von den vielen, vielen Briefen inspiriert sind, die mir geschickt wurden – Erzählungen von Menschen, die entsetzt zusehen mussten, wie das Gerüst der akzeptierten menschlichen Realität unter ihnen einstürzte, und die tapfer versuchten, sich selbst und ihre geliebten Menschen zu retten in einer Welt, die einfach keinen Sinn mehr ergab. Sie mussten erfahren, dass Soziopathen mehr sind als einfach nur Abstraktionen in einer kurzlebigen Nachrichtensendung oder das Thema einer schockierenden Dokumentation; sie sind Menschen, die aussehen wie du und ich – so gut getarnt, dass ihr wahres Wesen womöglich jahre- oder gar jahrzehntelang unentdeckt bleiben konnte.

Wenn ich auch alle Namen und kennzeichnenden Details in diesen Geschichten verändert habe, werden Ihnen doch Beispiele von Menschen begegnen, die triumphiert haben, Männer und Frauen, die sich erfolgreich gegen Personen gewehrt haben, die kein Gewissen zu haben schienen – aber auch traurige und sogar beängstigende Geschichten, in denen am Ende die Skrupellosen zu gewinnen scheinen. Ob sie nun als Erfolg oder Farce enden, all diese Geschichten zeigen, wie unsere traditionellen Vorstellungen über das Böse uns blind gemacht haben für dessen wahres Wesen. Bösartiges Verhalten erwächst aus einem emotionalen Loch, und wenn wir uns dessen nicht bewusst sind, haben wir unsere Möglichkeiten, im Alltag und in unserer Gesellschaft mit Skrupellosigkeit fertigzuwerden, stark eingeschränkt. Die auf realen Begebenheiten beruhenden Berichte in diesem Buch zeigen, dass ein neues, rationales Verständnis der wichtigsten Quelle des menschlichen Bösen – *das charakterologische und neuropsychologische Fehlen eines Gewissens* – uns einen entscheidenden Vorteil verschaffen kann, wenn wir uns mit soziopathischen Menschen in unserem Leben auseinandersetzen müssen und uns den von Menschen ausgehenden Problemen unserer Zeit stellen. Ich glaube, dass wir im Interesse unserer persönlichen Sicherheit und für das Wohlergehen des Planeten, auf dem wir leben, unsere falschen Überzeugungen – unsere „Soziopathie-Blindheit" – aufgeben und eine nutzbringende Haltung einnehmen müssen, die auf Wissen und Kompetenz basiert.

Wir müssen lernen, dass Soziopathen ungeachtet ihres charakteristischen Mangels an Gefühlen „Emotionsfresser" sind. Sie haben das intensive Bedürfnis, ihre Kontrolle über uns auszukosten, indem sie uns verwirren, wütend machen und Angst einjagen. Sie weiden sich an den negativen Emotionen von anderen. Zu wissen, wann und wie wir *keine* Emotionen zeigen sollten – wie wir in Gegenwart eines Soziopathen ruhig bleiben, anstatt ihn mit unseren ungefilterten Emotionen zu amüsieren –, ist eine lebenswichtige Fähigkeit. Er spielt ein furchtbares Spiel mit Ihnen, aber ich werde zeigen, wie Sie die Spielregeln ändern können.

In *Der Soziopath von nebenan* habe ich die erste psychologische Definition des Begriffs „Gewissen" geprägt. Im Gegensatz zu früheren Vorstellungen handelt es sich dabei nicht um einen Denkprozess oder einen Satz verinnerlichter Regeln; vielmehr ist ein echtes Gewissen eine starke Bindung an ein anderes Lebewesen (häufig, aber nicht immer an einen Menschen) oder an eine Gruppe von Menschen oder sogar, in manchen Fällen, an die gesamte Menschheit. Ich habe dargelegt, dass ein Gewissen nicht ohne die neuropsychologische Fähigkeit existieren kann, echte emotionale Bindungen zu anderen einzugehen, und ich habe die Eigenschaften und Ursachen von Soziopathie erörtert – das *Fehlen* emotionaler Bindungen und eines Gewissens – und der tiefen Wunden, die ein Soziopath anderen Menschen zufügen kann, ohne sich im Geringsten emotional schuldig zu fühlen.

Mit diesem Buch hoffe ich, ein noch fundierteres Verständnis der Gedanken und Verhaltensweisen zu vermitteln, die daraus entstehen, dass an der Stelle der Psyche, wo eigentlich die Emotion des Gewissens angesiedelt sein sollte, nur ein Loch ist. Ich werde Beispiele aus dem realen Leben beschreiben, die das allumfassende Muster von Spielchen illustrieren, die jegliches soziopathisches Verhalten prägen – ein Bild, das sich immer wieder vor unseren Augen abzeichnet, wenn auch den meisten von uns nicht beigebracht wurde, wie es zu „erkennen" ist. In einer Welt voller pädophiler Priester und CEOs, die für genug Geld ihre Seele – und unseren Planeten – verkaufen würden, einer Welt voller manipulierter Sorgerechtsverfahren, die keineswegs dem Wohl des Kindes dienen, und voller falscher Experten, die tagein, tagaus ungerührt ältere und arme Menschen betrügen, müssen wir uns diesen Modus Operandi klar vor Augen führen.

Welche Chancen hat ein ehrlicher Mensch gegen einen cleveren Soziopathen, einen getarnten Feind, dessen besondere Fähigkeiten Verschlagenheit und absolute Skrupellosigkeit sind? Wie kann jemand, der auf das Leiden anderer normal reagiert, einen Feind besiegen, der ohne das geringste Schuldbewusstsein jegliche Schandtat begehen kann, und sei sie noch so destruktiv oder grausam? Wie kann eine aufrichtige und offene Person andere Menschen vom wahren Wesen eines Soziopathen überzeugen, wenn dieser kalt berechnende Heuchler selbst hochintelligente Leute täuschen und manipulieren kann – und das manchmal nur, um ihnen einen Schreck einzujagen?

Mit diesem Buch möchte ich klare und praxistaugliche Antworten auf diese Fragen liefern. Ich will die ängstlichen Selbstzweifel frontal angehen, die aufkommen, wenn ein Mensch mit Gewissen sich gegen einen skrupellosen Manipulator durchsetzen muss. Der Frau, die vor meiner Haustür aufgetaucht ist, und so vielen anderen biete ich Antworten, die optimistisch und ermutigend sind. Als eine ehrliche, mitfühlende Person haben Sie viel mehr Macht, als Sie wissen. Wenn Sie das Verhaltensmuster erkennen, das wahre Wesen von Soziopathie verstehen und sich vor allem *effektive Methoden zu eigen machen, um die Agenda des Soziopathen zu durchkreuzen,* werden Sie den Soziopathen sicher erkennen und sich mit klugen und wirkungsvollen Aktionen gegen ihn wehren können, wenn das Leben Ihnen absolut keine andere Wahl lässt, als sich zu verteidigen.

Boston MA, USA   Martha Stout

Danksagung

Als ich im September 2018 gerade mit dem Schreiben dieses Buches fertig war, erlitt ich einen leichten Schlaganfall. Ich hätte ihn vielleicht nicht einmal bemerkt, wenn ich nicht für einen Moment das Bewusstsein verloren hätte, gefallen und mit der rechten Seite hart auf dem Asphalt eines fast leeren Parkplatzes gelandet wäre. An diesen Fall und vieles, was unmittelbar danach geschah, kann ich mich nicht erinnern, aber man hat mir gesagt, dass fünf Fremde gekommen seien und die Entscheidung getroffen hätten, den Rettungsdienst zu rufen. Ich bin keinem von ihnen vor, während oder nach meinem Sturz begegnet, würde jedoch viel darum geben, zu wissen, wer sie sind, um ihnen von Herzen dafür zu danken, dass sie mir höchstwahrscheinlich das Leben gerettet haben.

Mein blaues Auge heilte und mein Gesicht sah wieder aus wie zuvor. Ich gewann auch meine Sprechstimme, alle kognitiven Fähigkeiten und den Mut zu laufen zurück, obwohl ich noch immer hin und wieder Schwindelgefühle habe. Ich hatte das große Glück, im Rehabilitationszentrum Dr. Jonathan Perry kennenzulernen, einen Fachkollegen, der mir versicherte, dass wir in ein paar Monaten zusammen Kaffee trinken und unser Erstaunen darüber zum Ausdruck bringen würden, wie schrecklich diese Zeit war und wie wunderbar, dass alles vorbei ist, der Schwindel und die Müdigkeit. All dies würde der Vergangenheit angehören. Seine Würde und sein Mut, mir ruhig zu erzählen, dass er von einem ähnlichen Problem genesen sei, halfen mir durch diese Zeit, und ich freue mich sehr darauf, eines schönen Tages mit ihm Kaffee zu trinken. Die fünf Fremden retteten mir das Leben ein erstes Mal und auf seine Art rettete Dr. Perry es mir (mit Hoffnung) ein zweites Mal. Genau das brauchte ich.

Dann kam Linda Carbone, die siebte in der Reihe der Helden, um das Buch zu retten. Linda ist Redakteurin und Autorin (sie und ihr Mann, Ed Decker, haben ein bewegendes Buch mit dem Titel *Der lange Weg zum Kind: ein Erfahrungsbericht* geschrieben, das ich wärmstens empfehle!). Nachdem ein Buch geschrieben ist, gibt es viel zu tun, bevor es in die Produktion gehen kann. In der Vergangenheit hatte ich mich gerne selbst um diese Dinge gekümmert, doch dieses Mal konnte ich das nicht. Kapitel mussten in die endgültige Reihenfolge gebracht und Informationen ergänzt werden. Die Quellennachweise mussten an den richtigen Stellen eingefügt und in manchen Fällen wiedergefunden werden. Jemand musste mit dem Herausgeber über das Layout und die Aufmachung des Buches sprechen. Es ist immer sehr schwierig, für einen Autor einzutreten und diese Aufgaben zu übernehmen (Autoren sind äußerst besitzergreifende Menschen), doch Linda tat dies taktvoll und geschickt und (für mich) fast schmerzlos. Sie ist ein sehr besonderer Mensch und ich bin ihr unendlich dankbar. Danke, Linda.

Danken möchte ich auch meiner ausgezeichneten Chefredakteurin Diana Baroni für ihre Weitsicht und ihre Geduld sowie meinen anderen Redakteuren – Charlie Conrad, Leah Miller und Amanda Patten – für ihre unschätzbare Hilfe während einer Zeit, die für einige von ihnen ebenfalls sehr turbulent war. Für ihre Hilfe, das Manuskript fertigzustellen und es zu dem zu machen, was es ist, möchte ich meine große Dankbarkeit gegenüber Michele Eniclerico zum Ausdruck bringen, der es gelang, sich eine klare und stimmige Vorstellung von diesem Buch während all seiner Entwicklungsstadien zu bewahren.

Ich möchte auch Menschen aus meinem Privatleben danken: meiner geliebten und brillanten Tochter Amanda Kielley und ihrem attraktiven und poetischen Ehemann Nick Delahaye. Beide haben ein ausgezeichnetes Auge, und man kann sich darauf verlassen, dass sie das sehen, was zählt; meinem Bruder und lebenslangen Freund Steve Stout und seiner perfekt zu ihm passenden Verlobten Christine Bessett (die seine Frau sein wird, wenn jemand diese Zeilen liest) sowie Howard Kielley, bei dem ich wohnen durfte und der auf mich in der Zeit, in der ich starke Schwindelanfälle hatte, achtgab – danke für deine Güte.

Danken möchte ich auch allen Lesern, die mir nach der Lektüre von *Der Soziopath von nebenan* geschrieben haben. Am liebsten hätte ich jeden dieser Briefe in dieses Buch mit aufgenommen. Die Geschichten, die ich verwendet habe, sind der Anonymität wegen verändert worden, doch wenn es möglich gewesen wäre, hätte ich die Namen der Verfasser in Großbuchstaben veröffentlicht, um ihren Mut aufzuzeigen und ihnen Anerkennung zu zollen.

Schließlich gilt mein Dank meiner unglaublich talentierten Literatur-
agentin Susan Lee Cohen. Susan ist so, wie eine Agentin sein sollte, und noch
mehr, sie ist so, wie ein Mensch in einer perfekten Welt sein sollte. Sie ist, wie
ich ihr gern (aber nicht oft genug) sage, meine Wundertäterin. Sie weiß nicht
wirklich, was ich meine, aber ich weiß, dass ihr Geschick und ihre Güte es mir
ermöglicht haben, mir meinen Kindheitstraum, Schriftstellerin zu sein, zu
erfüllen. Lass es mich noch einmal sagen: danke, Susan.

Inhaltsverzeichnis

1

Loch in der Psyche
Soziopathie verstehen

Um zu erklären, warum die von mir angebotenen Strategien erfolgreich sein werden, muss ich zunächst in scheinbar paradoxer Weise eine Ihrer Grundüberzeugungen über das Funktionieren der Welt infrage stellen. Stellen Sie sich vor, es gäbe so etwas wie „das Böse" gar nicht. Falls Sie religiös sind, stellen Sie sich vor, es gäbe keinen Satan, keinen Prinzen der Finsternis, keine Dämonen – kurzum, keinen Teufel, unter welchem Namen auch immer. Falls Sie nicht religiös sind, überlegen Sie einmal, wie Sie sich fühlen würden und wie viele Ihrer Vorstellungen über das Leben sich ändern würden, sobald Sie entdecken, dass das Böse als Subjekt in unserer Welt nicht existiert. Und noch erstaunlicher: Stellen Sie sich vor, Sie erfahren, es habe das Böse noch *nie* gegeben, weder als Ding noch als verschlagenes übernatürliches Wesen, weder als mysteriöse Kraft noch als unsichtbaren Geist, nicht einmal als besonders schändlichenr Teil des ganz normalen menschlichen Wesens. Ich möchte Sie bitten, diese Idee einmal ganz zu Ende zu denken – die Vorstellung, das Böse sei nicht mehr als ein uralter Mythos, wie nordische Trolle oder Bigfoot[1] oder Vulkangötter, die fordern, dass ihnen Dorfjungfrauen geopfert werden.

„Wozu sollte das gut sein?", antworten Sie vielleicht. „Um so zu denken, müssten wir zu viele Aspekte des realen Lebens ignorieren." Unsere Welt ist

---

[1] Anmerkung des Übersetzers: Bigfoot ist der nordamerikanischen Folklore zufolge ein großes, affenartiges Wesen mit überdimensionalen Füßen und dichtem Fell, das in Bergwäldern leben soll.

© Der/die Autor(en), exklusiv lizenziert durch Springer-Verlag GmbH, DE, ein Teil von Springer Nature 2022
M. Stout, *Der Soziopath von nebenan: So überlisten Sie ihn*,
https://doi.org/10.1007/978-3-662-64193-4_1

voll von bösartigen Taten und von Menschen, die erschreckend gut darin zu sein scheinen, solche Taten zu begehen. Vielleicht ist das Böse keine Kraft, kein Ding, keine Kreatur mit Hörnern – vielleicht existiert das Böse sozusagen nicht als Substantiv –, doch das Wort *böse* funktioniert zweifellos sehr gut als allgemeinverständliches Adjektiv: Es gibt „böse" Ereignisse, „böse" Pläne, „böses" Verhalten. Und alle Menschen scheinen eine gemeinsame Vorstellung davon zu haben, was für Ereignisse, Pläne und Verhaltensweisen das sind. Wenn also das Böse nicht existiert, was um alles in der Welt meinen wir dann, wenn wir dieses Wort verwenden?

Bitte machen Sie sich klar, dass es so etwas wie „das Böse" nicht gibt, da es aus psychologischer Sicht nicht existiert. Es ist weder ein invasiver Geist noch ein Ding, und es ist auch kein schemenhafter Teil des menschlichen Ur-Gehirns, sondern das Gegenteil: statt einer Wesenheit, die wir beobachten oder zumindest spüren könnten, ist das Böse ein Fehlen. Anstatt eines *Etwas* ist es ein Hohlraum, wo etwas *hätte sein sollen*.

Das wahrhaft Böse ist ein leeres Loch, nicht mehr – und nicht weniger. Die neurologischen Erkenntnisse hinter diesem „Loch" werden im nächsten Kapitel beschrieben, doch fürs Erste wollen wir weiter erörtern, wie es sich manifestiert.

Manche „böse" Taten finden wir schlimmer als andere: Serienmord und Völkermord gelten als verwerflicher, als wenn zum Beispiel jemand die Altersrücklagen eines Angestellten stiehlt. Es liegt auf der Hand, dass wir solche Urteile aufgrund der Tragweite der Auswirkungen – wie schädlich die Tat war – und der Anzahl der betroffenen Menschen treffen. Wenn jemand in das Haus einer Familie einbricht und sie quält, weil es ihm Spaß macht, wird das für böse gehalten; wenn Millionen von unschuldigen Menschen ermordet werden, gilt das als zutiefst böse. Doch jedes wahrhaft böse Verhalten – von immensen und unbeschreiblichen Verbrechen gegen die Menschheit über das Quälen eines Ehepartners bis hin zur Unterschlagung von Altersrücklagen – wird ermöglicht durch dasselbe Loch in der Psyche.

Wir können beginnen, das Wesen dieses Lochs zu verstehen – dieses unerforschten leeren Raums, der mit einer neurologischen Entwicklungsstörung beginnt –, indem wir die folgenden zwei Versionen eines Berichts von einem einfachen Autounfall auf uns wirken lassen. In der ersten Variante der Geschichte haben beide Beteiligte ein normales Gehirn und eine vollständige Psyche. In der zweiten Version fehlt einem der beiden buchstäblich etwas in seinem Gehirn, obwohl die meisten seiner Freunde und Familienmitglieder schockiert wären, das zu hören.

In dem ersten Bericht über diesen fiktiven Autounfall fahren Tom und Jack (die beide ein normales Gehirn haben) an einem verregneten Abend in entgegengesetzten Richtungen eine fast leere Straße entlang. Tom hat für ein paar Momente vergessen, dass es Gegenverkehr geben könnte, er ist auf die Mitte

der Straße gedriftet und fährt auf der Mittellinie. Als Jack ihm entgegenkommt, schrammen die beiden Autos um Haaresbreite an einer Kollision bei
hoher Geschwindigkeit vorbei – um dem geistesabwesenden Tom auszu-
weichen, ist Jack gezwungen, seinen Wagen zur Seite zu reißen und in den mit
Regenwasser vollgelaufenen Straßengraben zu setzen.

Wie durch ein Wunder ist keiner von ihnen ernsthaft verletzt. Sie steigen
aus ihren Autos und gehen auf der dunklen, leeren Straße aufeinander zu.
Tom zittert vor Schreck und die Sache ist ihm sichtlich peinlich. Auch Jack ist
angeschlagen, und er ist wütend; sein teures Auto ist nagelneu, und er hatte es
auf Hochglanz poliert für ein Rendezvous mit einem attraktiven Mädchen,
das er an diesem Abend unbedingt beeindrucken wollte.

Er schreit Tom an: „Was zur Hölle hast du mitten auf der Straße gemacht,
du Vollidiot?"

Tom ist Familienvater, er war einfach nur auf dem Weg nach Hause. Er
weiß, was eine rhetorische Frage ist, wenn er eine hört, und entschuldigt sich
mehrfach sehr diplomatisch. Dann schlägt er vor, dass sie es vielleicht zusammen schaffen könnten, Jacks Auto aus dem Graben zu ziehen, wenn sie
sich gemeinsam anstrengen. Nach einigen Schwierigkeiten gelingt ihnen das
auch, doch beide Männer beschmutzen dabei ihre Kleidung mit Matsch und
nassem Gras.

Jetzt schäumt Jack vor Wut. Angesichts des Zustands seiner Kleidung und
des braun-grünen Matschs, der an seinem gerade eben noch makellosen
Wagen herunterläuft, würde er nichts lieber tun, als sich zu rächen. Plötzlich
fällt ihm die Pistole in seinem Handschuhfach ein, eine Beretta M9-22LR,
die er kürzlich zu seinem eigenen Schutz gekauft hatte, nachdem er von Car-
jackings ganz in der Nähe ebendieser Straße gehört hatte. Gerade jetzt ist
diese Straße leer und dunkel. Er müsste sich nur die Pistole aus dem Handschuhfach greifen und *päng!* – schon gäbe es einen Idioten weniger.

Aber wie Sie vielleicht schon vermutet haben, schießt Jack nicht auf Tom.
Er ist dermaßen in Rage, dass er ihn vielleicht gerne umbringen würde, doch
er tut es nicht. Noch wichtiger ist jedoch: Er *kann* es nicht. Einen Fremden
auf kurze Distanz zu erschießen, jemanden zu ermorden, der ihn nicht einmal
bedroht hat, ist keine psychische Option für ihn. Jacks Gehirn ist normal und
enthält empfindsame neurologische Strukturen, die ihn in die Lage versetzen,
sich seinen Mitmenschen verbunden zu fühlen. Wegen dieses starken, angeborenen Gefühls der Verbundenheit – das auch die Fähigkeit hervorbringt,
Angehörige und Freunde zu lieben und ganz generell für andere Menschen
Anteilnahme zu empfinden – birgt Jacks Psyche die machtvolle inter-
venierende Emotion, die wir als *Gewissen* bezeichnen. Und gerade jetzt schreit
sein Gewissen ihn geradezu an: *Du sollst nicht töten. Es ist böse, jemanden umzubringen.*

Er beginnt, sich unwohl zu fühlen, ist verstört, weil er überhaupt an die Pistole gedacht hat; also schluckt er seine Wut hinunter, notiert sich Toms Telefonnummer und steigt wieder in sein Auto. Übelgelaunt flucht er fürchterlich vor sich hin, während er davonfährt, beschmiert mit Schlamm und entsetzlich wütend – aber kein Mörder.

Jetzt kommen wir zur zweiten Version der Geschichte. Tom Nr. 2 ist wie Tom Nr. 1 ein ganz alltäglicher Typ mit einem ziemlich durchschnittlich gebauten Gehirn, das es ihm erlaubt, psychisch ganz normal zu sein. Aber Jack 2 ist anders als Jack 1. Das Gehirn des zweiten Jack, dem jegliche emotionale Verbundenheit zu seinen Mitmenschen fehlt, hat ihm eine ausgeprägt abnorme Psyche beschert. Dennoch werden seine Aberrationen von anderen Menschen zumeist nicht als solche erkannt oder nicht einmal bemerkt, wenn nicht gerade besondere Umstände – wie unser fiktiver Autounfall – sie besonders deutlich hervortreten lassen.

Wieder fahren Jack 2 und Tom 2 in entgegengesetzten Richtungen auf einer dunklen, leeren Straße aufeinander zu. Wie zuvor driftet Tom geistesabwesend auf die Mittellinie. Als Jack ihm entgegenkommt, können die beiden nur um Haaresbreite eine frontale Kollision vermeiden, und Jack ist gezwungen, seinen teuren, nagelneuen Wagen in den Straßengraben zu setzen. Beide Männer werden nicht ernsthaft verletzt, aber Jack ist wütend.

In dem Glauben, dass Tom ihn beinahe zu Tode gebracht hätte und in Gedanken an das attraktive Mädchen, mit dem er sich gleich treffen wollte, schreit Jack Nr. 2 genau das Gleiche wie der erste Jack: „Was zur Hölle hast du mitten auf der Straße gemacht, du Vollidiot?"

Wie gehabt entschuldigt sich Tom sehr höflich und schlägt vor, gemeinsam zu versuchen, Jacks Auto aus dem Graben zu ziehen. Sie arbeiten zusammen und schaffen es, den Wagen wieder hinauf auf die Straße zu ziehen, beschmieren aber dabei ihre Kleidung von oben bis unten mit Schlamm.

Jack ist inzwischen außer sich vor Wut. Er will Tom umbringen; er fantasiert davon, welch eine Genugtuung es wäre, seine nicht registrierte Beretta aus dem Handschuhfach zu ziehen und dem Kerl einfach eine Kugel durch den Kopf zu jagen. Er sieht sich in beide Richtungen um – auf der Straße sind keine anderen Fahrzeuge zu sehen. Die Sicht war schon den ganzen Abend ziemlich schlecht, und jetzt zieht ein dichter Nebel auf. Er könnte den Typen erschießen, wieder in sein Auto steigen und einfach weiterfahren. Er hätte gute Chancen, straflos davonzukommen. Wenn man schließlich die Leiche fände, würde man wahrscheinlich einen Mord aus Eifersucht oder vielleicht ein aus dem Ruder gelaufenes Carjacking vermuten.

Er streckt den Arm durch das Seitenfenster, öffnet das Handschuhfach und packt den Griff der darin liegenden Pistole. Das kalte Metall fühlt sich gut an.

Kein Gewissen ermahnt ihn, da Jack Nr. 2 im Gegensatz zu Jack Nr. 1 an der Stelle seiner Psyche, wo normalerweise menschliche Verbundenheit und das Gewissen angesiedelt sind, nur einen leeren Hohlraum hat. Weil er keine der normalen Emotionen menschlicher Verbundenheit empfinden kann, fühlt dieser Jack nichts als erstens seine Wut über den vermasselten Abend und zweitens seinen Drang, Tom umzubringen.

Er nimmt die Pistole aus dem Auto und zielt auf eine Stelle zwischen Toms Augenbrauen. Völlig entsetzt und in panischer Angst hebt Tom die Arme, als wolle er sich schützen, und fängt an, etwas zu sagen: „Warte!" Aber noch bevor er das Wort ganz aussprechen kann, schießt Jack.

Tom kann es nicht glauben. Sein Gesicht erstarrt mit weit aufgerissenen Augen, als er vornüber aufs Pflaster fällt, sein Blut sich mit Regenwasser mischt und eine dunkle Pfütze auf dem Asphalt bildet. Jack hat einen Kick wie im Drogenrausch. Er steigt in sein schickes neues Auto und fährt rasch davon. Den Fremden lässt er am Straßenrand liegen und sterben. Selbst als er schon zehn Meilen gefahren ist, grinst er immer noch zufrieden vor sich hin.

Jacks verborgene Störung

Jack Nr. 2 wurde mit einer subtilen Störung in seinem Gehirn geboren, die zu einem klaffenden Loch in seinem Gefühlsleben geführt hat. Er ist ein Soziopath, und wie bei den meisten Soziopathen ist seine Störung für andere Menschen so gut wie unsichtbar. Tatsächlich ist die einzige Person, die eine dunkle Ahnung von der Wahrheit hatte, gerade eben getötet worden. Obwohl die meisten Auseinandersetzungen mit Soziopathen nicht mit dem Tod eines Menschen enden, muss man sich bewusst machen, dass das Einzige, was sie zurückhält, nicht etwa ein Gewissen ist, sondern das Bestreben, nicht aufzufallen.

Obwohl Jack ganz gut darin ist, vorgetäuschte Emotionen zur Schau zu stellen, wenn er normal wirken will, hat er dort, wo normalerweise zwischenmenschliche Gefühle sein sollten, nur eine gähnende Leere. Die meisten Menschen, die ihn kennen, wären erstaunt zu erfahren, dass Jack völlig unfähig ist, die warmen Gefühle zwischenmenschlicher Beziehungen zu empfinden, darunter auch Liebe. Er kann sie überzeugend vorspielen, ist jedoch niemandem ein wahrer Freund und kann nicht einmal ein winziges bisschen echtes Mitgefühl für seine Mitmenschen empfinden. Er kann nicht lieben oder authentische Sorge empfinden für seine Familienmitglieder, obwohl er vielleicht behauptet, solche Gefühle zu haben. Er hat kein echtes Interesse daran, sich an eine Partnerin zu binden; falls er heiratet, wird die Bindung lieblos sein, einseitig und mit ziemlicher Sicherheit nicht lange halten. Wenn seine Partnerin überhaupt einen Wert für ihn hat, dann nur, weil er sie als seinen Besitz betrachtet, den zu verlieren ihn vielleicht *wütend* machen würde, aber niemals wirklich traurig. Falls er Kinder bekommt, wird er nicht einmal in der Lage sein, seine eigenen Kinder zu lieben.

Häufig ist es dieses letztere Defizit, dass schließlich den wahren Ernst und Schrecken der soziopathischen Störung beleuchtet. Da Jack Nr. 2 unfähig sein wird, seine eigenen künftigen Kinder zu lieben, wie viel Empathie oder auch nur Rücksicht könnte man von ihm erwarten, wenn ein lästiger Fremder am Straßenrand um sein Leben bettelt, oder für die Kinder dieses Fremden? Überhaupt keine.

Die innigen Gefühle, die ein Bestandteil normaler menschlicher Bindungen sind (Liebe für Familienmitglieder und Freunde, Fürsorge, Zuneigung, Dankbarkeit) sind die Basis dessen, was wir *Gewissen* nennen; ohne sie kann es kein Gewissen geben. Das Gewissen ist allgegenwärtig im Leben von Menschen, die emotional ganz sind. Viele von uns spüren den Stachel seiner Autorität, wenn wir auch nur ein kleines bisschen egoistisch sind – wenn wir zum Beispiel den letzten Rest des Orangensafts der Familie austrinken oder die zehn Dollar einstecken, die wir zwischen den Sofakissen finden, oder jemandem mit einer gedankenlosen Bemerkung die Laune verderben. In einem beklemmenden Gegensatz dazu empfindet Jack nicht das geringste Schuldbewusstsein, wenn er einem Mann das Leben raubt und unbekannten Kindern ihren Vater. Durch ein klaffendes Loch in Jacks Psyche werden unvorstellbar grausame Taten zu einem Verhalten, das für ihn völlig natürlich und ganz einfach ist. Jack wurde nicht von einem normalen menschlichen Gewissen in die Lage versetzt, sich so zu verhalten; es hätte gegen eine solche Idee heftig protestiert, und wenn Jack trotzdem weitergemacht hätte, dann hätte sein Gewissen den Rest seines Lebens mit Schuldgefühlen überschattet. Und es war auch nicht der Teufel, der ihn dazu getrieben hat. Eine bestimmte psychische und neurologische Leere *erlaubte* es Jack, die Tat zu begehen, indem sie es ihm von vornherein unmöglich machte, menschliche Verbundenheit zu empfinden.

In diversen Situationen, nicht nur an dunklen und gefährlichen Landstraßen, verlassen wir uns darauf, dass die fundamentalen Gegebenheiten von menschlicher Verbundenheit und Gewissen das Verhalten anderer Menschen zügeln, und meistens werden solche Erwartungen erfüllt. Wir gehen davon aus, dass ein Mensch sich an die eherne Grundregel *Du sollst nicht töten* halten wird. Wir glauben, dass so gut wie jeder Erwachsene einigermaßen nett mit kleinen Kindern umgehen wird. Wir verlassen uns darauf, dass andere Menschen ihre Versprechen halten werden, vor allem, wenn diese Versprechen in Form von Verträgen festgehalten wurden. Wir zählen darauf, dass Bankangestellte, Makler und Geschäftspartner uns nicht bestehlen werden. Wir vertrauen darauf, dass

Freunde und Angehörige vertrauliche und persönliche Daten über uns nicht zu ihrem eigenen Vorteil missbrauchen. Und unser Rechtssystem beruht auf der Vorstellung, dass Menschen nicht lügen, wenn sie vor Gott geschworen haben, die Wahrheit zu sagen. Erstaunlicherweise verlässt sich selbst die Gesellschaft des 21. Jahrhunderts in ziemlich hohem Maße auf das System der persönlichen Ehre, und wenn wir plötzlich einem Menschen begegnen, der sich weder durch Ehre, Gewissen noch menschliche Beziehungen gebunden fühlt, können wir in große Schwierigkeiten kommen. Dann können wir aus dem Gleichgewicht und in Gefahr geraten, ganz unabhängig davon, ob wir diesem Menschen nun auf einer einsamen Landstraße oder in einem Vorstandssaal begegnen, vor Gericht oder zu Hause auf dem ungeschützten Terrain unserer persönlichen Beziehungen.

Skrupellose Menschen sind uns ein Rätsel, immer wieder. Wenn wir von einer besonders abscheulichen Tat hören, nennen wir sie „unbegreiflich" und fragen: *Wie kann ein Mensch so etwas tun? Wie kann er es danach noch ertragen, in den Spiegel zu sehen?* Und häufig gibt es eine einfache Antwort auf solche Fragen: Der Täter hat kein Problem mit seinem Spiegelbild, weil ihm der innere Mechanismus fehlt, der unerträgliche Schuld- und Schamgefühle zurück auf ihn selbst reflektieren würde.

Nur wenige Interaktionen mit Soziopathen enden tödlich wie Toms Begegnung mit Jack Nr. 2, aber dennoch sind solche Kontakte fast immer auf die eine oder andere Art destruktiv. Jeder Kontakt zu einem Soziopathen ist gefährlich, ganz unabhängig davon, ob wir das Wesen dieser Person erkennen – und am Anfang können wir das normalerweise nicht. So weiß zum Beispiel die Frau, mit der Jack sich am Ende seiner Fahrt treffen will, wahrscheinlich nichts von seiner Störung. Ohne ein Zusammentreffen von Anlass und günstiger Gelegenheit, wie im Falle des armen Tom auf jener dunklen und einsamen Landstraße, wird Jack sie nicht ermorden.

Selbst ein Soziopath kann seine Neigungen zügeln, wenn es sehr wahrscheinlich ist, dass er entdeckt und bestraft wird. Aber dessen ungeachtet wird Jack, falls sie sich auf ihn einlässt, sie sehr wahrscheinlich emotional oder finanziell schädigen oder auf irgendeine andere Weise, die nicht unbedingt strafbar sein muss. Falls sie Ersparnisse hat oder eine nützliche gesellschaftliche oder berufliche Beziehung oder irgendetwas anderes, was Jack interessiert, wird er einen Weg finden, es sich anzueignen. Generell wird er versuchen, sie zu kontrollieren und zu manipulieren, und das in vielen Fällen einfach nur, um das Machtgefühl auszukosten. Je mehr von ihrem Leben sie mit ihm teilt, desto tiefgreifender wird ihr Leben beeinträchtigt werden.

Wenn sie jedoch wie die meisten Menschen ist, die einem Soziopathen begegnen, wird sie eher ihren eigenen Selbstwert und Geisteszustand anzweifeln, als die einfache, aber unbegreifliche Wahrheit zu akzeptieren: Jack hat kein Gewissen.

Der Soziopath wird definiert

Das Konzept der Soziopathie ist keineswegs neu. Seit mindestens zwei Jahrhunderten wurde Gewissenlosigkeit von Beobachtern des menschlichen Verhaltens in aller Welt beschrieben und mit diversen Bezeichnungen belegt: Manie sans délir moralischer Irrsinn oder moralischer Schwachsinn, psychopathische Minderwertigkeit, Psychopathie und Soziopathie. In meiner Arbeit verwende ich den Begriff *Soziopathie*, doch es gibt keine allgemein anerkannte Definition der Unterschiede zwischen dieser Bezeichnung und den anderen, einschließlich Psychopathie. Es gibt die verbreitete Vorstellung, dass ein „Psychopath" gewalttätig sei, ein „Soziopath" dagegen nicht, aber das ist nicht richtig. Die beiden Begriffe werden häufig synonym verwendet, und beide beziehen sich auf eine Person, die kein Gewissen hat, von der aber nicht feststeht, ob sie gewalttätige Neigungen hat oder nicht. Eine Geisteskrankheit mit dem zentralen Symptom eines fehlenden Schuldbewusstseins war die erste Persönlichkeitsstörung, die von der modernen Psychiatrie anerkannt wurde. Im Jahr 1812 beschrieb Benjamin Rush, der an der University of Pennsylvania lehrte und als Vater der amerikanischen Psychiatrie bekannt ist, Individuen, die offenbar an etwas litten, was Rush eine „Perversion der moralischen Fähigkeiten" nannte. In dem 1994 erschienenen *Diagnostic and Statistical Manual of Mental Disorders IV* DSM-IV) [1]der American Psychiatric Association – der sogenannten Diagnosebibel für psychiatrische Störungen – wurde ein „durchdringendes Muster von Missachtung und Verletzung der Rechte anderer", eine Störung, die der von Rush beschriebenen ähnelt, unter der etwas zurückhaltenderen Bezeichnung „antisoziale Persönlichkeitsstörung" aufgeführt. Gemäß einer neueren Version des Manuals (DSM-5, 2013) sind die typischen Merkmale einer antisozialen Persönlichkeitsstörung „das Versagen, sich in Bezug auf gesetzeskonformes und ethisches Verhalten anzupassen, und ein egozentrischer, gefühlskalter Mangel an Rücksicht auf andere begleitet von Unehrlichkeit, Verantwortungslosigkeit, Neigung zur Manipulation und/oder zu riskantem Verhalten. Charakteristisch sind Schwierigkeiten in der Identität, Selbststeuerung, Empathie und/oder Nähe" [2].

Sie kann diagnostiziert werden, wenn *mindestens drei* der folgenden „pathologischen Persönlichkeitsmerkmale" präsent sind:

A. Mittelgradige oder stärkere Beeinträchtigung im Funktionsniveau der Persönlichkeit, die sich durch typische Schwierigkeiten in mindestens zwei der folgenden Bereiche manifestiert:

1. **Identität**: Egozentrik; das Selbstwertgefühl ist abhängig vom persönlichen Vorteil, Macht oder Vergnügen.
2. **Selbststeuerung**: Die persönliche Zielsetzung orientiert sich am eigenen Nutzen; es fehlt an prosozialen inneren Maßstäben verbunden mit dem

Versagen, sich gesetzeskonform oder gemäß den ethisch-kulturellen Normen zu verhalten.

3. **Empathie**: Fehlende Anteilnahme an den Gefühlen, Bedürfnissen oder dem Leiden anderer; fehlende Reue nach dem Verletzen oder Misshandeln anderer.

4. **Nähe**: Abneigung gegenüber wechselseitigen nahen Beziehungen, da Ausnutzen eine bevorzugte Form der Beziehungsgestaltung ist, dies auch unter Einschluss von Täuschung und Nötigung; Einsatz von Dominanz oder Einschüchterung, um andere zu kontrollieren.

B. Vorliegen von mindestens sechs der folgenden problematischen Persönlichkeitsmerkmale:

1. **Neigung zur Manipulation**: Häufiges Anwenden von List, um andere zu beeinflussen oder unter Kontrolle zu halten; Einsatz von Verführung, Charme, Redegewandtheit oder Schmeichelei, um die eigenen Ziele zu erreichen.

2. **Gefühlskälte**: Fehlende Betroffenheit hinsichtlich der Gefühle oder Probleme anderer; Mangel an Schuldgefühlen oder Reue hinsichtlich negativer oder nachteiliger Wirkungen der eigenen Handlungen auf andere; Aggression; Sadismus.

3. **Unehrlichkeit**: Unaufrichtigkeit und Betrügerei; unzutreffende Selbstdarstellung; Ausschmückungen und Erfindungen beim Darstellen von Ereignissen.

4. **Feindseligkeit**: Anhaltende oder häufige Gefühle von Ärger; Ärger oder Gereiztheit bereits bei geringfügigen Kränkungen und Beleidigungen; gemeines, gehässiges oder rachsüchtiges Verhalten.

5. **Neigung zum riskanten Verhalten**: Ausübung gefährlicher, risikoreicher und potenziell selbstschädigender Tätigkeiten ohne äußere Notwendigkeit und ohne Rücksicht auf mögliche Folgen; Anfälligkeit für Langeweile und gedankenlose Aufnahme von Tätigkeiten, um der Langeweile zu entgehen; Mangel an Bewusstsein für die eigenen Grenzen und Verleugnung realer persönlicher Gefahr.

6. **Impulsivität**: Handlungen erfolgen Hals über Kopf als unmittelbare Reaktion auf einen Auslöser, sie sind vom Augenblick bestimmt, ohne Plan oder Berücksichtigung der Folgen; Schwierigkeiten, Pläne zu entwickeln und zu verfolgen.

7. **Verantwortungslosigkeit:** Missachtung und mangelnde Einhaltung von finanziellen oder anderen Verpflichtungen oder Zusagen; fehlender Respekt vor und mangelnde Konsequenz bei Vereinbarungen und Versprechungen.[2]

8. **Beachte**: Die Person ist mindestens 18 Jahre alt. Bestimme, ob: **Mit Psychopathischen Eigenschaften**

[2] Auszüge der originalen Kriterienkästen mit Genehmigung vom Hogrefe Verlag Göttingen aus dem Diagnostic and Statistical Manual of Mental Disorders, Fifth Edition, © 2013 American Psychiatric Association, dt. Version © 2015 und 2018 Hogrefe Verlag.

Die Wissenschaftler, die solche diagnostischen Beschreibungen zusammentragen, versuchen, sich auf objektiv zu beobachtende Verhaltensweisen zu beziehen anstatt auf innere Zustände und Emotionen, denn dafür wäre es notwendig dass die diagnostizierende Person Gedanken lesen können müsste. Einerseits aus diesem Grunde – und andererseits, weil Begriffe, die etwas mit Moral zu tun haben, nach allgemeinem Konsens keinen Platz in der psychiatrischen Nomenklatur haben – wird das Wort *Gewissen* im *DSM* kein einziges Mal erwähnt. Stattdessen wird dort auf Verhaltensmerkmale Bezug genommen wie Gefühlskälte und Unehrlichkeit, die leichter zu beobachten sind als ein Gewissen oder sein Fehlen.

Die Verhaltensweisen der Kategorie soziopathische Unehrlichkeit (etwa „Unaufrichtigkeit und Betrügerei") werden häufig unterstützt durch einen schmeichelnden und oberflächlichen Charme, der es dem Soziopathen erleichtert, andere Menschen zu verführen, im übertragenen oder wörtlichen Sinne – eine Art Ausstrahlung oder Charisma, die den Soziopathen anfänglich interessanter wirken lassen kann als die Menschen in seinem Umfeld. Er oder sie wirkt spontaner, gefühlsbetonter, vielschichtiger, sexuell attraktiver und faszinierender als andere. Häufig hat der Soziopath ein Verhalten in seinem Repertoire, das auf beinahe hypnotische Weise anziehend sein kann: *Isopraxismus* oder reflexhaftes Spiegeln, was bedeutet, diverse Verhaltensweisen eines anderen Menschen zu duplizieren: Körpersprache, Gestik, Tonfall, Akzent, Wortwahl und Metaphorik, Mimik und selbst die Atemfrequenz. Häufig geschieht das unwillkürlich zwischen engen Freunden, Liebenden und Flirtenden. In der Regel wird Isopraxismus von keinem der beiden bewusst wahrgenommen, bewirkt jedoch oft, dass zwischen zwei Menschen in einer gesunden Beziehung ein tiefes Gefühl des Vertrauens und der emotionalen Nähe entsteht.

Leider kann der Soziopath, um ein Opfer zu umgarnen und in eine ausgesprochen ungesunde Beziehung zu locken, ganz bewusst solche vertrauensfördernden Verhaltensweisen einsetzen – während er es zugleich umschmeichelt und so tut, als sei er zutiefst fasziniert von den Interessen und Problemen des Opfers. Darüber hinaus wird das Charisma des Soziopathen oft begleitet von großspurigen Behauptungen über ihn selbst, mit denen er vielleicht ein schon „betörtes" Opfer einwickeln kann, die jedoch für einen etwas objektiveren Zuhörer seltsam oder gar lächerlich klingen würden („Eines Tages wird die Welt erkennen, wie einzigartig ich bin" oder „Du weißt, dass nach mir kein anderer Mann gut genug für dich sein wird.")

Soziopathen haben ein deutlich überdurchschnittliches Bedürfnis nach Nervenkitzel und Stimulation, und dieses chronische Bedürfnis führt häufig dazu, dass sie schockierende körperliche, finanzielle und gesellschaftliche Risiken eingehen („Lass uns während des Hurrikans an den Strand gehen!" oder „Warum sollen wir nicht all unser Geld in diese äußerst riskante Aktie investieren? Ich bin sicher, dass der Kurs durch die Decke gehen wird!" oder „Lass uns unangemeldet auf der Hochzeitsparty der Chefin auftauchen – willst du nicht auch ihren verdatterten Gesichtsausdruck sehen?"). Zunächst können solche Risiken abenteuerlich und reizvoll wirken für Menschen, die ein etwas geordneteres Leben geführt haben. Soziopathen gelingt es immer wieder, andere zu verführen, mit ihnen etwas Riskantes zu unternehmen. Und hinterher weigern sie sich, für eventuelle Schäden, die ihren gewissenhaften Begleitern daraus entstanden sind, geradezustehen.

Generell sind Soziopathen bekannt für ihr pathologisches Lügen und Betrügen und für ihre parasitären Beziehungen zu Liebhabern und „Freunden", aber vor allem auch für ihr flaches Gefühlsleben, die Hohlheit und Kurzlebigkeit eventueller Gefühle von Zuneigung, die zu empfinden sie möglicherweise vortäuschen, sowie eine bestimmte Art von ganz erstaunlicher Gefühlskälte.

Wenn er wegen seines manipulativen und gefühlskalten Verhaltens – und in manchen Fällen echten Straftaten – zur Rede gestellt wird, ist der Soziopath sehr geschickt darin, Krokodilstränen zu produzieren und die Rolle einer verletzten oder schutzbedürftigen Person zu spielen. Wie in *Der Soziopath von nebenan* beschrieben, ist das *Mitleidsspiel*, wie ich es nenne – ein Verhalten, das darauf abzielt, die Neigung eines normalen Menschen auszunutzen, Anteilnahme und Mitgefühl zu empfinden –, in vielen Fällen das einzige Anzeichen für Soziopathie, das für einen Laien erkennbar ist. Dieses Mitleidsspiel zeigt der Soziopath in der Regel, nachdem er mit einem besonders ungeheuerlichen Verhalten aufgefallen ist und wiederholte Unschuldsbeteuerungen sich als wirkungslos erwiesen haben. Plötzlich behauptet der Soziopath, er sei verletzt, zutiefst deprimiert, empfinde tiefe Reue oder fühle sich körperlich krank. Nachdem der Soziopath ertappt worden ist, verlegt er sich typischerweise auf drei verschiedene Maschen: *Unschuldsbeteuerungen* („Warum sollte ich so etwas tun?"), gefolgt vom Mitleidsspiel („In letzter Zeit kommen mir immer wieder Selbstmordgedanken, und diese Anschuldigungen werden mir den Rest geben!"), und schließlich, wenn er es weder durch Abstreiten noch durch sein Mitleidsspiel geschafft hat, das Thema abzuwürgen, verfällt er in einen erstaunlichen und allem Anschein nach völlig unangebrachten Wutanfall und *droht der beschuldigenden Person Gewalt an*, falls sie ihre Anschuldigungen aufrechterhält.

Obwohl uns vielleicht all die oben genannten „Symptome" einer Soziopathie bekannt sind, gelingt es uns in vielen Fällen nicht, einen Soziopathen als solchen zu erkennen. Da wir die gähnende Kluft, die ein fehlendes Gewissen hinterlässt, nicht ermessen können, sind wir nicht in der Lage, das wahre Wesen des Soziopathen, der vor uns steht – oder, noch gefährlicher, neben uns schläft –, zu erkennen, geschweige denn, es zu verstehen. Wenn wir diesen Mangel an Erkenntnis und Wissen mit dem vorherrschenden Glauben verbinden, dass irgendwo in der Tiefe seiner Seele jedes menschliche Wesen ein Gewissen hat, sind wir in unserem Umgang mit Menschen, die in der Tat gewissenlos sind, nahezu hilflos.

Was es noch schwieriger macht, sie zu erkennen, ist der Umstand, dass die meisten Soziopathen einfach nicht so aussehen. Außer Charles Manson selbst sehen sie Charles Manson nicht ähnlich. Ihre Gesichter sehen nicht furcht-erregend oder böse aus; auch wirken Soziopathen keineswegs verrückt. Sie lauern nicht in dunklen Ecken oder sprechen mit bedrohlicher Stimme oder haben Schaum vor dem Mund. Die meisten Soziopathen sehen aus wie ganz normale Menschen. Sie zeigen große Unterschiede im Hinblick auf Bildungs-niveau, Intelligenz und Begabung, ganz so wie wir anderen. Sie sind ebenso in Mindestlohnjobs zu finden wie in hochkarätigen beruflichen oder politischen Karrieren und auf all den zahlreichen Ebenen dazwischen. Sie sind Sozial-hilfeempfänger oder Sozialpolitiker, Fabrikarbeiter oder Fabrikbesitzer, Stu-denten, Lehrer, Künstler, Ärzte, Rechtsanwälte, CEOs und jegliche andere Art von Person, der man in unserer Gesellschaft begegnen kann. Sie sehen aus wie wir, scheinen ein ganz ähnliches Leben zu haben wie wir, und die weitaus große Mehrheit von ihnen wird niemals von der Polizei gejagt, vor Gericht gestellt oder ins Gefängnis geworfen werden.

Noch weniger in Einklang zu bringen mit unseren populären Vorstellungen von ihnen ist der Umstand, dass die meisten „moralisch Verrückten" keines-wegs Mörder sind. Soziopathen kontrollieren, manipulieren und zerstören auf unzählige Arten, doch die meisten von ihnen dringen nicht bis auf die Ebene von tödlicher Gewalt vor. Blutrünstigkeit scheint nur für eine Minderheit von ihnen ein starkes Motiv zu sein. Für die meisten von ihnen ist eine andere Überlegung weit wichtiger: Die Gewissenlosen wollen ebenso wenig wie jeder normale Mensch im Gefängnis oder in der Todeszelle landen, und bei Mord ist die Wahrscheinlichkeit, dass der Täter von den Behörden gefunden und streng bestraft wird, sehr viel höher als bei anderen Delikten, etwa seine Ge-liebte in den finanziellen Ruin zu treiben, klammheimlich die Karriere eines Kollegen zu ruinieren oder der Psyche einer verletzlichen Person permanente Narben zuzufügen. Die Skrupellosen haben keinen internen Mechanismus, um ihr Verhalten zu zügeln, doch sie sind per Definition berechnend. Wenn gravierende externe Konsequenzen drohen, sind sie durchaus in der Lage, ihr Verhalten mit kaltem Intellekt zu steuern. Häufig tun sie das auch, und zwar so gut, dass sie nicht ins Visier der Behörden geraten.

Wenn ein Soziopath tatsächlich körperlich aggressiv wird, geschieht das normalerweise zu Hause, geschützt vor den Blicken der Öffentlichkeit. Sozio-pathen stellen den größten Anteil der Wiederholungstäter bei Missbrauch von Geschwistern, Senioren, Kindern und Ehepartnern. Diese Tendenz ist im

Diagnostischen und statistischen Manual in der Definition von Gefühlskälte aufgeführt, die auch Aggression und Sadismus umfassen kann. Häuslicher Missbrauch wird nur selten erfolgreich verfolgt oder überhaupt verfolgt, was bedeutet, dass seine Konsequenzen aus Sicht des Soziopathen kaum abschreckende Wirkung entfalten können.

Man könnte leicht meinen, dass unsere Gefängnisse voller Soziopathen wären, aber auch das ist nicht der Fall. Im Gegenteil – für soziopathische Delikte verhaftet und verurteilt zu werden, scheint eher die Ausnahme zu sein als die Regel. Wissenschaftler, die Soziopathie erforscht haben (und auch Menschen, die persönlich zum Opfer eines Soziopathen geworden sind), haben festgestellt, dass viele von Soziopathen begangene Delikte in Kategorien fallen, die nach unserer derzeitigen Rechtslage nicht strafbar sind. Im Durchschnitt sind nur etwa 20 Prozent der Gefängnisinsassen in den Vereinigten Staaten Soziopathen [3]. Sicher, unter diesen 20 Prozent sind unverhältnismäßig viele Wiederholungstäter, und auf sie entfallen über die Hälfte der schwersten Verbrechen (Erpressung, bewaffneter Raub, Entführung, die brutalsten Morde), auch Verbrechen gegen den Staat (Landesverrat, Spionage, Terrorismus) [4]; dennoch ist nur etwa jeder fünfte aller Häftlinge ein Soziopath. Und selbst wenn geltende Gesetze übertreten werden, gelingt es vielen Soziopathen, den Richter und die Bewährungskommission zu täuschen und zu manipulieren, indem sie falsche Emotionen zur Schau stellen – Aufführungen, die der Psychologe Stephen Porter von der University of British Columbia als „Oscar-verdächtige schauspielerische Leistungen" bezeichnet hat [6]. Porters Studien zeigen, dass soziopathische Kriminelle relativ schnell das Strafvollzugssystem durchlaufen und mehr als doppelt so oft wie nichtsoziopathische Straftäter vorzeitig entlassen werden [7].

Niemand beherrscht die Kunst des Täuschens und Manipulierens besser als ein intelligenter Soziopath, der aussieht wie Sie oder ich. Ich habe unzählige ehemalige Opfer gefragt, ob sie einen frühen Verdacht hatten, dass sie hereingelegt wurden, und beinahe alle gaben mir die gleiche Antwort: Am Anfang sahen sie einen Menschen, der eine Menge Charme hatte und sich sehr für die Meinung anderer interessierte, jemand, der ständig Komplimente machte. Sie sahen keine Alarmsignale. Sie waren ahnungslos bis zu dem Zeitpunkt, als der Soziopath begann, sie zum Opfer zu machen, und viele blieben es auch lange danach. Der emeritierte Robert D. Hare von der University of British Columbia ist der Autor eines psychologischen Erhebungsbogens, der *Psychopathy Checklist-Revised (PCL-R)*, die von Forschern und Klinikern in aller Welt als Standard-Diagnoseinstrument anerkannt ist und eingesetzt wird. Hare nimmt kein Blatt vor den Mund, wenn er über seine Probanden schreibt: „Jeder Mensch, einschließlich der Experten, kann von ihnen vereinnahmt, manipuliert, betrogen und verwirrt zurückgelassen werden. Ein geschickter Psychopath kann ein Konzert auf der Gefühlsklaviatur *jedes* Menschen spielen. ... Ihr bester Schutz ist es, das Wesen dieser Raubtiere in Menschengestalt zu verstehen" [8].

Ihre Fassade kann undurchdringlich sein, da ihre Vorliebe für Katz-und-Maus-Spiele, Dominanz und Kontrolle uns fremd ist. Die meisten Menschen ist ziemlich anständig. Was wir vor allem wollen, ist, unser Leben möglichst zufrieden und friedlich zu leben, für uns selbst und unsere Familie zu sorgen und darauf zu achten, dass unsere Kinder die gleichen Chancen bekommen, wenn sie heranwachsen. Obwohl wir vielleicht auch einmal einen egoistischen Moment haben, werden wir im Großen und Ganzen hart arbeiten und zahlreiche Opfer bringen, um das Wohlergehen der Menschen, die uns am Herzen liegen, zu bewahren und einen Sinn in unserer Arbeit und unseren Aktivitäten zu finden. Im Grunde unseres Herzens betrachten wir selbst das Leben nicht als Spiel. Für die meisten von uns ist das Leben eine ernste Angelegenheit, und die größten Belohnungen, die es zu bieten hat, sind Liebe und zwischenmenschliche Bindungen. Es kann verwirrend – und sogar erschreckend – sein, zu entdecken, dass nicht alle Menschen lieben können, dass nicht alle Menschen ein Gewissen haben und dass eine kleine gewissenlose Minderheit den Löwenanteil alles menschlichen Leids verursacht.

Die Gewissenlosen verstehen

Im größten Teil unserer Geschichte haben wir nicht erkannt – uns sogar gegen die Erkenntnis gesträubt –, dass die Unfähigkeit, ein Gewissen zu entwickeln, zum großen Teil angeboren ist, unveränderlich und daher unzugänglich für alle Appelle an Mitgefühl (oder auch nur an Vernunft), an Gottesfurcht oder moralische Gebote. Das gilt auch weitgehend für unsere formalen Rechtssysteme. Wir sind besonders blind für die Tatsache gewesen, dass psychische Verdrängung – auch unserer Tendenz, „das Böse" als ein tatsächliches Ding oder eine Kraft außerhalb unseres Selbst zu betrachten – das Problem der Soziopathie gedeihen lässt, während es nicht gesehen wird.

Wir können unser Verständnis von Soziopathie vertiefen, indem wir die Antwort auf eine sehr aufschlussreiche Frage suchen: Welche Gemeinsamkeit haben allem Anschein nach ziemlich unterschiedliche gewissenlose Menschen? Was hat der betrügerische Anlageberater, der Menschen um ihre Ersparnisse bringt, mit dem grauenerregenden Serienmörder gemein? Und inwiefern ähneln sowohl der notorische Betrüger als auch der Serienmörder dem unauffälligen Soziopathen, der in unserer Gesellschaft als normal durchgeht, oder dem Büro- oder Familientyrann? Wie wir bald herausfinden werden, ist die Antwort eine eiskalte, gefühllose Leere. Im nächsten Kapitel werden Sie entdecken, welche psychische Anatomie diese Leere bei allen solchen Individuen hervorbringt, ungeachtet der irreführenden Unterschiede zwischen ihnen.

Ein besseres Verständnis des „Bösen" als psychischer und neurologischer *Mangel* wird Ihnen unter Umständen einen plötzlichen und vielleicht aufrüttelnden Paradigmenwechsel verschaffen. Die Unfähigkeit, Soziopathie zu erkennen, macht uns wehrlos und ängstlich; doch das Gegenteil – zu wissen, wie soziopathische Leere in der realen Welt aussieht –, kann uns die Aussicht eröffnen, mit den Skrupellosen in einer Form umzugehen, die rational, human und wirkungsvoll ist, anstatt von Panik, Rachegefühlen und Aberglauben getrieben zu sein. In den folgenden vier Kapiteln werde ich vier Kategorien von Soziopathen beschreiben: wenn die betreffende Person (1) Ihr Kind ist, (2) ein Arbeitskollege oder Geschäftspartner, (3) Ihr Gegner in einem Sorgerechtsstreit vor Gericht oder (4) körperlich gewalttätig ist oder andere Menschen über das Internet schikaniert. In Kap. 6 werden zehn Grundregeln zum Selbstschutz beschrieben.

Die wichtigste und am schwierigsten umzusetzende Regel bei der Begegnung mit einem Soziopathen ist der Grundsatz, den Robert Hare formuliert hat: *Um einen Soziopathen zu besiegen, müssen Sie das Wesen dieser „Raubtiere in Menschengestalt" verstehen [8].* Ich hoffe, dass die folgenden Seiten Ihnen ein klares Verständnis ihres Wesens vermitteln können, sodass Sie besser in der Lage sind, sich gegen diese Leute zu wehren, sie auf eine neue Art zu „erkennen" lernen und sich weniger verrückt und allein fühlen.

Im nächsten Kapitel werde ich auf das Problem eingehen, das am wahrscheinlichsten eine fundamentale Veränderung Ihrer Auffassung des Bösen herbeiführen wird – und in Ihren Vorstellungen über böse Menschen, gute Menschen und vielleicht sogar unsere Spezies insgesamt. Diese ersten Berichte stammen von liebevollen Eltern, die sich verzweifelt bemühen, mit einem „leeren" Kind fertigzuwerden – mit Söhnen und Töchtern, die, in krassem Gegensatz zu unseren jahrhundertealten Vorstellungen von der menschlichen Natur, ohne die Fähigkeit zu lieben geboren wurden.

Was können Eltern auf ethische und menschliche Weise tun, wenn sie die Pflicht haben, ein Kind großzuziehen, das niemals einen anderen Menschen lieben wird, nicht einmal sie selbst? Um die enorme Tragweite dieser Frage zu verstehen und einen Einblick in die kontroverse Thematik zu gewinnen, wie Soziopathie bei kleinen Kindern aussieht, wollen wir uns die illustrative Geschichte eines Jungen namens Silas ansehen, die am Morgen nach dem Hurrikan Sandy in New York beginnt.

Literatur

1. American Psychiatric Association. (2013). *Diagnostic and statistical manual of mental disorders* (4. Aufl.).
2. Falkai, W., et al. (2018). *Diagnostisches und Statistisches Manual Psychischer Störungen DSM-5*, Hogrefe, Göttingen. Die hier aufgeführten Diagnosekritieren beziehen sich auf „Das alternative DSM-5-Modell für Persönlichkeitsstörungen", siehe S. 1045ff.
3. Hare, R. D., Strachan, K., & Forth, A. (1993). Psychopathy and crime: A review. In K. Howells & C. Hollin (Hg.), in: *Clinical approaches to mentally disordered offenders.*
4. Hart, S., & Hare, R. D. (1997). Psychopathy: Assessment and association with criminal conduct. In D. Stoff, J. Breiling, & J. Maser (Hg.), in:, *Handbook of antisocial behavior.*
5. Mednick, S. A., Kirkegaard-Sorensen, L., Hutchings, B., et al. (1977). An example of biosocial interaction research: The interplay of socioenvironmental and individual factors in the etiology of criminal behavior. In S. A. Mednick & K. O. Christiansen (Hrsg.), *Biosocial Bases of Criminal Behavior.* 1978.
6. Porter, S., Woodworth, M., & Birt, A. R. (2000). Truth, lies, and videotape: An investigation of the ability of federal parole officers to detect deception. *Law and Human Behavior, 24*(6), 643–658.
7. Porter, S. (2009). Psychopaths' early release con'". *BBC News*, 9. Februar 2009, http://news.bbc.co.uk/2/hi/health/7833672.stm
8. Hare, R. D. (2006). *Gewissenlos* (S. 181).

2

Wenn der Soziopath zu Ihnen gehört
Kinder ohne Gewissen

» „Es fällt mir sehr schwer, das wunderschöne Kind, das ich zur Welt gebracht habe, in dem Monster, das mein ältester Sohn ist, wiederzuerkennen." – Eine Mutter in Tennessee

» „Welche Art von Mädchen fährt voll darauf ab, ihre Eltern weinen zu sehen?" – Ein Vater in Toronto

Der elfjährige Silas hielt seine Mutter für blöd, weil sie nicht mit ihm zu einem Schutzraum gefahren war, bevor der Supersturm Sandy Staten Island erreichte. Andererseits war er froh darüber, weil endlich mal etwas passierte, was nicht total langweilig war. In seinem stockdunklen Zimmer hatte er die ganze Nacht aufrecht in seinem mit Sachen übersäten Doppelbett gesessen und dem Toben des Sturms gelauscht. Midland Beach war nur eine Meile entfernt, und der Ozean und der Wind hatten sich angehört wie ein riesiger Güterzug, der genau auf das Haus zudonnert. Die Wände hatten gewackelt – er konnte tatsächlich fühlen, wie sie sich bewegten –, und bei jedem Anschwellen im Tosen des Sturms hatte Silas laut gesagt: „Toll!" Jetzt, als der Sturm allmählich weiterzog, dachte er an all die Menschen da draußen, die wahrscheinlich gerade gestorben waren. Das fand er unglaublich interessant.

Als die ersten schwachen Strahlen der Morgendämmerung durch das gitterartige Muster aus Klebeband fielen, mit dem seine Mutter die Fenster ver-

© Der/die Autor(en), exklusiv lizenziert durch Springer-Verlag GmbH, DE, ein Teil von Springer Nature 2022
M. Stout, *Der Soziopath von nebenan: So überlisten Sie ihn*,
https://doi.org/10.1007/978-3-662-64193-4_2

stärkt hatte, beschloss er, sich auf den Weg zu machen. Er dachte sich, dass er ganz früh rausgehen müsse, bevor einer der noch übrig gebliebenen Nachbarn die Nerven hatte, nach draußen zu gehen, und bevor die Katastrophenhelferteams den Strand erreichten. Im Laufe der Nacht hatte er sich alles genau überlegt. Er wollte seine Gummistiefel anziehen und seine gelbe Regenjacke mit Südwester, und er wollte einen der großen schwarzen Müllbeutel mitnehmen, die seine Mutter unter der Küchenspüle verwahrte.

Als er durch den Flur in Richtung Küche ging, kam er am Schlafzimmer seiner Mutter vorbei und merkte, dass sie immer noch dort drin war. Die Tür war geschlossen. Sie würde nicht versuchen, ihn davon abzuhalten, aus dem Haus zu gehen. Sie hatte es schon lange aufgegeben, mit ihm zu diskutieren, geschweige denn, ihm sagen zu wollen, was er zu tun und zu lassen habe. Was immer Silas tun wollte, das tat er. Er wusste, dass sie unter anderem deswegen nicht in einen Schutzraum gehen wollte, weil sie befürchtete, er würde vor vielen anderen Menschen etwas „Peinliches" tun. Tatsächlich war es so einfach, sie auf die Palme zu bringen, dass es kaum noch Spaß machte. Was seinen Vater anging – der war vor zwei Jahren verschwunden, und zwar hauptsächlich, weil er mit Silas nicht fertigwurde.

In ihrem Schlafzimmer war Silas' Mutter wach. Als sie seine Schritte im Flur gehört hatte, öffnete sie die Schlafzimmertür, horchte einen Moment ängstlich den Flur hinunter und ging dann langsam in Richtung Küche, wobei sie die Fingerspitzen der rechten Hand an der Wand entlanggleiten ließ, als helfe ihr das, ihr Gleichgewicht zu halten. Als sie in die Küche kam, war Silas gerade dabei, einen Plastikmüllbeutel aus der Verpackung zu ziehen.

„Was hast du vor?", fragte sie.

„Das geht dich nichts an", antwortete er.

Er stopfte den Beutel in eine Jackentasche, öffnete, ohne sie anzusehen, die regennasse Küchentür und ging hinaus, wo es – das wusste sie – sehr gefährlich war. Sie versuchte, den Gedanken zu verdrängen, doch sie konnte nicht anders: Wie würde sie sich fühlen, wenn er einfach nicht mehr zurückkäme? Sie wusste es wirklich nicht und fühlte sich deswegen so schuldig, dass es ihr den Brustkorb zusammenzog. Fast immer war sie voller Scham und Panik – sie konnte sich nicht mehr daran erinnern, wann sie zuletzt in der Lage gewesen war, tief durchzuatmen.

Silas ging die hintere Treppe hinunter und watete durch stehendes Wasser, um in den schlammigen Vorgarten zu kommen. Inzwischen war klar, dass das Zentrum des Sturms weitergezogen war, doch der metallgraue Himmel wirkte immer noch faszinierend bedrohlich. Als Erstes sah er, dass das Haus, in dem er mit seiner Mutter wohnte, seiner Zerstörung nur haarscharf entgangen war. Die meisten Häuser in seiner Straße waren schwer beschädigt worden. Einem fehlte das gesamte Dach – geköpft, einfach so. „Geil!", murmelte er. Er zog den Südwester hoch und ging hinaus auf die Straße, wo das Gehen etwas einfacher war, weil das Wasser nicht so hoch stand. Er machte sich auf den Weg zu der Querstraße, die zum Strand hinunterführte. Mitten auf der Kreuzung, wo die Straße nicht komplett überflutet war, lag eine Blaukrabbe auf dem Asphalt, völlig fehl am Platze. Er blieb stehen und drehte die Krabbe mit dem Stiefel um, weil er sehen wollte, wie sie reagiert. Aber sie lag einfach nur da, zeigte ihre langweilige Unterseite und schwenkte eine ihrer Scheren. Mit dem Stiefelabsatz drückte er die Krabbe langsam zusammen, bis die Kreatur ein leises, knackendes Geräusch machte. Dann ging er weiter die Straße entlang in Richtung Strand. Als er am Nachbarschaftsspielplatz vorbeikam, sah er ein Boot – ein echtes Boot vom Meer –, das der Sturm vor den Kinderschaukeln abgesetzt hatte. Daraufhin musste er laut lachen.

Das Gelände hinter dem Spielplatz sah aus, als sei es bombardiert worden. Viele der Häuser, die dort gestanden hatten, gab es nicht mehr; nur die Fundamente waren übrig geblieben. Er wusste nicht, wo er anfangen sollte. *Wo würden also die Toten sein?* Als er versuchte, darüber nachzudenken, fiel ihm innerhalb der beschädigten Fundamente des nächstgelegenen zerstörten Hauses ein hellrot leuchtender Gegenstand auf. Er stieg vorsichtig über die zerfetzten Drähte und Kabel, die überall im Weg lagen, und kletterte über eine niedrige Ziegelmauer in das erbarmungswürdige Rechteck, in dem bis vor Kurzem eine Familie mit all ihren Dingen gelebt hatte. Er stand knietief im Wasser, in dem weiß Gott was alles herumtrieb. Und dort, eingeklemmt zwischen zwei Bodenbrettern, war der rote Gegenstand, der sich als kleine Stofftierversion von Clifford the Big Red Dog herausstellte. Er machte den völlig durchnässten Stoffhund los, inspizierte Clifford einen Moment und beschloss dann, ihn in seinen Müllbeutel zu packen – er war zwar kein Geld wert, klar, aber trotzdem brauchbar.

Ein bisschen weiter in Richtung Meer gab es ein paar Häuser, die wie durch ein Wunder nicht ganz von ihren Fundamenten gerissen worden waren. Eines dieser Häuser sah aus, als ob irgendetwas es mittendurch gespalten hätte; die gesamte rechte Haushälfte stand schief. Dort, wo das Haus gespalten war, gab es eine Lücke in den Trümmern, die so breit war, dass Silas sich mit seinem elfjährigen Kinderkörper hindurchquetschen konnte. Die Sachen innerhalb der gerade stehenden Hälfte des Hauses waren durcheinandergeworfen und durchnässt worden, doch die Innenwände sahen erstaunlich unversehrt aus. Die Bewohner des Hauses hatten es anscheinend schon vor dem Sturm verlassen, weil keine Leichen herumlagen. Er sah sich um nach Dingen, die interessant für ihn sein könnten. Auf dem Fußboden eines Schlafzimmers fand er drei glänzende Halsketten und einen Ring und packte sie in seinen

Beutel, aber nichts anderes im Haus sah wertvoll aus, zumal sämtliche elektronischen Geräte durchnässt waren. Doch in einem der Küchenschränke fand er eine Packung Oreo-Kekse, die völlig in Ordnung war und ebenfalls in seinen Beutel wanderte. In einer Küchenschublade fand er ein Album mit zahlreichen Fotos von der Geburtstagsparty eines kleinen Jungen. Er blätterte die Mappe durch und sah, dass die Party in genau diesem Haus stattgefunden hatte. Wenn sie zurückkamen, würden die Eltern des Jungen sich freuen, dass diese Bilder überlebt hätten, dachte er – und dann grinste er und warf die Fotos in eine große, trübe Wasserlache in der Mitte des Fußbodens.

Da er meinte, es sei vielleicht noch genug Zeit für ein anderes, ergiebigeres Haus, bevor allzu viele Katastrophenhelfer und Polizisten auftauchten, kroch er wieder aus dem gespaltenen Halbhaus nach draußen. Ganz in der Nähe stand ein größeres Haus, das vielversprechend aussah. Seine gesamte Umlaufveranda war abgerissen worden, und daher musste er über ein paar Bretter klettern, die zwischen der wackeligen Veranda und einem riesigen, klaffenden Loch in der vorderen Außenwand des Hauses lagen. Selbst ihm kam das ein bisschen riskant vor, aber er schaffte es. Dieses Mal sah er sich zuerst in der Küche um und sah sofort, dass über den gesamten Sturm eine Taschenlampe und eine Packung Kerzen es irgendwie geschafft hatten, an ihrem Platz auf dem Küchentisch zu bleiben. Jemand hatte die vergangene Nacht in diesem Haus zugebracht, dessen war er sich sicher, und wer immer diese Person auch gewesen sein mochte, sie hatte erwartet, dass der Strom ausfällt. Vielleicht war dieser Mensch immer noch in der Nähe.

„Hallo! Ist da jemand?", rief er laut.

Keine Antwort.

Er musste überlegen: Als seine lächerliche Mutter beschlossen hatte, zu bleiben – wie hatte sie sich auf den Sturm vorbereitet? Sie hatte die Fenster mit Klebeband verstärkt, hatte Taschenlampen rausgeholt, und sie war in den Keller gegangen und hatte das Gas abgestellt. Er sah sich in der Küche um und bemerkte eine offenstehende Tür, die zu einer Treppe nach unten führte; also nahm er die Taschenlampe und ging hinunter. Unter ihm glitzerte etwas im Strahl der Taschenlampe, und als er am unteren Ende der Treppe angekommen war, stand ihm das Wasser, mit dem der Keller vollgelaufen war, bis zur Hüfte. Er leuchtete mit der Taschenlampe umher, und dann sah er sie – eine Leiche, die mit dem Gesicht nach unten direkt unter der Oberfläche im Wasser trieb. Sie hatte weißes Haar. *Wahrscheinlich irgendein nutzloser alter Mann, der sich besser davongemacht hätte, bevor der Sturm kam.* Silas watete durch das Wasser hinüber zur Leiche und fühlte dann auf ihrer Unterseite nach den Hosentaschen des Mannes. Die erste Tasche war leer, aber siehe da, in der zweiten steckte ein Portemonnaie, das Silas herauszog und ins Licht der

Taschenlampe hielt. Darin fand er ein paar zusammengeklebte Fotos, eine Kreditkarte, und zwei 100-Dollar-Scheine – *Treffer!*

Am liebsten wäre er noch geblieben und hätte den Ertrunkenen angestarrt, aber er wusste, dass er sich beeilen musste. Er sah ihn noch einen langen letzten Moment an und ging dann wieder hinauf in die Küche, wo er seinen großen Plastikbeutel hatte liegen lassen. Er packte das durchnässte Portemonnaie zu den anderen Sachen in den Beutel und sah sich dann rasch im Rest des Hauses um, aber es gab nicht mehr viel zu entdecken, außer einer ganzen Menge Büchern. Als er schon gehen wollte, entdeckte er einen Haufen CDs, und obendrauf lag eine mit dem Aufdruck „Yo-Yo Ma". Das fand er witzig, also warf er die CD in den Beutel zu all den anderen Sachen und verschloss dann feierlich den Beutel mit dem Durchziehband.

Draußen waren jetzt blinkende Lichter zu sehen und ein paar Leute, die in den Fluten herumwateten. Er wollte auf keinen Fall erwischt werden, er hatte Hunger und fror und war völlig durchnässt, und so zog er den Südwester tief ins Gesicht und machte sich auf den Weg nach Hause. Als er dort ankam, war seine Mutter wieder hinter der geschlossenen Tür in ihrem Schlafzimmer. Er ging in sein Zimmer, zog sich trockene Klamotten an, fischte das Portemonnaie aus dem Beutel und steckte die Kreditkarte und die 200 Dollar ein. Er holte die Oreo-Kekse raus, nahm ein Dutzend davon aus der Packung und baute sie in drei ordentlichen Stapeln auf dem Bett auf. Dann verschlang er sie, nahm zuerst die beiden Hälften auseinander und aß die Füllung, ganz so wie jedes andere Kind es auch machen würde.

Drei Tage später schlich seine Mutter sich in sein Zimmer. Hätte er sie erwischt, hätte sie behauptet, sie wolle sauber machen, aber tatsächlich war sie auf der Suche nach dem Müllbeutel, den er an dem Morgen nach dem Sturm mit nach draußen genommen hatte. Was hatte er damit vorgehabt? Sie fand den Beutel in seinem Kleiderschrank, versteckt unter einem schmutzigen Hemd. Darin fand sie einen durchnässten Clifford the Big Red Dog, der begann, Schimmel anzusetzen, eine offene Packung Oreos, eine CD mit klassischer Musik und etwas Goldschmuck, der echt aussah. Und es war noch etwas in dem Beutel. Sie griff ganz nach unten und brachte ein wellig und hart gewordenes Portemonnaie zum Vorschein. Es war kein Geld darin, nur ein paar ruinierte Fotos. Plötzlich wurde ihr klar, woher dieses Portemonnaie wahrscheinlich stammte, und sie schleuderte es auf den Boden, als wäre es eine giftige Spinne. Zitternd und um Luft ringend setzte sie sich auf Silas' kleines Bett, schlug die Hände vors Gesicht und weinte um das Kind, das sie verloren hatte.

Die verlorenen Kinder

Silas, elf Jahre alt, ist todesmutig, neigt zu Grausamkeit und Diebereien, ist emotional eiskalt und unfähig, zu lieben. Er ist alles andere als ein unschuldiges Kind, und seine Geschichte hört sich beinahe unwirklich an. Doch es ist eine unbestreitbare Wahrheit, dass es in der realen Welt Kinder wie Silas gibt.

Die Unschuld von Kindern ist für Erwachsene enorm wichtig. Kinder lieben uns spontan, sie sind frei von den harten Kanten, die wir uns alle über kurz oder lang im Laufe unseres Lebens aneignen. Sie können uns daran erinnern, dass auch wir dem Leben einmal ganz offen begegneten, bevor die Welt uns lehrte, unser erwachsenes Selbst hinter diversen Schichten angespannter Verstellung zu verbergen. Kleine Kinder sind praktisch ohne List und Tücke: Sie weinen aus Frustration, Schmerz oder einem echten Bedürfnis, und sie lachen nur, wenn sie etwas wirklich lustig finden, was ziemlich häufig vorkommt. Ihr direktes Ausleben von Bedürfnissen, Freude und Staunen – und ihre wunderbare Fähigkeit, ohne Hintergedanken zu lieben – erfüllt einige unserer höchstgeschätzten Vorstellungen davon, was es bedeutet, menschlich zu sein.

Die Erkenntnis, dass nicht alle Kinder so unschuldig sind, kann existenziell und sogar körperlich beängstigend sein. Die erste Lektion, die das wirkliche Leben mir über nicht unschuldige Kinder erteilte, war auf jeden Fall beängstigend für mich, als ich als junge Doktorandin in einer psychologischen Klinik arbeitete. An jenem Tag war ich für die Aufnahmebeurteilung eines zwölf Jahre alten Vergewaltigers verantwortlich. Als die die Uhrzeit das Eins-zu-Eins-Interview näher rückte, wurde mein intellektuelles Interesse an dem Fall überschattet durch eine plötzliche, mir bis dahin unbekannte Angst und das unbehagliche Bedürfnis, dem Kind, das auf mich wartete, nicht zu begegnen. Ich riss mich zusammen und ging in den Behandlungsraum. Was ich dort sah, erstaunte mich sehr: Er war nur ein zwölf Jahre alter Junge. Wenn überhaupt etwas ungewöhnlich war an ihm, dann vielleicht der Umstand, dass er für sein Alter ziemlich jung aussah – ein dünner Junge, der an dem Rollkragen des zu großen Pullovers herumzupfte, den er wahrscheinlich auf Wunsch seiner Mutter tragen musste. Sein hellbraunes Haar fiel ihm in Strähnen ins Gesicht, und dahinter sahen seinen blauen Augen gelangweilt aus, so wie Kinder in Wartezimmern voller Erwachsener häufig gelangweilt aussehen. Er wirkte überhaupt nicht furchterregend, und ich glaube, ich hätte mich sicherer gefühlt, wenn er das getan hätte.

Ich wusste, dass vor etwa einem Monat dieser ganz normal aussehende Junge seiner Schwester in ihrem Zimmer aufgelauert und sie vergewaltigt hatte. Als seine Mutter die verriegelte Tür eingetreten hatte, sah sie ihren zwölfjährigen Sohn, wie er sich auf ihrer kreischenden sechsjährigen Tochter zu schaffen machte. Jetzt saß er im Wartezimmer, begleitet von seinen Familienmitgliedern, die eng beieinandersaßen, während sie warteten: der Junge, seine erschöpft aussehenden Eltern und die sechsjährige Schwester, die sich an ihre Mutter klammerte und anscheinend am liebsten auf ihren Schoß geklettert wäre.

Als ich den Jungen in den separaten Sitzungsraum führte, setzte er sich auf den Stuhl mir gegenüber und sah weiterhin gelangweilt aus. Seine Antworten auf meine Fragen waren kurz, selbst für ein Kind seines Alters.

Ich fragte ihn: „Weißt du, warum du hier bist?"

„Ja", sagte er.

In der Hoffnung, dass er etwas mehr erzählen würde, fragte ich: „Kannst du mir sagen, warum?"

Er sagte: „Wegen dem, was ich gemacht habe."

„Was hast du denn gemacht?"

„Ich glaube, ich habe meiner Schwester wehgetan, oder so."

„Du hast deiner Schwester wehgetan? Hast du deswegen ein schlechtes Gewissen?"

Er sah sich einen Moment in dem kleinen Raum um. Dann, als er nichts Interessantes entdeckt hatte, sah er mich wieder an.

„Klar", sagte er.

Auf meine restlichen Fragen bekam ich ähnliche Antworten – passend, aber wenig überzeugend. Ich erfuhr praktisch nichts über ihn, abgesehen von den Gegebenheiten, die bereits in seiner Akte vermerkt waren. In der halben Stunde, die ich mit ihm verbrachte, zeigte er keinerlei Anzeichen von Gewalttätigkeit oder anderen offenkundig beunruhigenden Verhaltensweisen. Andererseits schien er seltsamerweise keinerlei Schuldgefühle über sein vorangegangenes Verhalten zu empfinden, keine Angst wegen seiner misslichen Lage, er schien nicht einmal von meinen Fragen peinlich berührt zu sein. Tatsächlich zeigte er überhaupt keine Gefühle. Die einzige emotionale Reaktion war meine eigene, und sie war bemerkenswert: Ich war eine Erwachsene, die Autoritätsperson in der gegebenen Situation, und er war klein und gehorsam – und doch war ich angespannt, während ich mit diesem Kind allein in einem Raum war. Als ich ihm sagte, er könne ins Wartezimmer zurückgehen, raste mein Puls und mir war ein bisschen schwindlig.

Ihm war von der Kinderschutzbehörde und vom Familiengericht auferlegt worden, eine Therapie zu absolvieren. Meine Aufgabe war ganz einfach, ihn zu einem geeigneten Therapeuten zu schicken. Ich überwies ihn an einen Psychologen, der häufig mit Patienten arbeitete, die ihm vom Gericht geschickt wurden, und nach dieser einen kurzen Sitzung sah ich ihn nie wieder. Im Laufe der Jahre habe ich andere Kinder mit ähnlich verstörenden Geschichten gesehen, doch unter ihnen allen ist es gerade dieser Junge, der mir am lebhaftesten in Erinnerung geblieben ist. Vielleicht liegt das daran, dass er der erste Vergewaltiger im Kindesalter war, dem ich jemals begegnet bin. Oder vielleicht waren es die traurigen und erschöpften Gesichter seiner Eltern, ihre Blicke entleert von Lachen und Lebenskraft, die ich nicht vergessen kann. Ich wusste, dass ihre Probleme gerade erst begannen. Damals war ihr Sohn ein kleiner Junge, noch jung genug, um gegen seinen Willen zu einem Therapeuten gebracht zu werden. Später würde er zu alt und zu groß werden, um zu irgendetwas gezwungen werden zu können, was er nicht wollte. Ich kann mir gut vorstellen, dass er schon bald nach dem Tag, an dem ich mit ihm gesprochen hatte, angefangen hat, nur noch genau das zu tun, was er wollte, was immer das auch gewesen sein mag. Und dass er damit seine Familie zerstörte und die Leben anderer Menschen schwer in Mitleidenschaft zog.

Ich war schon gestresst, nachdem ich gerade mal eine halbe Stunde mit ihm verbracht hatte. Wie muss es erst seinen Eltern ergangen sein, den beiden Menschen, die ihm nie aus dem Weg gehen konnten? Und wie gingen sie damit um, dass ihre Schicksale unwiderruflich mit dem seinen verknüpft waren? Wie viel Angst und Scham kann elterliche Liebe überleben? Wie ist es wohl, Mutter oder Vater eines Kindes zu sein, das völlig außerstande ist, Schuldgefühle zu empfinden?

Die Briefe, die ich von den Eltern solcher Kinder erhalte, bieten herzzerreißende Einblicke in ihr Leben. Jedes Mal wenn ich einen dieser Briefe ansehe, dreht sich mir der Magen um bei dem Gedanken, dass ich hier das panische Hineinsteigern in einen Zustand totaler Verzweiflung lese – wobei ich mir stets der Tatsache bewusst bin, dass jeder dieser Berichte nur ein einzelner Fall aus einer riesigen Flut leidvoller Geschichten ist.

Den folgenden Brief bekam ich von einem verzweifelten Vater:

Ich habe einen Sohn, der als antisozial diagnostiziert wurde. Er ist 18 Jahre alt, und die vergangenen fünf Jahre mit ihm waren die Hölle. Nachdem er auf sechs verschiedenen Schulen war, darunter eine Militärakademie und etliche Sommerkurse, hat er endlich Highschool-Abschluss geschafft. Er war extrem gewalttätig, hatte intensiv mit Drogen zu tun und ist wahrscheinlich die niederträchtigste Person, mit der ich es jemals zu tun hatte. Nie ist etwas seine Schuld und er zeigt absolut keine Reue für das, was er getan hat. Ich habe ihn aus dem Haus geworfen, und jetzt lebt er bei meinen Schwiegereltern, die er mit seinem Charme so geschickt um den Finger wickelt, dass sie glauben, er sei perfekt.

Während er zur Schule ging, musste ich mich mit der Polizei auseinandersetzen, mit seinen Gewaltausbrüchen, den Drogenentzugsstationen und allem anderen, was er angerichtet hat. Ich habe Probleme, mit den Flashbacks fertigzuwerden, mit der bohrenden Frage, warum es so gekommen ist, und mit den Schuldgefühlen, weil ich es viel zu lange habe laufen lassen. Ich habe mich an eine Beratungsstelle gewendet, aber sie scheinen einfach nicht zu begreifen, wie schlimm es war.

Ich will versuchen, unser Leben wieder aufs rechte Gleis zu bringen, für meine Frau, meinen jüngeren Sohn und mich selbst. Ich will auch versuchen, [meinem älteren Sohn] zu vergeben, aber im Moment kann ich das nicht. Mein Bauchgefühl sagt mir, dass er im Gefängnis landen wird, und ich weiß, dass ich nichts tun kann, um das zu verhindern.

Ein ähnlicher Bericht:

Er war so intelligent, aber jedes Gramm seiner Intelligenz landete auf der finsteren Seite. Das wurde mir ungefähr zu der Zeit bewusst, als er in die Highschool kam. Jeder Mensch, mit dem er interagiert, leidet einfach schrecklich. Die Person, die er seinen besten Freund nannte, erhängte sich. Jedes Mal, wenn er mit anderen Kindern spielt, endet es damit, dass er eines oder mehrere von ihnen schlägt, immer wieder und immer wieder. Einmal hat er seiner sechs Jahre alten Schwester ein heißes Bügeleisen gegen den Hals gedrückt. Wir mussten sie ins Krankenhaus bringen. Es hört einfach nicht auf.

In diesen beiden kurzen Geschichten können wir viele der Gemeinsamkeiten von Kindern entdecken, die keine Schuldgefühle empfinden:

- ständiger Ärger in der Schule
- Gewalttätigkeit
- Umgang mit Drogen
- Gehässigkeit (Niederträchtigkeit)
- Ablehnung von Verantwortung
- fehlende Reue
- oberflächlicher, gezielt eingesetzter Charme
- Manipulieren anderer Menschen
- Zerstören der Leben anderer Menschen
- Misshandeln von Geschwistern

Darüber hinaus lassen sich einige der schwerwiegenden Auswirkungen auf Eltern beobachten:

- Erschöpfung
- Traumareaktionen (manchmal komplett mit Flashbacks)
- Verwirrung
- Selbstvorwürfe und Schuldgefühle

- das Gefühl, isoliert zu sein, selbst in Beratungssitzungen
- Zerrüttung der gesamten Familie
- Zukunftsangst

Die folgende beklemmende Geschichte einer Mutter illustriert eine weitere unvorstellbare Situation, mit der viele Eltern von Kindern, die keine Schuldgefühle empfinden, fertigwerden müssen:

Ich nahm meinen Neffen auf, als er noch ein Baby war, nachdem meine Schwester mich angefleht hatte, ihr zu helfen. Sie erzählte mir, er sei kein Wunschkind gewesen und sie sei noch nicht so weit, für ein Kind sorgen zu können. Vor allem hatte sie Angst davor, wie ihr Mann sich als Vater benehmen würde. Mein Schwager ist ein Alkoholiker, der zu Gewaltausbrüchen neigt, aber irgendwie scheint sie nicht von ihm loszukommen. Ihr Sohn fühlte sich bald wie unser eigener an, und wir und unsere Tochter taten unser Bestes, um ihm ein liebevolles Zuhause zu bieten. Aber schon als er gerade erst Laufen gelernt hatte, wurde uns klar, dass wir es mit einem notorischen Lügner zu tun hatten. Er versuchte, unser Mitleid zu erwecken, indem er so tat, als habe ihm jemand wehgetan oder ihn schikaniert. Dann begann er, meiner Tochter Dinge zu stehlen, was er unweigerlich abstritt, wenn er deswegen zur Rede gestellt wurde. Wir mussten sein Verhalten ständig überwachen. Er schien immer kurz davor zu sein, jemanden zu schlagen, und ich begann mir Sorgen um die Sicherheit meiner Familie zu machen. Wir schließen unsere Schlafzimmertüren ab, um zu verhindern, dass er uns bestiehlt, und inzwischen schließen wir sie auch nachts ab, weil wir befürchten, dass er versuchen könnte, uns zu verletzen, während wir schlafen.

Dass die Mitglieder mancher Familien nachts ihre Schlafzimmertüren abschließen, weil sie Angst vor einem körperlichen Angriff eines ihrer Kinder haben, ist für die meisten Menschen eine schockierende Nachricht; doch es ist keineswegs ungewöhnlich, dass skrupellose Kinder im eigenen Zuhause gewalttätig werden, sogar vor Mord nicht zurückschrecken. Typischerweise richten sich solche Gewalttaten gegen die kleinsten und schwächsten Familienmitglieder:

Ich wollte nicht glauben, dass mein Sohn, mein eigen Fleisch und Blut, ein Soziopath sein könnte. Keine Erziehungsstrategie konnte ihn davon abhalten, sich meiner Familie gegenüber so destruktiv zu verhalten. Als Cindy fünf Jahre nach Robert geboren wurde, bereute ich es beinahe. Nicht etwa, weil ich sie nicht von ganzem Herzen geliebt hätte, sondern wegen dem, was Robert ihr antat. Cindy lag noch in der Wiege, als Robert begann, sie zu schikanieren. Wir stellten unerklärliche Verbrennungen an ihren Armen fest und blaue Flecken an ihren Beinen. Wir versuchten, sie immer im Blick zu behalten, aber es war nicht genug.

Dann passierte es. Cindy war gerade erst zwei Jahre alt und lernte laufen, war aber noch ein bisschen wackelig auf den Beinen. Vor der Kellertreppe hatten wir ein Gitter montiert, damit sie nicht die Treppe hinunterfallen konnte. Ich hatte nur ein paar Minuten nicht aufgepasst, um im Schlafzimmer Wäsche zusammenzulegen. Ich dachte, Robert würde draußen spielen. Dann hörte ich, wie etwas die Treppe hinunterpolterte, immer weiter, bis ganz nach unten. Ich lief hinunter und sah meine Tochter dort unten am Ende der Treppe auf dem Betonboden liegen, ihr kleiner Körper unnatürlich verkrümmt und leblos. Als ich nach oben schaute, sah ich Robert, der weder erstaunt noch erschrocken wirkte. Er zuckte nur die Schultern und sagte mir, Cindy müsse wohl herausgefunden haben, wie sich das Gitter öffnen lässt. Wir wussten ohne jeden Zweifel, dass er unser wundervolles Baby umgebracht hatte.

Nur allzu oft ist die zurückhaltende und verwirrende Fachsprache der Psychiatrie nicht gerade hilfreich für die Eltern solcher furchterregenden Kinder wie Robert. Nachdem er seine Schwester in den Tod hatte stürzen lassen, begann seine Mutter ihn als Soziopath zu bezeichnen, und ihre Gründe dafür sind für jeden völlig klar, der ihre Geschichte kennt. Formal gesehen würde jedoch diese Diagnose nach dem derzeit geltenden Diagnosesystem für psychische Störungen bei einem Siebenjährigen nicht angewendet werden. Laut den Leitlinien der American Psychiatric Association ist die antisoziale Persönlichkeitsstörung eine Diagnose, die nur bei Erwachsenen zur Anwendung kommt. Für Patienten, die jünger als 18 Jahre alt sind, verweist das DSM-5 den Kliniker auf eine separate Kategorie, die „Störung des Sozialverhaltens" genannt wird – eine Bezeichnung, die Eltern wohl eher verwirrt als aufklärt. Diese Persönlichkeitsstörung ist gekennzeichnet von ständigen Verstößen gegen gesellschaftliche Normen und die Rechte anderer. Zu ihren Symptomen zählen Zerstörung von Eigentum, Verlogenheit, häufiges Schuleschwänzen, Vandalismus, Diebstahl, das Quälen und Töten von Tieren, verbale und körperliche Aggressivität, grausames und schädliches Verhalten gegenüber Menschen sowie das Fehlen von Schuld- und Reuegefühlen.

Wenn Sie Mutter oder Vater eines Kindes sind, das mit einer Störung des Sozialverhaltens etikettiert wurde, sollten Sie, um die Situation besser bewältigen zu können, sich darüber im Klaren sein, auf welche komplizierte und manchmal etwas rätselhafte Art diese Diagnose von den meisten Psychologen und Psychotherapeuten begrifflich gefasst wird. Das DSM-5 katalogisiert die folgenden 15 Verhaltensweisen als beobachtbare Symptome einer Störung des Sozialverhaltens:

A. Es liegt ein repetitives und anhaltendes Verhaltensmuster vor, durch das die grundlegenden Rechte anderer oder wichtige altersentsprechende gesellschaftliche Normen oder Regeln verletzt werden. Dies manifestiert sich im Auftreten von mindestens 3 der folgenden 15 Kriterien aus einer der nachfolgenden Kategorien während der letzten 12 Monate, wobei mindestens ein Kriterium in den letzten 6 Monaten erfüllt sein muss:

Aggressives Verhalten gegenüber Menschen und Tieren
- Schikaniert, bedroht oder schüchtert andere häufig ein.
- Beginnt häufig Schlägereien.
- Hat Waffen benutzt, die anderen schweren körperlichen Schaden zufügen können (z. B. Schlagstock, Ziegelstein, zerbrochene Flasche, Messer, Schusswaffe).
- War körperlich grausam zu Menschen.
- Quälte Tiere.
- Hat in Konfrontation mit dem Opfer gestohlen (z. B. Überfall, Taschendiebstahl, Erpressung, bewaffneter Raubüberfall).
- Hat jemanden zu sexuellen Handlungen gezwungen.
- **Zerstörung von Eigentum** Hat vorsätzlich Brandstiftung begangen mit der Absicht, schweren Schaden zu verursachen.
- Hat vorsätzlich fremdes Eigentum zerstört (jedoch nicht durch Brandstiftung).
- **Betrug oder Diebstahl** Ist in eine fremde Wohnung, ein fremdes Gebäude oder Auto eingebrochen.
- Lügt häufig, um sich Güter oder Vorteile zu verschaffen oder um Verpflichtungen zu entgehen (d. h. „legt andere herein").
- Hat Gegenstände von erheblichem Wert ohne direkten Kontakt mit dem Opfer gestohlen (z. B. Ladendiebstahl, jedoch ohne Einbruch, sowie Fälschungen).
- **Schwere Regelverstöße** Bleibt schon vor dem Alter von 13 Jahren trotz elterlicher Verbote häufig über Nacht weg.
- Ist mindestens zweimal über Nacht von zu Hause weggelaufen, während er/sie noch bei den Eltern oder bei einer anderen Bezugsperson wohnte oder kam einmal erst nach einem längeren Zeitraum zurück.
- Schwänzt schon vor dem Alter von 13 Jahren häufig die Schule zeigt.[1].

B. Die Verhaltensstörung verursacht in klinisch bedeutsamer Weise Beeinträchtigungen in sozialen, schulischen oder beruflichen Funktionsbereichen.
C. Bei Personen, die 18 Jahre oder älter sind, sind die Kriterien einer Antisozialen Persönlichkeitsstörung nicht erfüllt.

---

[1] Mit Genehmigung vom Hogrefe Verlag Göttingen aus dem Diagnostic and Statistical Manual of Mental Disorders, Fifth Edition, © 2013 American Psychiatric Association, dt. Version © 2015 und 2018 Hogrefe Verlag.

Eine Störung des Sozialverhaltens kann bei einem Kind diagnostiziert werden, das jünger als zehn ist („Typ mit Beginn in der Kindheit"), falls es mindestens eines dieser „schweren Fehlverhalten" [1, 2].[2] Bei Kindern, die zehn Jahre oder älter sind, wird eine Diagnose des „Typ mit Beginn in der Adoleszenz" in Betracht gezogen, wenn das Kind in den vorangegangenen zwölf Monaten mindestens drei dieser Verhaltensweisen gezeigt hat, sowie innerhalb der vorangegangenen sechs Monate mindestens eines davon. Mit anderen Worten: Wenn ein Kliniker ältere Kinder oder Heranwachsende diagnostiziert, sucht er nach einem klaren Muster von extremem Fehlverhalten. Ein kleines Kind, das den Hund am Schwanz zieht, oder ein Teenager, der dazu tendiert, abends zu spät nach Hause zu kommen, oder der leicht wütend wird und sich manchmal seinen Eltern widersetzt, zeigt kein klares Muster von extremem Fehlverhalten und gehört *auf keinen Fall* in die extreme Kategorie der Störung des Sozialverhaltens.

Der Umstand, dass eine Störung des Sozialverhaltens und Soziopathie als zwei unterschiedliche Störungen betrachtet werden, ist für Eltern nicht hilfreich – und auch nicht für Kliniker, die jedenfalls bestätigen können, dass Soziopathie keineswegs wie aus heiterem Himmel und voll entwickelt am 18. Geburtstag des Betreffenden zutage tritt. Leider scheuen wohlmeinende Psychologen davor zurück, ein Kind mit einer besonders unheilvollen Diagnose zu etikettieren, die das Kind über den Rest seines Leben verfolgen wird, selbst wenn sie zutreffend ist. Jedenfalls können wir feststellen, dass die Diagnose für eine Störung des Sozialverhaltens sehr ähnlich klingt wie jene für Soziopathie, abgesehen davon, dass einige der aufgeführten Verhaltensweisen (vor allem jene, die mit Schuleschwänzen und Ignorieren elterlicher Verbote zu tun haben) eher bei Kindern und Heranwachsenden von Belang sind als bei Erwachsenen. Das zentrale psychologische Merkmal von sowohl Soziopathie als auch einer Störung des Sozialverhaltens ist das Fehlen eines altersangemessenen Gefühls von Gewissen, und beide Störungen werden diagnostiziert, indem die pathologischen Verhaltensweisen beurteilt werden, die durch dieses Kerndefizit ermöglicht werden.

Darüber hinaus zeigen Langzeitstudien, dass mindestens 60 Prozent der Individuen, die mit einer Störung des Sozialverhaltens vom Typ mit Beginn in der Adoleszenz diagnostiziert werden (ab dem zehnten Lebensjahr), in ihrem späteren Leben als Erwachsene eine antisoziale Persönlichkeitsstörung an den Tag legen werden [4].[3] Kinder, bei denen vor Erreichen des zehnten

---

[2] Eine landesweite repräsentive persönliche Befragung in Privathaushalten, die zwischen Februar 2001 und April 2003 in den USA durchgeführt wurde, auf der Grundlage der voll strukturierten Version des Composite International Diagnostic Interview der World Mental Health Survey der World Health Organization: [2]. Für eine ausführliche Erörterung der neurologischen Basis von Soziopathie siehe: [3].

[3] Zur Thematik einer Störung des Sozialverhaltens, die sich zu einer antisozialen Persönlichkeitsstörung auswächst siehe: [5].

Lebensjahrs eine Störung des Sozialverhaltens diagnostiziert wird, werden sich mit noch höherer Wahrscheinlichkeit zu einem soziopathischen Erwachsenen entwickeln. Tatsächlich muss es, damit eine formale Diagnose über eine antisoziale Persönlichkeitsstörung bei einem Erwachsenen gestellt werden kann, Belege über eine frühere Störung des Sozialverhaltens geben, und diese Störung muss eingesetzt haben, bevor die betreffende Person das 15. Lebensjahr erreichte. (Mit anderen Worten: Irgendetwas kann schon in der Kindheit nicht gestimmt haben, damit bei einem Erwachsenen die Diagnose „antisoziale Persönlichkeitsstörung" gestellt werden kann.)

Es gibt eine Untermenge junger Leute, die mit einer Störung des Sozialverhaltens vom Typ mit Beginn in der Adoleszenz diagnostiziert wurden, deren antisoziale Verhaltensweisen dann aber deutlich nachlassen oder gar völlig verschwinden, wenn die Adoleszenz hinter ihnen liegt. Das bedeutet, dass die Individuen in dieser kleineren Gruppe (die etwa 40 Prozent der Personen ausmacht, die zuerst während der Adoleszenz diagnostiziert wurden), im Erwachsenenalter *nicht* mit einer antisozialen Persönlichkeitsstörung diagnostiziert werden. In Zukunft werden wir vielleicht feststellen, dass manche der Heranwachsenden, bei denen wir heute eine Störung des Sozialverhaltens diagnostizieren, tatsächlich von ganz anderen Problemen betroffen sind, die aus den veränderlichen umfeld- und entwicklungsbedingten Einflüssen in der schwierigen Lebensphase der Adoleszenz erwachsen statt aus einem permanenten Kerndefizit. Wenn die Diagnose Störung des Sozialverhaltens in der Hinsicht verfeinert wird, dass sie Jugendliche ausschließt, die sich einfach in schwierigen Umständen „ausagieren" oder auf extremen Druck durch Gangs, Drogenmissbrauch, Armut und Gewalt in ihrem Umfeld reagieren, dann werden Psychologen und Psychotherapeuten vielleicht in der Lage sein, die Spaltung zwischen Soziopathie und der „echten" Störung des Sozialverhaltens zu beseitigen.

Unterdessen haben Wissenschaftler aufgedeckt, was der möglicherweise entscheidende Unterschied ist zwischen Kindern, die von einer Störung des Sozialverhaltens betroffen waren und sich als Erwachsene zum Soziopathen entwickeln, und anderen, die das letzten Endes nicht tun. Es ist nicht überraschend, dass auch solche Studien auf eine emotionale Bindungsunfähigkeit hindeuten: Inzwischen haben wir sehr überzeugende Gründe für die Annahme, dass das Vorhandensein eines *emotional unbeteiligten zwischenmenschlichen Umgangs* („callous-unemotional traits", kurz: CU-Traits) eine Untergruppe antisozialer und aggressiver Kinder innerhalb der breiter gefassten Diagnose Störung des Sozialverhaltens kennzeichnet. Nach einer umfassenden Zusammenschau einschlägiger Studien kommen der Psychologe Paul Frick von der University of New Orleans und der Neurologe Stuart White vom National Institute of Mental Health [6] zu dem Schluss, dass „callous-unemotional (CU) Traits (z. B. das Fehlen von Schuldgefühlen, das Fehlen von Empathie, das gefühlskalte Ausnutzen von anderen) im Verlauf von Kindheit und Adoleszenz relativ stabil zu sein scheinen; sie kennzeichnen eine Gruppe von Jugendlichen mit einem besonders ausgeprägten und stabilen Muster von aggressivem antisozialen Verhalten. Darüber hinaus zeigen antisoziale Jugendliche mit CU-Traits im Vergleich zu anderen antisozialen Jugendlichen eine Reihe von ausgeprägten emotionalen, kognitiven und Persönlichkeitsmerkmalen." Zu diesen Charakteristika zählen eine insgesamt niedrigere Ängstlichkeit, Anomalien in der Empfänglichkeit für strafende Anreize sowie eine reduzierte Empfänglichkeit für Anzeichen von Stress bei anderen Personen.

Während noch einiges an Forschungsarbeit zu leisten ist, um unser Verständnis von emotional unbeteiligten Individuen zu verbessern, haben Frick und andere die Auffassung vertreten, die American Psychiatric Association möge die Phrase „mit ausgeprägten callous-unemotional Traits" als „Spezifikator" für eine Subkategorie innerhalb der Diagnose Störung des Sozialverhaltens einführen.[4] Der immer deutlicher zutage tretende Bedarf für einen solchen Spezifikator wird untermauert durch die Ergebnisse eines Berichts, der 2012 in Großbritannien im *Journal of the Royal Society of Medicine* [11][5] veröffentlicht wurde. Darin kamen die Autoren zu dem Schluss, dass das antisoziale Verhalten von Kindern mit emotional unbeteiligten Persönlichkeitsmerkmalen eine genetische Verbindung aufweisen könnte, welche bei Kindern mit einer Störung des Sozialverhaltens fehlt, die solche Eigenschaften nicht zeigen. Es wird heute angenommen, dass die Genetik dieses emotional unbeteiligten Zustands mit einer abnormen Entwicklung des Gehirns assoziiert ist.

Eine Störung des Sozialverhaltens im Kindesalter wird verursacht durch eine Akkumulation von Faktoren, die durch ihr Zusammenwirken pathologisches Funktionieren herbeiführen. Etwa 50 Prozent der Risikofaktoren sind neurologisch und genetisch bedingt, etwa 50 Prozent umweltbedingt. Zu diesen umweltbedingten Einflüssen zählen Mangelernährung der Mutter, frühe Exposition gegenüber Blei und anderen Umweltgiften [14], antisoziale Verhaltensweisen in der Familie, Kindesmisshandlung und -missbrauch und vor allem ein kulturelles Umfeld, das aggressiven Individualismus als Leitbild hinstellt und ihn belohnt: Macht über andere, Fressen-oder-Gefressen-Werden-Strategien und „Gewinnen" um jeden Preis.

Kindesmisshandlung hat eine zutiefst negative Wirkung auf nahezu jeden Aspekt der Psyche eines Kindes und seines Funktionierens. Gleichwohl wäre

---

[4] Für weitergehende Informationen zu diesem Argument siehe folgende Quellen: [7–11].

[5] Leser, die sich für Methodiken interessieren, um bei Kindern mit gestörtem Sozialverhalten und emotional unbeteiligten Persönlichkeitsmerkmalen die mögliche genetische Verbindung aufzuzeigen, können sich dazu in diesen zwei frühen Studien informieren: [12, 13].

es nicht richtig zu sagen, dass Kindesmisshandlung die *Ursache* von gestörtem Sozialverhalten ist; vielmehr ist sie nur ein Faktor unter vielen Verdächtigen. In einer 1994 veröffentlichten Studie wurden misshandelte und vernächlässigte Kinder mit nicht viktimisierten Kindern verglichen und bis ins Erwachsenenalter beobachtet [15]. Insgesamt wurden 694 Personen als Erwachsene beurteilt, und die Wissenschaftler stellten fest, dass ein deutlich größerer Anteil der Versuchsteilnehmer, die in ihrer Kindheit misshandelt oder vernachlässigt worden waren, die Studienkriterien für Soziopathie erfüllten als unter den nicht misshandelten Probanden (13,5 beziehungsweise 7,1 Prozent). Doch im Umkehrschluss bedeutet das, dass 86,5 Prozent der misshandelten Kinder nicht zu Soziopathen heranwuchsen und 7,5 Prozent der Vergleichsgruppe sich tatsächlich zu Soziopathen entwickelten, obwohl sie nicht misshandelt worden waren. Mit anderen Worten: *Misshandlung und/ oder Missbrauch im Kindesalter sind weder ein ausreichender noch ein notwendiger Vorläufer von Soziopathie.*

Dies ist eine entscheidende Information für Eltern von Kindern mit gestörtem Sozialverhalten, die – zusätzlich zu den anderen Qualen, die sie erleiden – häufig als Kindesmisshandler dargestellt werden. Die Vorstellung, solche Eltern würden notwendigerweise ihre Kinder misshandeln, ist schlichtweg falsch. Und, wie eine betroffene Mutter mir schrieb: „Die Eltern werden ziemlich oft beschuldigt, den Soziopathen überhaupt erst herangezogen zu haben. Viele von uns (wahrscheinlich die meisten) sind ebenso sehr viktimisiert wie die anderen Menschen in ihrem Umfeld."

Das Gehirn von emotional unbeteiligten Menschen

Im Hinblick auf Soziopathie im Erwachsenenalter sind neurologische Faktoren ausführlicher untersucht worden. Die Ergebnisse solcher Studien deuten auf funktionale und sogar strukturelle Unterschiede im Gehirn hin, vor allem in den Bereichen der *Insula*, des vorderen und des hinteren Teils des *Gyrus cinguli*, der *Amygdala*, des *Gyrus parahippocampalis* und des vorderen *Gyrus temporalis superior* (Regionen im Bereich der Mittellinie des Gehirns) und des *orbitofrontalen Kortex* (ein Bereich des präfontalen Kortex, der direkt hinter und über den Augen liegt). Zusammen werden diese miteinander verbundenen limbischen und paralimbischen Strukturen als das *paralimbische System* bezeichnet. Das limbische System ist zuständig für instinktive Gefühle („Bauchgefühl") und Stimmungen; es kontrolliert grundlegende Emotionen und Triebe. Das paralimbische System ist zuständig für Motivation, Selbstbeherrschung, Zielstrebigkeit und das Verarbeiten eigener Emotionen sowie emotionalem Input von der Außenwelt.

Elektrophysiologische und Gehirnbildgebungsstudien lassen kognitive Neurowissenschaftler schließen, dass *die neuronale Verschaltung mit dem paralimbischen System des Gehirns bei Vorliegen einer Soziopathie entweder völlig dysfunktional ist oder nur eingeschränkt funktioniert.* Die Ursachen dieses Problems sind noch nicht bekannt, doch es wird angenommen, dass es infolge einer erblichen Abweichung der neuronalen Entwicklung auftritt, die durch die Art der Erziehung und/oder kulturelle Faktoren entweder geringfügig kompensiert oder verschlimmert werden kann.

Im Jahr 2010 versuchten Wissenschaftler aus den Fakultäten der Kriminologie, Psychiatrie und Psychologie an der University of Pennsylvania, die bereits weithin anerkannte Hypothese, dass eine der Ursachen von Soziopathie in der neuronalen Entwicklung liegt, formal zu validieren [16]. Mithilfe von Magnetresonanztomografie (MRT) fanden sie heraus, dass ein bereits bekanntes anatomisches Zeichen einer fehlerhaften Entwicklung des paralimbischen Systems, das als *Cavum* septum pellucidum (CSP) bezeichnet wird, mit Soziopathie assoziiert ist. Das CSP ist ein schlitzartiger, mit Flüssigkeit gefüllter Hohlraum variierender Breite, der tief im Gehirn liegt, an der Mittellinie zwischen den beiden Gehirnhälften. Er ist bei allen menschlichen Föten etwa ab der 12. Schwangerschaftswoche vorhanden, doch bei 85 Prozent aller Föten beginnt er sich etwa ab der 20. Woche zu schließen. Spätestens drei bis sechs Monate nach der Geburt des Kindes ist er dann völlig zusammengewachsen. Dieser Verschluss des CSP wird auf die normale, rapide Entwicklung der Nervenfasern auf den Oberflächen von *Hippocampus, Amygdala* und anderen Strukturen des Gehirns im Bereich der Mittellinie zurückgeführt. Eine weniger stabile Entwicklung dieser Strukturen (mit anderen Worten: eine fehlerhafte Entwicklung des paralimbischen Systems) unterbricht diesen Fusionsprozess und führt dazu, dass das CSP bis ins Erwachsenenalter erhalten bleibt. In dieser Studie wiesen erwachsene Versuchsteilnehmer mit CSP deutlich mehr soziopathische Persönlichkeitseigenschaften sowie deutlich mehr soziopathische Verhaltensweisen auf als erwachsene Probanden ohne CSP. Diese Erkenntnis liefert die erste formale Bestätigung dafür, dass eine frühe fehlerhafte Entwicklung des paralimbischen Systems mit Soziopathie assoziiert ist.

Als sie ihre Studie mit menschlichen Teilnehmern begannen, schlugen die Forscher von der University of Pennsylvania aufgrund von früheren Erkenntnissen aus Tierversuchen *das Cavum septi pellucidi* als einen „Marker" für Soziopathie vor. Diese schon wesentlich früher mit Nagetieren, Rhesusaffen und diversen Fleischfressern durchgeführten Studien hatten ergeben, dass Anomalien des *Septum pellucidum* mit erhöhter Agressivität assoziiert waren. (In

Anbetracht dessen, was wir inzwischen über die neurologische Anomalie im Zusammenhang mit Soziopathie wissen, werfen diese Erkenntnisse die übergeordnete Frage auf, ob nichtmenschliche Tiere „soziopathisch" sein können – eine Frage, die noch beantwortet werden muss.)

Das normal entwickelte menschliche Gehirn verarbeitet emotionalen Input von außen mit erhöhter Priorität. Neurowissenschaftler haben herausgefunden, dass das unterentwickelte paralimbische System des Gehirns eines soziopathischen Menschen diesen Prozess nicht unterstützt. Das normal entwickelte Gehirn wird rascher und konzentrierter aufmerksam, wenn es mit emotionalen Wörtern (Liebe, Trauer, Furcht) oder körperlich sichtbarer Emotion konfrontiert wird, was für unsere sehr soziale und interdependente Spezies eine hochgradig adaptive Reaktion darstellt. Wenn ein Soziopath solche Wörter sieht oder hört oder solche Reaktionen erlebt, verarbeitet sein Gehirn diesen emotionalen Input nicht schneller oder mit höherer Priorität als neutrale (nichtemotionale) Wörter und Ereignisse. Wenn Versuchsteilnehmern im Labor Aufgaben gestellt werden, bei denen es um emotionale Sprache geht, fällt es erwachsenen Soziopathen und Heranwachsenden mit antisozialen Verhaltensproblemen schwerer, emotionale Wörter zu verarbeiten, als nichtsoziopathischen Erwachsenen und Heranwachsenden [17].

Soziopathische Erwachsene zeigen auch nicht das gleiche Muster an Schreckreaktionen, die normale Erwachsene ziemlich zuverlässig an den Tag legen, wenn sie bewegende emotionale Bilder sehen [18, 19]. Wenn im Labor einfache Aufgaben gestellt werden, zeigt sich, dass normale Individuen abgelenkt werden, wenn Emotionen hervorrufende Bilder im Blickfeld sind; das gilt nicht für Soziopathen, deren Fähigkeit, eine neutrale Aufgabe zu bearbeiten, nicht von emotionalen Stimuli beeinträchtigt wird [20]. Und zu soziopathischem Verhalten neigende Individuen zeigen Defizite beim Erkennen von emotionalen Gesichtsausdrücken, vor allem solchen von Angst [21]. Dieses Defizit beim Verarbeiten von Gesichtsausdrücken reflektiert die Tatsache, dass Soziopathen unter einer Fehlfunktion der *Amygdala* leiden, einem Teil des limbischen Systems, das an vielen der grundlegenden mit Emotionen zusammenhängenden Funktionen beteiligt ist, darunter auch dem direkten Erkennen von Angst und anderen Emotionen [22–25].

In mehreren Studien, bei denen das Gehirn soziopathischer Probanden mit bildgebenden Verfahren untersucht wurden, zeigte sich *erhöhte* Aktivierung in der dorsolateralen Region des präfrontalen Kortex, die an der höheren Kognition beteiligt ist [26–29]. Diese Beobachtung deutet darauf hin, dass Soziopathen Emotionen wie Liebe und Fürsorge – und selbst die Anspannung und Angst, die sie so gerne provozieren – mit dem Intellekt berechnen müssen, ganz ähnlich wie wir alle an Rechenaufgaben herangehen. Insgesamt zeigen diese Gehirnstudien, dass das Erkennen von Emotionen bei Soziopathen nicht spontan geschieht wie bei Nicht-Soziopathen; vielmehr müssen sie die emotionalen Reaktionen anderer Menschen – selbst solche, die wir anderen für offensichtlich halten würden – mit dem Intellekt verarbeiten.

Die Defekte der neurologischen Entwicklung im Zuge einer Soziopathie haben schwerwiegende Folgen für den Soziopathen. Entsprechende Studien zeigen, dass das insgesamt daraus erwachsende *Defizit in der präferenziellen Verarbeitung von Emotionen* – das metaphorische „Loch in der Psyche", das im vorigen Kapitel angesprochen wurde – erklärt, warum der Soziopath nicht in der Lage ist, Emotionen automatisch zu verstehen [30], und warum er sich nicht an andere Menschen emotional binden kann [3]. Da das Gewissen eine Emotion ist, die auf emotionaler Verbundenheit zu anderen basiert, macht diese Bindungsunfähigkeit es dem Soziopathen unmöglich, ein Gewissen zu empfinden. Mit anderen Worten: Das Fehlen eines Moralempfindens zeigt ein noch fundamentaleres und tragischeres Defizit an: Die Gewissenlosigkeit des Soziopathen ist in neurologischer Lieblosigkeit verwurzelt.[6]

Traurigerweise zeigen Magnetresonanztomografiestudien aus den Vereinigten Staaten, Großbritannien und Deutschland, dass zahlreiche Kinder und Heranwachsende mit einer Störung des Sozialverhaltens Gehirn-Anomalien haben, die jenen Anomalien stark ähneln, die bei Erwachsenen mit antisozialem Verhalten zu beobachten sind, und dass sie die gleiche Blindheit für stressbasierte soziale Hinweisreize aufweisen.[7]

Eine 2008 in Deutschland durchgeführte Studie, bei der die früh einsetzende Störung des Sozialverhaltens bei Jungen untersucht wurde, ergab ein reduziertes Volumen an grauer Substanz (um durchschnittlich sechs Prozent im Vergleich zu normalen Jungen) in der linken orbitofrontalen Region und in beiden Schläfenlappen, einschließlich der linken Seite von *Amygdala* und *Hippocampus* [37]. Eine 2013 vorgelegte britische Neuroimaging-Studie an Mädchen lieferte Erkenntnisse, die den Daten der zuvor untersuchten Jungen weitgehend entsprechen [38].[8] Diese Daten zeigen, dass es – über die funktionalen Unterschiede hinaus – tatsächlich strukturelle Unterschiede zwischen den Gehirnen von emotional unbeteiligten und von normalen Kindern geben könnte.

---

[6] Es ist umstritten, ob dieser Unterschied im Gehirn ein Zufall ist (das Ergebnis einer genetischen Drift oder eines anderen neutralen Evolutionsprozesses) oder ob er bestimmten Gruppen unserer urzeitlichen Vorfahren durch eine natürlich selektierte Überlebensfunktion zugewachsen ist. Da aber die menschliche Spezies nicht mehr in freier Wildbahn lebt, ist diese Überlebensfunktion inzwischen – wenn sie denn überhaupt jemals existiert hat – mit an Sicherheit grenzender Wahrscheinlichkeit überflüssig geworden, ebenso wie der Drang, zu viel zu essen, der die starken Schwankungen zwischen Überfluss und Knappheit im Leben unserer urzeitlichen Vorfahren überlebt hat und uns heute nur noch plagt.

[7] US-amerikanische und britische Quellen: [31–36]. Deutsche Quellen: [37].

[8] Hier ist ein Überblick über die Neurobiologie von Psychopathie: M. A. Cummings (2015), „The neurobiology of psychopathy: Recent developments and new directions in research and treatment" [39].

Silas wird diagnostiziert

Gefühlskalte, berechnende Kinder entsprechen gewiss nicht unseren Vorstellungen von kindlicher Unschuld. Da dieses Thema emotional so aufgeladen ist, müssen wir alle – auch Psychologen und Psychotherapeuten – uns klar machen, dass Kinder mit gestörtem Sozialverhalten, die später Soziopathen „werden", nicht von Natur aus „vom Bösen erfüllt oder besessen" sind. Vielmehr leiden sie unter einem profunden *Defizit*: Sie sind neurologisch nicht fähig, Liebe und Gewissen zu empfinden. Wenn wir den Mut aufbringen können, gewissenlose Kinder mit einem klaren Blick zu betrachten, wird uns das in die Lage versetzen, wirkungsvoller – und vielleicht mitfühlender – mit ihnen umzugehen, und auch mit den destruktiven Verhaltensweisen, die aus ihrer Störung erwachsen.

Bedauerlicherweise haben Psychologen und Psychotherapeuten den Eltern solcher Kinder nur das euphemistische, fehlgeleitete Etikett der Störung des Sozialverhaltens anzubieten. Die Eltern werden weitgehend alleingelassen in einer beängstigenden Situation, mit einem provisorischen und vagen Etikett, begleitet von wenigen Erklärungen und noch weniger konstruktivem Rat.

Stellen Sie sich vor, Silas' verzweifelte Mutter nimmt endlich all ihren Mut zusammen und bemüht sich um eine psychiatrische Diagnose für Silas, nachdem sie mitbekommen hat, dass er nach dem Tod und der Zerstörung durch den Supersturm Sandy durch die Nachbarschaft gezogen ist. Sie versucht verzweifelt, etwas zu finden – irgendetwas, eine Erklärung oder vielleicht nur eine eindeutige Bezeichnung –, das es ihr ermöglicht, in dem seltsamen und beängstigenden Verhalten ihres Kindes einen Sinn zu erkennen. Sie weiß, dass bei Silas irgendetwas entsetzlich falsch ist, und sie will mehr, als von einem Experten, den sie konsultiert, einfach nur bei der Hand gehalten zu werden. Was sie will, ist die Wahrheit.

Nachdem Silas fachgerecht diagnostiziert wurde, wird man seiner Mutter wahrscheinlich sagen, er habe eine Störung des Sozialverhaltens. Man wird ihr die Störung erklären, und sie wird zustimmen, dass Silas viele der Verhaltenssymptome zeigt, die der Arzt genannt hat. (Sie weiß ja nur allzu gut, dass Silas manipuliert und lügt, grausam zu Menschen und Tieren ist und nie Reue zeigt.) Doch der Mutter wird *nicht* gesagt werden, dass Silas' ein junger Soziopath sein könnte; für ihn darf diese Diagnose nicht gestellt werden, weil sie Erwachsenen vorbehalten ist. Noch schlimmer ist, dass eine Kategorie „emotional unbeteiligt" im DSM-5 noch nicht existiert, was diese mit dem Rücken zur Wand kämpfende Mutter ohne eine zutreffende Einordnung für das emotionale Defizit ihres Sohnes auf der Strecke lässt.

Wenn Silas' Mutter jemals gesagt werden sollte, dass ihr Sohn ein Soziopath ist, wird ihr diese Offenbarung erst zuteil werden, nachdem er erwachsen ist und schon eine lange Schneise der Zerstörung hinter sich gelassen hat. Viele Eltern von Kindern mit gestörtem Sozialverhalten, vor allem vom Typ mit Beginn in der Kindheit, bleiben sich selbst überlassen und bekommen das Gefühl, den Verstand zu verlieren. Schon im Alter von zwei Jahren kann ein emotional unbeteiligtes Kind beginnen, Temperamentprobleme zu zeigen, etwa Hyperaktivität, Impulsivität, Irritabilität und Bindungsschwäche. Wenn diese Probleme sich verschärfen, werden viele betroffene Eltern – selbst normale Eltern mit den besten Absichten – in eine sich beschleunigende Abwärtsspirale gezogen. Wenn das Kind im Laufe der Zeit immer ungehorsamer wird, geben die erschöpften Eltern entweder nach oder bestrafen es strenger. Wenn sie nachgeben, wird das schlechte Verhalten des Kindes belohnt und verstärkt. Wenn sie es körperlich bestrafen, übernimmt das Kind das als Vorbild, startet dann bald seine eigenen fortgesetzten Aggressionen und wird im Laufe der Zeit viel besser darin als seine Eltern es jemals könnten. Daher befinden sich die Eltern eines Kindes mit gestörtem Sozialverhalten in einem echten Dilemma; häufig werden sie ängstlich, schämen sich, entwickeln Depressionen und verzweifeln.

Weil sie einen unerfreulichen Vorfall in der Öffentlichkeit befürchten, zögern die Eltern aus dem Haus zu gehen und entfremden sich nach und nach immer mehr von ihrem sozialen Umfeld. Diese Isolation verstärkt fast immer ihre Depressionen und ihr Gefühl der Scham. Und wenn das Funktionieren der Eltern immer stärker beeinträchtigt ist, bedeutet das, dass die anderen Kinder schwer in Mitleidenschaft gezogen werden und selbst psychische Probleme entwickeln können – ganz gleich, wie gewissenhaft ihre Zimmertüren abgeschlossen werden, um sie vor physischer Gewalt zu schützen.

In ihrem späteren Leben werden viele mitleidlose Kinder lernen, ihre Opfer sozial zu isolieren und ihnen dann zu suggerieren, dass sie verrückt werden. Doch schon lange bevor es so weit ist, lassen wir zu, dass Kinder mit gestörtem Sozialverhalten ihren Familien das Gleiche antun, indem wir den Eltern wichtige Informationen vorenthalten. Wenn man den Eltern rückhaltlos die Wahrheit vor Augen führt – dass eine echte Störung des Sozialverhaltens mehr ist als eine Verhaltensstörung, nämlich eine Störung des *Gewissens* –, ist das zwar zuerst schmerzhaft, doch am Ende schafft es Klarheit und in der Folge eine deutliche Erleichterung für Eltern, die mit ihrem Latein am Ende sind.

Ich hoffe, dass die in diesem Buch präsentierten Informationen – so schwer es dem Herzen auch fallen mag, sie anzunehmen – betroffenen Eltern, die alleingelassen wurden mit bohrenden Fragen zu ihren Kindern und wachsenden Zweifeln an ihrem eigenen Geisteszustand, neue Einsichten und Erleichterung bieten können. Die Eltern auf die Zukunft vorzubereiten, ist besonders wichtig, da Kinder ohne Gewissen nicht plötzlich aufhören, furchterregend und eine schwere Last zu sein, wenn sie 18 Jahre alt werden. Ganz im Gegenteil – ihre Aktionen werden immer raffinierter und destruktiver für ihre Familien. Bis weit ins Erwachsenenalter eines Soziopathen hinein nähren seine Eltern immer noch die Hoffnung, dass ihr Kind „sich bessern" könnte, was es ihnen jedoch typischerweise mit einer endlosen Serie kafkaesker Episoden dankt, für die sie sich irgendwie verantwortlich fühlen. Diese Wachalbträume kulminieren häufig in einem Vorfall – oder einer Reihe von Vorfällen –, die so verstörend sind, dass den Eltern klar wird, dass sie ihr eigenes Leben entweder von dem ihres erwachsenen Kindes vollkommen abtrennen oder ein Leben voller Schocks und ständigem Kummer akzeptieren müssen. Zu allem Unglück sind sie auch noch mit der Tatsache konfrontiert, dass eine komplette Trennung von ihrem eigenen Kind, selbst wenn es kein Gewissen hat, ebenfalls permanentes Leid erzeugt. Es ist eine quälende Entscheidung, die keine Mutter und kein Vater treffen müssen sollte. Und die erdrückenden Entscheidungen hören damit nicht auf; nachdem der Soziopath ausgezogen ist (oder aus dem Haus geworfen wurde), müssen die Eltern irgendwie den Rest ihres Lebens retten und weiterhin ihre anderen Kinder schützen.

Wann immer ich an diese anderen Kinder denke – die Geschwister des Soziopathen, die ihr ganzes Leben lang in Gefahr sind –, fällt mir der folgende Bericht ein. Diese Geschichte ist nicht schlagzeilenträchtig; niemand darin stirbt tatsächlich (jedenfalls noch nicht), niemand landet im Gefängnis. Einige der darin beschriebenen Grausamkeiten sind vielleicht nicht einmal illegal. Dennoch finde ich diese Geschichte besonders beklemmend:

Mein 21-jähriger Sohn Frank ist blind, und ich bin so stolz auf ihn, wie gut er damit fertiggeworden ist. Er findet sich mit Leichtigkeit im Haus zurecht und kann sogar Klavier spielen. Doch seit einiger Zeit kann alles Lob und jegliche Unterstützung von mir oder seinem Vater seine Verachtung für uns nicht überwinden. Er ist von seiner älteren Schwester Gina gegen uns aufgebracht worden. In den vergangenen Jahren hat sie Frank viel Aufmerksamkeit geschenkt, um sich bei ihm einzuschmeicheln. Und sie erzählt ihm endlose Lügengeschichten über seinen Vater und mich. Außenseiter könnten sie für eine gute Schwester halten, aber nur, weil sie sich immer sehr höflich gibt, um solche Leute zu täuschen. Sie sehen nicht ihr böses Wesen. Niemand würde glauben, dass sie einmal den kleinen Nachbarsjungen im Kofferraum unseres Autos eingesperrt hat. Sie nutzt Franks Blindheit aus, um ihn zu beherrschen und lächerlich zu machen. Einmal hat sie ihm ein weißes Hemd angezogen, auf das sie Obszönitäten geschrieben hatte, und nahm ihn dann mit zum Shoppen. Als ein Polizist Frank deswegen ansprach und befragte, spielte Gina die Unschuldige und überzeugte ihn irgendwie, dass wir, Franks Eltern, das T-Shirt beschriftet hätten. Wir sahen angewidert zu, wie Gina mit dem Polizisten flirtete, der offensichtlich skeptisch war, als ich ihm sagte, ich wisse nichts davon. Einmal nahm Gina Frank mit in die Stadt, nachdem sie behauptet hatte, sie wollten in ein Konzert gehen, ließ ihn dann aber allein auf einem Bahnhof stehen. Er hat ein Handy und kann es benutzen, aber sie hatte dafür gesorgt, dass es nicht funktionierte. Er gab uns die Schuld.

Frank zu manipulieren war ein Vollzeitjob für Gina. Sie hat nie versucht, einen Job zu finden, obwohl sie im College gut war und zweifellos arbeiten konnte. Stattdessen versuchte sie, Frank davon zu überzeugen, aus dem Elternhaus auszuziehen und mit ihr zusammen in einer Wohnung zu leben, und zwar von dem Geld, das sie sich verschafft hatte, indem sie das Familiensilber auf eBay verkaufte. Als wir protestierten, ging sie zur Polizei und beschuldigte uns, Frank körperlich misshandelt zu haben. Frank hatte blaue Flecken auf den Armen, und Gina sagte der Polizei, mein Mann habe sie ihm zugefügt und dass er und ich Frank ständig schlagen würden. Doch dieses Mal funktionierten Ginas Intrigen nicht. Frank erinnerte sich, dass sein Vater an dem Tag, an dem er angeblich geschlagen worden sei, gar nicht zu Hause war, und dass sein Vater ihn an jenem Tag angerufen hatte. Dieses Ferngespräch konnte in der Anrufliste seines Mobiltelefons verifiziert werden. Endlich war Gina erwischt worden, aber sie bestritt weiterhin hartnäckig, dass sie es gewesen war, die Frank verletzt hatte. Dann zog sie endlich von zu Hause aus. Frank war traumatisiert. Er war konditioniert worden, nur seiner Schwester zu vertrauen, und jetzt wusste er nicht mehr, wem er überhaupt noch vertrauen konnte. Er zog sich in sich selbst zurück, und es ist uns nicht gelungen, ihn wieder zu dem wunderbaren Jungen zu machen, als den wir ihn früher gekannt hatten.

Diese Geschichte zeigt, dass Soziopathen die anfälligsten Opfer erkennen können – die Schwachen, die Jungen, die Armen, die körperlich und geistig Behinderten. Und wenn man ein Opfer für ein Katz-und-Maus-Spiel sucht, wer wäre leichter zugänglich als ein Mitglied der eigenen Familie? Diese Geschichte zeigt auch, dass viele der Vergehen von Soziopathen nicht strafrechtlich verfolgt werden können. Es verstößt gegen kein Gesetz, seinen Bruder in ein Hemd zu stecken, auf dem Obszönitäten stehen. Franks Eltern konnten vor Gericht nicht einmal eine Unterlassungsanordnung erwirken.

Wir wissen, dass Gina kein inneres Kontrollsystem hat; da sie kein Gewissen hat, kann sie alles Mögliche tun, ohne auch nur einen Schimmer von Schuldbewusstsein oder Reue zu empfinden. Wenn wir (und ihre verängstigte Mutter) alle Teile des Puzzles zusammensetzen, erkennen wir, dass sie ihrer Familie jederzeit alles nur Erdenkliche antun kann, solange sie mit ihren Aktivitäten unterhalb des ziemlich schwachen Radars der US-Justiz bleibt.

Therapie: Positives Kontingenzmanagement

„Wenn man jemanden liebt, der keine Bindung eingehen kann, tut das unheimlich weh", schrieb mir eine Leserin.

Von diesem Gefühl ist mir unzählige Male berichtet worden. Die betroffenen Eltern sind voller Leid und Verzweiflung, sie wollen ihre Kinder mit gestörtem Sozialverhalten heilen – ihnen ein normales Gefühlsleben mit zwischenmenschlichen Bindungen ermöglichen. Noch schmerzhafter wird das Entsetzen der Eltern, wenn sie sich vorstellen, was die Zukunft bringen könnte, falls ihre Kinder sich nicht ändern.

Falls Sie Mutter oder Vater eines Kindes mit gestörtem Sozialverhalten sind, kennen Sie vielleicht eine Reihe von Therapien, die von Schulen, Gemeindezentren und Camps angeboten werden, die behaupten, sie könnten ihr Kind „reparieren". Solche Programme basieren auf der Idee, das Verhalten eines Kindes mit gestörtem Sozialverhalten könne nachhaltig korrigiert werden, wenn es nur lange genug (typischerweise 90 bis 120 Tage) in einer Umgebung mit strengen Verhaltensregeln lebt [40].[9] Autoritätspersonen setzen strenge Regeln und Zeitpläne durch und bestrafen ungehorsame Kinder. Falls Sie es mit einem oder mehreren dieser Programme probiert haben, dann wissen Sie, dass Ihr Kind dadurch nicht „repariert" wurde. Als das Kind wieder zu Hause war, mag es vielleicht ein paar Tage – oder gar Wochen – gegeben haben, in denen es sich besser verhalten hat als vorher, aber schon bald zerfiel das bessere Verhalten allmählich, und das ursprüngliche antisoziale Verhalten trat wieder zutage. Zu diesem raschen Rückfall kam es, weil die zugrunde liegende Störung, das Fehlen eines Gewissens, nach heutigem Wissensstand nicht durch eine Therapie behoben werden kann. Es ist dieses zentrale Defizit, welches das alarmierende Verhalten ermöglicht. Es ist eine bittere Tatsache, dass es bislang keine wirkungsvolle Therapie für eine echte Störung des Sozialverhaltens gibt, ebenso wie es keine Therapie für Soziopathie gibt. Es ist einfach kein Verfahren bekannt, um einem Individuum, das keines hat, ein Gewissen einzupflanzen.

Psychodynamische Einzel- oder Gruppentherapien, Einweisung in eine psychiatrische Klinik, Erziehungslager und Inhaftierung sind bestenfalls wirkungslos, könnten die Lage aber auch verschlimmern. Entsprechende Studien haben gezeigt, dass Therapien, die mit Gruppen von Herwanwachsenden mit gestörtem Sozialverhalten durchgeführt wurden, tendenziell das antisoziale Verhalten verstärken, und zwar vor allem dann, wenn die Gruppenmitglieder die Möglichkeit bekommen, über aufsässige und illegale

---

[9] [40], vor allem S. 22. Für weitere Informationen zu solchen Therapieangeboten siehe [41].

Aktivitäten zu sprechen [42]. Darüber hinaus gibt es keine Medikamente gegen eine Störung des Sozialverhaltens. Viele betroffene Kinder leiden zudem unter einer ADHS (Aufmerksamkeitsdefizit-/Hyperaktivitätsstörung). Medikamente gegen ADHS werden mit einigem Erfolg verabreicht, um bei Kindern mit dieser zweifachen Diagnose die Probleme Hyperaktivität, Unaufmerksamkeit und Impulsivität zu behandeln; doch bis heute ist kein Wirkstoff bekannt, der die Störung des Sozialverhaltens an sich erfolgreich behandeln könnte.

Es mag die Eltern von vorpubertären Kindern ermutigen, wenn sie von einem System erfahren, das in manchen Fällen die offenkundigen Symptome einer Störung des Sozialverhaltens – das schwere Fehlverhalten selbst – lindern und dadurch einer belasteten Familie ein gewisses Maß an Frieden verschaffen kann. Dieser Ansatz richtet sich eher an die Eltern als an das Kind und erfordert mehrere Übungseinheiten in *positivem Kontingenzmanagement*, das im Wesentlichen eine Unterrichtsmethode ist. Im Gegensatz zu den oben beschriebenen populären „Therapien" handelt es sich beim positiven Kontingenzmanagement um eine evidenzbasierte Methode, was bedeutet, dass ihre Wirksamkeit durch systematische Forschungsstudien überprüft und verbessert wurde.

Eine *Kontingenz* ist einfach eine Wenn/dann-Paarung (wenn du dies tust, wird das passieren). Im Rahmen der intuitiven Kindererziehung treten die meisten Kontingenzen von selbst auf und bringen eine soziale Belohnung mit sich: *Wenn* das Kind das Brot wieder in den Schrank legt, *dann* lächelt die Mutter es an – wobei das Zurücklegen des Brotes das positive Verhalten und das Lächeln der Mutter die Belohnung ist. Wenn dagegen die Eltern entsprechend geschult sind und gezielt Kontingenzen managen, wird der Zusammenhang zwischen bestimmten Verhaltensweisen und bestimmten Belohnungen im Voraus angekündigt und in einer Punktegrafik klar definiert. Jedes Verhalten (selbstständiges Zähneputzen, Toilette benutzen und so weiter) hat einen Wert in der Punktegrafik, und jede Belohnung ist mit ihrem „Preis" in Punkten aufgeführt. Obwohl die Punktegrafik einige materielle Dinge enthalten kann (7 Punkte für einen Superhero-Sticker, 14 Punkte für ein bestimmtes kleines Spielzeug und so weiter), werden auch soziale Belohnungen aufgeführt (einmal Versteckspielen mit beiden Eltern, noch ein Buch vorlesen vorm Einschlafen und so weiter). Darüber hinaus werden Erfolge vom Lob der Eltern und vielleicht einer Umarmung begleitet.

Kinder mit gestörtem Sozialverhalten können durch soziale Belohnungen wesentlich schlechter motiviert werden als andere Kinder. In einer Punktegrafik für solche Kinder werden sinnvolle Belohnungen häufig materielle Dinge sein, die für das Kind ganz offensichtlich attraktiv sind (Lieblingsessen, begehrte Elektronikgeräte, Zeit am Computer, ein neues Kleidungsstück). Außerdem werden viele Verhaltensweisen, mit denen ein Kind mit gestörtem Sozialverhalten punkten kann, auf ganz einfaches prosoziales und nicht gewalttätiges Verhalten abzielen, etwa sich während einer gesamten Autofahrt ordentlich zu benehmen (das heißt, nicht zu schreien und zu schubsen), beim Abendessen nur „gute" Formulierungen zu äußern oder Rücksicht zu nehmen (nicht mit Sachen zu werfen), wenn das neugeborene Baby im selben Raum ist.

Typischerweise werden Kontingenzmanagement-Schulungen für Eltern (die manchmal als „Parent Management Training" oder PMT bezeichnet werden) von Verhaltenstherapeuten für Kinder angeboten. Eine bekannte Form dieses Ansatzes ist die Kazdin-Methode, die nach ihrem Erfinder benannt wurde, dem Verhaltenspsychologen Alan E. Kazdin, Direktor des Parenting Center (»Elternzentrum«) und der Child Conduct Clinic (»Klinik für Verhalten von Kindern«) an der Yale University) [43, 44]. Kazdin stellt klar, dass Kontingenzmanagement die aufsässigen Verhaltensweisen direkt behandelt, anstatt die ihnen zugrunde liegenden Ursachen zu therapieren. Er betont, dass prosozialere Verhaltensweisen, weniger negative Interaktionen und weniger Chaos im Haus schon für sich genommen sehr positive Veränderungen sind (was geplagte Eltern bestätigen können). Aus der folgenden Beschreibung eines Ansatzes im Stil von Kazdin können wir den beträchtlichen Nutzen für Eltern erkennen, der entsteht, wenn die störenden Verhaltensweisen direkt in Angriff genommen werden, selbst wenn die Störung des Sozialverhaltens an sich nicht behandelt wird:

Mr. und Mrs. Smith haben zwei Kinder, den achtjährigen Sohn William mit gestörtem Sozialverhalten sowie die fünf Jahre alte emotional gesunde Tochter Amy. Jeden Tag nach dem Abendessen, wenn die Familie versucht, sich etwas Lustiges im Fernsehen anzusehen, tritt William auf die kleine Amy ein, mit aller Kraft, und lacht sie aus, wenn sie weint. Amy hat diverse blaue Flecken an den Beinen. Später, wenn Mrs. Smith Amy ins Bett bringt, drängt William sich ins Zimmer, beschreibt ein entsetzliches, frei erfundenes Monster (mit bemerkenswerter Kreativität jeden Abend ein neues) und erzählt Amy, das Monster werde, wenn sie eingeschlafen sei, wie durch Zauberei in ihrem Zimmer erscheinen, durch die Tür zur Kleiderkammer. Mrs. Smith fleht William an, das Zimmer zu verlassen, aber ohne Erfolg. Amy ist völlig verängstigt, und an vielen Abenden schläft sie dann bei ihren Eltern im Bett.

Williams Kinderarzt rät Mr. und Mrs. Smith, an einem Gordon-Familientraining teilzunehmen. Dort lernen sie, wie man ein Kontingenzmanagement-Programm umsetzt, das darauf ausgelegt ist, einige von Williams Verhaltensweisen zu ändern. In der Küche hängen sie eine Punktegrafik in Postergröße an die Wand, und sie kaufen goldene Sterne, die Williams Punktestand darstellen. Vier Sterne bringen William einen Schokoriegel nach der Schule ein (für einen Tag), mit acht Sternen darf er eine halbe Stunde länger Videospiele spielen (für einen Tag); oder, falls William seine Punkte sparen will und es schafft 20 Sterne anzusammeln, kaufen seine Eltern ihm eine neue Action-Figur. Die Belohnungen und ihre jeweiligen „Kosten" stehen deutlich sichtbar auf der Punktegrafik. Und auf der Grafik sind Sterne angebracht, neben jeder eindeutig beschriebenen spezifischen Leistung mit ihrem jeweiligen Wert in Punkten. Bei den meisten Leistungen geht es um Selbstbeherrschung: „Einen ganzen Tag lang Mutti und Vati nicht beschimpfen", „Nicht drohen, Mutti zu schlagen, wenn ich Medikamente nehmen soll", „Nichts tun oder sagen, wodurch ein Klassenkamerad verstört wird oder weint", „Die Lehrerin nicht anlügen" sowie einige andere. Die Schule, die für gestörte Kinder ihre eigenen Kurse für Sozialverhalten sowie Nachhilfeunterricht anbietet, nimmt an jedem Schultag mindestens einmal Kontakt zu den Eltern auf und berichtet, wie ihr Kind sich verhält. Der Wert jeder Leistung ist ein Punkt pro Tag, abgesehen von zweien, die jeweils zwei Punkte pro Tag wert sind. Diese beiden Einträge lauten „Amy nicht treten oder sonstwie verletzen" und „Amy nichts von Monstern oder anderen beängstigenden Ideen erzählen".

William findet schnell Gefallen an diesem „Spiel", weil er dabei nicht nur die Preise ergattern, sondern auch gegen seine Eltern „gewinnen" kann. Mit anderen Worten: Er kann sie dazu bringen, ihm Dinge zu schenken, die er normalerweise nicht bekommen würde. Williams Eltern empfinden dieses System als konstruiert, und es macht sie traurig, daran erinnert zu werden, dass ihr Lob allein William nicht motiviert. Aber andererseits funktioniert das System! Williams Verhalten wird besser, sowohl zu Hause als auch in der Schule. Der Alltag ist etwas einfacher. Amy hat mehr Ruhe, wenn sie zu Bett geht. Die Eltern fragen sich, ob dieser Kontingenzmanagement-Ansatz gegenüber der fünfjährigen Amy unfair ist, da sie sich von Natur aus ordentlich benimmt, ohne dafür materielle Preise zu bekommen. Gerade weil sie *kein* Kind mit gestörtem Sozialverhalten ist, wird ihr die Vorzugsbehandlung vorenthalten, in deren Genuss William kommt. Sie beschließen, Amy auch ab und zu einen Sonderpreis zu geben, wenn sie besonders brav ist oder mit ihren Spielkameraden spielt. Doch die besten Ergebnisse dieses neuen Systems für die kleine Amy sind, dass sie nicht mehr jeden Tag von einem Achtjährigen getreten wird und sich nicht mehr jeden Abend Geschichten von einem furchterregenden Monster anhören muss, und das gerade dann, wenn es Zeit wird zu schlafen.

William hat es anscheinend schon immer Spaß gemacht, seinen Familienmitgliedern quälende Emotionen abzunötigen und sich dann an ihrem Kummer zu weiden. (Er ist ein junger „Emotionsfresser".) Sie sind verständlicherweise darüber erleichtert, dass er inzwischen einen Teil seiner Zeit damit verbringt, über sein „Punktespiel" nachzudenken.

Alles in allem ist der wirkungsvollste therapeutische Ansatz für eine Störung des Sozialverhaltens ein Paket von Maßnahmen. Ähnlich wie in Williams Fall gehören dazu die Schulung der Eltern in Kontingenzmanagement, Medikamente gegen ADHS, falls diese Störung vorliegt, sowie Nachhilfeunterricht und Schulung der sozialen Fertigkeiten durch die Schule [45]. Bei einer echten Störung des Sozialverhaltens bietet dieser Ansatz keine Therapie für das zugrunde liegende Problem. Vielmehr sind alle Bestandteile eines solchen Pakets darauf ausgelegt, *Änderungen des Verhaltens* solcher schwierigen Kinder zu bewirken und aufrechtzuerhalten. So kann es zum Beispiel durch eine Schulung der sozialen Fertigkeiten gelingen, einem jungen Kind mit gestörtem Sozialverhalten beizubringen, im Umgang mit anderen Kindern „hallo", „bitte" und „danke" zu sagen und ihre Aufmerksamkeit auf eine andere Art zu erlangen, als sie anzurempeln und zu Boden zu stoßen. Aber eine solche Schulung verändert nur das Verhalten; sie kann nicht als Motiv für das Kind, sich besser zu benehmen, den echten Wunsch hervorrufen, Freunde zu haben. (Wir können auch feststellen, dass es nicht einer gewissen beunruhigenden Ironie entbehrt, die sozialen Fertigkeiten eines Kindes zu schulen, das aller Wahrscheinlichkeit nach zu einem diagnostizierbaren Soziopathen heranwachsen wird.) Allerdings kann es für die Eltern und Lehrer eines Kindes mit gestörtem Sozialverhalten schon ein Triumph sein, wenn sie nicht ständig mit ansehen müssen, wie andere Kinder gequält oder angegriffen werden.

Aufgrund der rapiden Fortschritte, die unsere Gesellschaft im medizinischen Wissen und den damit verbundenen Technologien erzielt, führt die Entdeckung einer organischen Ursache für eine Störung – etwa die Fehlfunktion im paralimbischen System des Gehirns von Menschen mit gestörtem Sozialverhalten – häufig zu der Frage: Können wir das reparieren? Könnte es angesichts der außerordentlichen Plastizität der neuronalen Schaltkreise des Vorderhirns (die sich zum Beispiel zeigt, wenn das Gehirn von Menschen, die einen Schlaganfall oder eine schwere Verletzung erlitten haben, diverse Funktionen wiedererlangt) eine Methode geben, das neurologische Defizit im Gehirn eines Menschen mit gestörtem Sozialverhalten auszugleichen? Eine Therapie für den leeren Raum, wo normalerweise Liebesfähigkeit und Gewissen angesiedelt sind?

Es besteht die Hoffnung, dass Neurobiologen eines Tages chemische Verfahren entwickeln werden, um die natürliche Plastizität des Gehirns zu steigern, die Tendenz zu nutzen, Schaltkreise im Gehirn zu bilden und durch wiederholte Erfahrungen zu formen. Über diesen therapeutischen Ansatz bei einer Störung des Sozialverhaltens hat der Verhaltenspsychologe Alan Kazdin gesagt: „Wiederholtes Üben verankert bestimmte Verhaltensweisen im Verhaltensrepertoire Ihres Kindes – ein Prozess, der Veränderungen im Gehirn mit sich bringt. … Neuere technologische Fortschritte bei der Erforschung der chemischen Vorgänge Gehirn und bei der Erforschung der Struktur des Gehirns haben uns in die Lage versetzt, zu beobachten, wie sich dieser Prozess auf der molekularen Ebene abspielt, aber solche Forschungen sind noch in ihren frühen Phasen. Vorerst können wir immerhin sagen, dass wir wissen, dass wiederholtes Üben das Gehirn verändert, wir aber derzeit noch versuchen zu erkennen, wie diese Veränderungen aussehen" [43].

Wenn die natürliche Plastizität des Gehirns auf chemischem Wege gesteigert wird, in Verbindung mit einem Verhaltenstraining, das wiederholt positive soziale Interaktionen herbeiführt, können wir möglicherweise die Eigenschaften des Gehirns reparieren, die zwischenmenschliche Bindungen ermöglichen. Mit einem besser funktionierenden paralimbischen System würde das Kind soziale Fertigkeiten in der Schule erlernen, da es tatsächlich Freunde haben will, und sich zu Hause besser benehmen, weil es ihm wichtig ist, seinen Eltern zu gefallen. Nunmehr ausgestattet mit der Fähigkeit, emotionale Bindungen einzugehen, hätte es seine eigenen internen Motive, sich anderen gegenüber gut zu benehmen. Seine Störung des Sozialverhaltens wäre besiegt, und damit auch sein potenzielles Schicksal als lebenslanger Soziopath.

Stellen Sie sich eine Welt vor, in der Menschen, die Soziopathen gewesen wären – schamlose Betrüger, skrupellose Wirtschaftskriminelle, die grausamsten Tyrannen auf dem Schulhof, Despoten innerhalb der Familie und abgebrühte politische Führungspersönlichkeiten –, stattdessen schon ab dem Säuglingsalter durch medizinische Hilfe in die Lage versetzt werden, emotionale Bindungen einzugehen. Mit finanzieller Förderung und wissenschaftlichem Interesse können und sollten Verfahren zur dauerhaften Veränderung des Gehirns von emotional unbeteiligten Kindern untersucht werden, und es kann sehr gut sein, dass solche Studien die Welt verändern könnten. Allerdings ist ein so atemberaubender Sieg – die Fähigkeit, in einem bislang dazu unfähigen Gehirn ein neurologisches Milieu für Liebe und Gewissen zu schaffen – erst in ferner Zukunft zu erwarten.

So schützen Sie Ihre anderen Kinder – und sich selbst

Die Eltern von Kindern mit gestörtem Sozialverhalten können sich nicht den Luxus erlauben, auf umfassende wissenschaftliche Fortschritte zu warten. Sie müssen schon jetzt mit einer Persönlichkeitsstörung fertigwerden, die bislang nicht erfolgreich therapiert werden kann. Eine besonders schwierige Pflicht besteht darin, das verstörende Verhalten des betroffenen Kindes den anderen Kindern in der Familie zu erklären. In vielen Fällen haben die ohnehin schon überlasteten Eltern Angst vor diesem bedrohlich näher rückenden Gespräch und sind keineswegs sicher, dass sie es gut über die Bühne bringen können. Doch es gibt keinen Königsweg, um einem Geschwisterkind das Fehlen eines Gewissens zu erklären, und jede Einladung, über ihre beängstigenden und verstörenden Erlebnisse zu sprechen, wird Ihren anderen Kindern eine große Erleichterung sein. Es gibt einige altersgerechte Richtlinien, auf die Sie zurückgreifen können, um Ihre Kinder zu beruhigen und ihnen zu helfen, den Bruder oder die Schwester mit gestörtem Sozialverhalten besser zu verstehen.

Vor allem sollte sich die Ausführlichkeit des Gesprächs an dem moralischen Entwicklungsstand des Kindes selbst orientieren. Für die meisten Kinder im Alter von bis zu etwa zehn Jahren besteht der Unterschied zwischen einer falschen und einer richtigen Aktion darin, ob dieses Verhalten durch eine Autoritätsperson bestraft wird. Da ein normales Kind eine emotionale Bindung zu seinen Bezugspersonen hat, empfindet es eine Bestrafung durch Mutter oder Vater als sehr bedrückend und quälend – selbst wenn es sich auf den ersten Blick um eine milde Strafe handelt, etwa die verärgerte Zurechtweisung „Hör auf damit! Das ist schlecht!". Kinder in dieser Altersgruppe nehmen die Unterscheidung zwischen falsch und richtig anhand dieses Kriteriums „Bestrafung / keine Bestrafung" sehr ernst und reagieren daher manchmal ziemlich emotional auf die Verärgerung eines Elternteils und die damit verbundenen Deklarationen von „falsch" und „richtig". (Viele Eltern können sich an Vorfälle erinnern, nach denen ihr kleines Kind, nachdem es getadelt wurde, sich einfach nur in sich selbst zurückzog und weinte.) Und deswegen müssen Eltern, selbst wenn sie die Auffassungen ihres kleinen Kindes von „richtig" und „falsch" für naiv halten, bei jeder Diskussion dessen Denkweise und Gefühle respektieren – und vor allem bei einer Diskussion über ein emotional unbeteiligtes Geschwisterkind. Wenn Sie einem Kind, dass jünger ist als etwa zehn Jahre, erklären wollen, was eine antisoziale Persönlichkeitsstörung ist, wird es sie besser verstehen, wenn sie sich auf Bestrafung beziehen.

Um das zu illustrieren, ist hier ein Gespräch zwischen einer Mutter und ihrer sechs Jahre alten Tochter Cara wiedergegeben. Sie sitzen auf Caras Bett und unterhalten sich über Caras zehn Jahre alte Schwester Nicole, die von einer antisozialen Persönlichkeitsstörung betroffen ist:

Cara:	Weißt du noch, gestern? Nicole hat die Ketten von der Schaukel abgenommen, damit ich nicht schaukeln kann, und dann hat sie mich ausgelacht, und du bist böse geworden und hast sie ins Haus geschickt. Dann musste sie den ganzen Tag drinnen bleiben, bis zum Abendbrot.
Mutter:	Ja, ich erinnere mich. Du warst ziemlich wütend wegen der Schaukel – und weil sie dich ausgelacht hat.
Cara:	Und du hast sie bestraft.
Mutter:	Ja, das habe ich. Was Nicole getan hat, war falsch. Sie hatte es vorher schon zweimal gemacht, und ich habe sie zweimal verwarnt. Als sie es gestern wieder gemacht hat, habe ich sie deswegen nach drinnen ins Haus geschickt.

Sie schweigen einen Moment, und dann:

Cara:	Aber … sie hat es wieder gemacht. Sie hat wieder die Ketten von der Schaukel abgenommen.
Mutter:	Wirklich? Wann war das?
Cara:	Heute.
Mutter:	Oh je, das tut mir so leid, Cara. Morgen werde ich mit dir rauskommen, wenn du schaukelst. Ich werde bei dir bleiben.
Cara:	Aber ich verstehe das nicht. Warum hat sie es wieder gemacht? Du hast sie doch deswegen bestraft.

Wieder schweigen sie, während die Mutter tief durchatmet. Dann sagt sie schließlich:

Mutter:	Wenn du für etwas bestraft wirst, fühlst du dich deswegen schlecht, nicht wahr?
Cara:	Ja. Ich fühle mich sehr schlecht. Es tut weh, in mir drinnen. Es ist … ich weiß nicht …
Mutter:	Ich weiß, was du meinst. Als ich klein war, hat es mir auch innerlich wehgetan, wenn ich bestraft wurde. Ich glaube, das geht den meisten Menschen so. Aber Nicole ist in dieser Hinsicht anders. Wenn sie bestraft wird, tut ihr das nicht weh – zumindest nicht so, wie es dir und mir wehtut. Darum lernt sie nichts daraus, wenn sie bestraft wird. Das heißt, es bringt sie nicht dazu, es nicht wieder zu tun.
Cara:	Alle meine Freundinnen fühlen sich sehr schlecht, wenn sie bestraft werden.

Mutter:	Ich weiß. Aber Nicole ist anders.
Cara:	Okay, aber wann wird sie aufhören, anders zu sein?
Mutter:	Ich glaube, dass sie wahrscheinlich immer so sein wird.
Cara:	Können wir nicht irgendwas tun, damit sie nicht mehr so ist?
Mutter:	Nein, wir können nichts daran ändern, wie Nicole ist. Jeder Mensch ist, wie er ist – Nicole ist Nicole, du bist du, und ich bin ich. An eine Sache musst du immer denken … es ist nicht deine Schuld, Cara. Kannst du mir das versprechen? Versprich' mir, dass du immer daran denken wirst, dass es nicht deine Schuld ist?
Cara (sieht ihre Mutter verständnislos an):	Okay. Ich verspreche dir, dass ich daran denke.
Mutter:	Okay, mein Schatz. Ich werde dich ab und zu daran erinnern. Ist es okay, wenn ich dich daran erinnere?
Cara (die jetzt genug hat von diesem Thema):	Kann ich morgen wieder schaukeln?
Mutter:	Na klar kannst du das. Ich werde bei dir bleiben.

Ein oder zwei weitere solche Gespräche – in denen die Mutter Cara erklärt, dass ihre Schwester anders ist, dass Wut und Bestrafung deren Gefühle nicht verletzen und sie nicht dazu bringen, sich nicht mehr „falsch" zu verhalten – können Cara sehr helfen, eine Kindheit voller Zusammenstöße mit ihrer Schwester zu bewältigen. So hat sie von einem Menschen, dem sie vertraut, die einfache Botschaft gehört, dass Nicole anders ist, wenn es darum geht, was richtig und was falsch ist, und dass Cara nicht Schuld hat, wenn Nicole sie quält. Die Erklärungen ihrer Mutter werden Cara helfen, sich nicht mehr verwirren zu lassen und allzu sehr darunter zu leiden, wenn Nicole grausam zu ihr ist. Sie werden sie unempfindlicher machen für Nicoles Versuche, ein böses Spiel mit ihren Gefühlen zu treiben.

Ein erklärendes Gespräch mit einem älteren Kind kann differenzierter sein. Die meisten normalen Kinder ab einem Alter von zehn Jahren sind reif genug, um schlechtes Verhalten nicht mehr nur zu definieren als alles, was bestraft wird. Sie haben gelernt, gesellschaftliche und familiäre Regeln zu respektieren („Verletze andere Menschen nicht"; „Du darfst nichts stehlen"; „Lügen ist falsch" etc.). Für solche Kinder haben die Regeln selbst eine Bedeutung erlangt, und sie zu brechen, ist die Definition von schlechtem Verhalten. In dieser Phase wird ein normales Kind sich schuldbewusst fühlen, wenn es sich „schlecht" benommen (eine Regel gebrochen) hat, und zwar ganz unabhängig davon, ob die Missetat entdeckt und bestraft wird. Wenn Ihr Kind diese Entwicklungsstufe erreicht hat, wird es in der Lage sein, ein Gespräch über das Thema *Gewissen* zu verstehen.

Nehmen wir jetzt einmal an, Cara sei zwölf statt sechs Jahre alt, als ihre Mutter sich zum ersten Mal entschließt, mit ihr über den emotional unbeteiligten Charakter ihrer älteren Schwester zu sprechen. Die jetzt 16-jährige Nicole hat Cara gerade ihre neuen Schuhe weggenommen und sie versteckt – ein besonders schönes Paar Schuhe, für das Cara schon lange ihr Taschengeld gespart hatte, um es kaufen zu können. Diese seltsame Aktion von Nicole ist nur die letzte in einer langen Reihe von unverständlichen und grausamen Aktionen, um Caras Gefühle aufzuwühlen. Es folgt eine hektische Suche, und als weder Cara noch ihre Mutter die Schuhe finden können, bricht das Mädchen in Tränen aus. Dieser Vorfall ist der Tropfen, der das Fass zum Überlaufen bringt. Seit etwa einem Jahr beobachtet ihre Mutter schon, dass Cara immer deprimierter wird. Von Tag zu Tag scheint sie ein bisschen mehr von ihrer Selbstachtung zu verlieren. Ihre Mutter hatte gehofft, dass Cara sich etwas besser fühlen würde, wenn sie es geschafft hatte, genug Geld zu sparen, um sich diese Schuhe selbst kaufen zu können. Und jetzt hat Nicole sie weggenommen. Auch ihre Mutter ist den Tränen nahe.

Mit mehr Zorn in der Stimme, als die beiden Mädchen es zuvor jemals erlebt hatten, sagt sie Nicole, dass sie, wenn sie Cara die Schuhe nicht sofort zurückgibt, zu zwei Wochen Stubenarrest verdonnert wird. Und das, obwohl die Mutter nur allzu gut weiß, dass Stubenarrest für Nicole zu einer anstrengenden, zwei Wochen langen Schlacht führen würde.

Cara und ihre Mutter sind erstaunt, dass Nicole in diesem Moment darauf verzichtet, ihre Unschuld zu verkünden. Stattdessen sieht sie Cara ganz ruhig an und sagt:

„Im Keller."

Cara rennt die Kellertreppe hinunter, um ihre geliebten Schuhe zu finden. Nicole ruft ihr nach, „Hinter der Waschmaschine."

Nach ein paar Sekunden schreit Cara auf, „Oh nein! Oh nein! Warum hat sie das getan?"

Die Mutter ist erschrocken und ruft zu ihr hinunter: „Was ist los, Cara?" Aber sie hat das Gefühl, dass sie es irgendwie schon weiß.

„Sie hat die Absätze abgebrochen! Warum hat sie das bloß gemacht, Mutti? Sie hat die Absätze von meinen Schuhen abgebrochen!"

Nicole grinst über beide Ohren, als habe sie gerade eine Runde beim Pokern gewonnen.

Die Mutter fragt sich zum tausendsten Mal, wie es sein kann, dass sie und ihr Mann die sanfte Cara großgezogen haben und in genau demselben Haus diese erstgeborene Tochter, die Geld und Schmuck gestohlen, den Hund der Familie grausam gequält, mehrfach versucht hat, das Haus in Brand zu stecken und ständig lügt.

Die Mutter nimmt sich vor, dass sie dieses Mal endlich „die Erklärung" für Cara liefern wird. Am selben Abend führt sie mit ihrer zwölfjährigen Tochter ein Gespräch, nach dem beide mehr oder weniger erleichtert sind. Sie sprechen darüber, was für ein schlechtes Gewissen sie hätten, wenn sie einige der Aktionen abgezogen hätten, die Nicole veranstaltet hatte.

„Cara, wie würdest du dich fühlen, wenn du absichtlich etwas kaputt gemacht hättest, an dem Nicole sehr hängt?"

„Ich würde mich sehr schuldig fühlen."

„Ich auch."

Die Mutter sagt, sie stelle sich ihr Gewissen als eine Stimme in ihrem Herzen vor, die nicht aufhört, sie schuldbewusst und unglücklich zu machen, wenn sie jemanden verletze, und das auch dann, wenn es ohne Absicht war. Dann erklärt die Mutter Cara, dass Nicole kein Gewissen hat: Ihr fehlt diese Stimme im Herzen.

Cara denkt darüber einen Moment nach und fragt dann: „Soll das heißen, dass Nicole sich *nie* schuldig fühlt, ganz egal, was sie angestellt hat? Das ist ja völlig irre. Ich kann mir das überhaupt nicht vorstellen."

„Ganz genau – sie hat nie Schuldgefühle, ganz egal, worum es geht", sagt die Mutter. „Und ich kann mir das auch nicht vorstellen."

An dem Tag nach diesem Gespräch kommt Cara zu ihrer Mutter und gesteht ihr etwas, das sie ihr vorher noch nicht gesagt hatte, weil sie dachte, wenn sie deswegen Angst hätte, würde sie sich wie ein Baby benehmen: Nicole hatte versucht, Cara zu überreden, eine Prise von dem Kokain zu probieren, das sie unter den Pyjamas in ihrer Kommode versteckt hat.

„Da liegt eine ganze Menge von dem Zeug", sagt Cara und senkt schuldbewusst den Blick.

Die Mutter holt erst einmal tief Luft und sagt Cara dann, wie froh sie sei, dass die beiden jetzt über so etwas reden könnten, anstatt das Cara versuchen würde, ganz allein damit fertigzuwerden. Sie umarmt ihre zwölfjährige Tochter lange und lobt sie dafür, wie stark sie ist, dass sie solchem Druck von ihrer älteren Schwester widerstehen konnte.

Cara hat das Gefühl, ihr sei eine schreckliche Last von den Schultern genommen.

„Dass Nicole mich dazu überreden wollte", fragt sie, „hat sie das gemacht, weil sie keine Stimme in ihrem Herzen hat?"

„Ja, genau", erwidert die Mutter mit trauriger Stimme, ohne zu versuchen, die Dinge zu beschönigen.

Solche unerwarteten Gespräche können bleibende Konsequenzen nach sich ziehen. Was können die Eltern von Cara und Nicole tun? In unserem fiktiven Szenario schicken sie Cara zu den Großeltern, wo sie in Sicherheit ist, spülen Nicoles Kokain die Toilette hinunter und führen dann ein tränenreiches, seit Langem überfälliges Gespräch darüber, wie sie Nicole am besten aus dem Haus bekommen, sobald sie achtzehn und vor dem Gesetz volljährig ist. Schon früher ist sie mehrfach von zu Hause ausgerissen, manchmal mehrere Tage lang, aber ihre Eltern sind ganz sicher, dass sie nicht endgültig ausziehen wird, wenn sie sie nicht dazu zwingen – dafür ist das Leben im Elternhaus einfach zu komfortabel.

Werden sie in knapp zwei Jahren wirklich die emotionale Kraft aufbringen, Nicole gegen ihren Willen aus dem Haus zu werfen? Aber andererseits: Können sie es noch *so lange* mit ihr aushalten? Und noch wichtiger: Schafft Cara das? Vielleicht können sie doch noch den Therapeuten kontaktieren, den ihr Hausarzt ihnen vor einigen Jahren empfohlen hatte, nachdem er bei Nicole zum ersten Mal das diagnostiziert hatte, was er als Störung des Sozialverhaltens bezeichnete.

Vielleicht brauchen sie nicht nur einen Therapeuten, sondern auch einen Anwalt. Nicoles Vater wird schlecht, wenn er sich vorstellt, dass sie sich unter Umständen juristisch beraten lassen müssen, um mit einer 16-Jährigen fertigzuwerden. Aber was wäre, wenn Nicole nicht nur Drogen konsumiert? Was wäre, wenn sie auch Drogen verkauft – von ihrem Haus aus? Sie müssen sich schützen. Und selbst wenn der Anwalt ihnen das empfehlen würde – könnten er und seine Frau es wirklich übers Herz bringen, ihr eigenes Kind bei der Polizei anzuzeigen? Was Nicoles Vater wirklich glaubt, ist, dass sie nach all dem, was Nicole ihrer Familie angetan hat, genau das tun werden, was der Anwalt ihnen rät. Er hat recht mit seiner Überzeugung, dass sie einen Anwalt brauchen, und zwar aus noch mehr Gründen, als er ahnt. In vielen US-Bundesstaaten gibt es ein „Aussperrungsgesetz", das es Eltern unter Strafandrohung verbietet, ein Kind auszusperren, das jünger als 18 ist; und wenn das Kind an Straftaten beteiligt ist, dann ist die rechtliche Lage der Eltern noch komplizierter. Selbst wenn das Kind volljährig ist (also mindestens 18 Jahre alt), kann es rechtlich schwierig sein, es aus dem Haus zu weisen. Die Rechtslage ist in verschiedenen Bundesstaaten und Ländern unterschiedlich, und falls Sie überlegen, Ihr Kind nicht mehr ins Haus zu lassen, wäre es klug, einen Anwalt zu Rate zu ziehen. Ebenso wichtig ist es, einen Therapeuten zu finden, der Ihnen helfen kann, mit den emotionalen Qualen fertigzuwerden, die vielen Eltern in einer solchen Situation zu schaffen machen: Gefühle von Verlust, Trauer und Versagen; Schuldgefühle, weil man ein Kind aufgibt, aber auch Erleichterung, und dann wieder Schuldgefühle wegen ebendieser Erleichterung.

Was tun? Ein Leitfaden für Eltern eines Kindes mit gestörtem Sozialverhalten

Für die Eltern eines Kindes mit gestörtem Sozialverhalten möchte ich einige pragmatische Punkte aus diesem Kapitel betonen. Außerdem möchte ich Ihnen einige spezifische Informationen liefern, die Ihnen helfen können, so bald wie möglich mit der Lage fertigzuwerden:

- Sofern Sie Ihr Kind nicht missbraucht haben, *tragen Sie keine Schuld an seinem gewissenlosen Zustand.* Sie sind in furchtbar unglückliche Umstände geraten, und Sie werden Ihre gesamte Kraft brauchen, um damit fertigzuwerden. Verschwenden Sie bitte Ihre Energie nicht darauf, sich selbst die Schuld zu geben an einem Problem, das Sie nicht verursacht haben und nicht vorhersehen konnten. Falls Sie die Mutter oder der Vater eines emotional unbeteiligten (von einer Störung des Sozialverhaltens betroffenen) Kindes sind, ist dies der wichtigste Punkt, den Sie aus diesem Buch mitnehmen können: *Sie haben Ihrem Kind das nicht angetan.*
- Psychodynamische Einzel- oder Gruppentherapie, Einweisung in eine psychiatrische Klinik, Bootcamps und Inhaftierung sind alle wirkungslos, können das Verhalten Ihres emotional unbeteiligten Kindes sogar verschlimmern. Derzeit ist der wirkungsvollste therapeutische Ansatz gegen eine Störung des Sozialverhaltens ein Maßnahmenpaket, das aus folgenden Bestandteilen besteht: Kontingenzmanagement (die Kazdin-Methode oder ein ähnliches Programm), Medikamente gegen Aufmerksamkeitsdefizit-/Hyperaktivitätsstörung (falls Ihr Kind neben seiner Störung des Sozialverhaltens auch unter einer ADHS leidet), Social-Skills-Training und Förderung auf schulischer Ebene sowie Unterstützung durch die Schule bei der Erziehung zu Hause. Ich empfehle, dass Sie sich einen erfahrenen Kinderpsychologen suchen, der Ihnen dabei hilft, ein solches Programm zu koordinieren. Vielleicht kann Ihre lokale Schulbehörde Ihnen helfen, einen solchen Psychologen zu finden, der typischerweise auf Verhaltenspsychologie spezialisiert sein wird.
- Es ist eine psychisch extrem belastende Erfahrung, Mutter oder Vater eines emotional unbeteiligten Kindes, Heranwachsenden oder Erwachsenen zu

sein. Ich empfehle dringend, dass Sie dabei gut mit sich selbst umgehen und Hilfe suchen. Sich zu gestatten psychologische Hilfe zu suchen, ist ebenso wichtig wie das Umsetzen eines Behandlungsprogramms für Ihr Kind, vielleicht sogar noch wichtiger. Es gibt zwei Online-Verzeichnisse, über die Sie nach Therapeuten in Ihrer Region suchen können, die ich empfehlen kann. Das erste ist ein Angebot der American Psychological Association: https://locator.apa.org. Das andere ist das National Register of Health Service Psychologists (https://www.nationalregister.org, bzw. https://www.findapsychologist.org). Auf beiden Websites können Sie nach Fachgebiet filtern: Ich empfehle die Suchkategorien „Posttraumatische Belastungsstörung" oder „Akute Traumareaktion".[10]

- Die Existenz eines emotional unbeteiligten Kindes erzeugt Zwänge und Nöte für die ganze Familie. Zwar ist es verstörend, darüber nachzudenken, doch möglicherweise werden Ihre anderen Kinder ihr Leben lang durch das Verhalten des emotional unbeteiligten Kindes beeinträchtigt sein. Ich empfehle einen offenen und fortgesetzten Dialog über solche Probleme selbst mit jüngeren Kindern sowie ausführlichere Informationen (womöglich anhand dieses Buches und anderer Literatur) für ältere Kinder – zumindest wenn sie das Teenageralter erreicht haben. Sie tun Ihren anderen Kindern keinen Gefallen, wenn Sie versuchen, sie vor Informationen über ihre Erfahrungen zu schützen. Wenn Sie es unterlassen, mit ihnen über die Störung ihres Bruders oder ihrer Schwester zu sprechen, werden sie damit alleingelassen, es herauszufinden und sich vielleicht genauso verrückt zu fühlen, wie Sie selbst sich gefühlt haben. Die liebevollste Strategie ist ein offener Dialog, in der altersgemäßen Weise, wie sie in diesem Kapitel umrissen wurde.
- Bislang ist eine Störung des Sozialverhaltens nicht heilbar. In vielen Fällen ist eine permanente Trennung der Familie von einem Teenager oder jungen Erwachsenem unvermeidlich. Nochmals: suchen Sie sich professionelle Hilfe, um mit den emotionalen Schmerzen und Schuldgefühlen fertigzuwerden, die eine solche Situation sehr oft mit sich bringt.

Literatur

1. Kessler, R. C., Berglund, P., Demler, O., et al. (2005). Lifetime prevalence and age-of-onset distributions of DSM-IV disorders in the national comorbidity survey replication. *Archives of General Psychiatry, 62*(7), 593–602.

---

[10] Anmerkung des Übersetzers: Für Deutschland gibt es ein entsprechendes Angebot unter https://www.therapie.de, für die Schweiz unter https://www.psychologie.ch/psychologensuche.

2. Mitchell, D. G. V., Richell, R. A., Leonard, A., Blair, R., & James, R. (2006). Emotion at the expense of cognition: Psychopathic individuals outperform controls on an operant response task. *Journal of Abnormal Psychology, 115*(3), 559–566.
3. Stout, M. (2005). *The Sociopath next door* (S. 120–124), New York 2005. [Deutsche Ausgabe: Der Soziopath von nebenan], Wien 2006, S. 144–151.
4. Viding, E., & Larsson, H. (2007). Aetiology of antisocial behavior. *International Congress Series, 1304*(1), 121–132.
5. Lahey, B. B., Loeber, R., Burke, J. D., & Applegate, B. (2005). Predicting future antisocial personality disorder in males from a clinical assessment in childhood. *Journal of Consulting and Clinical Psychology, 73*(3), 389–399.
6. Frick, P. J., & White, S. F. (2008). Research review: The importance of callous-unemotional traits for developmental models of aggressive and antisocial behavior. *Journal of Child Psychology and Psychiatry, 49*(4), 359–375.
7. Kahn, R. E., Frick, P. J., Youngstrom, E., et al. (2012). The effects of including a callous-unemotional specifier for the diagnosis of conduct disorder. *Journal of Child Psychology and Psychiatry, 53*(3), 271–282.
8. Rowe, R., Maughan, B., Moran, P., et al. (2010). The role of callous and unemotional traits in the diagnosis of conduct disorder. *Journal of Child Psychology and Psychiatry, 51*(6), 688–695.
9. Scheepers, F. E., Buitelaar, J. K., & Matthys, W. (2011). Conduct disorder and the specifier callous and unemotional traits in the DSM5. *European Child and Adolescent Psychiatry, 20*(2), 89–93.
10. Frick, P. J. (2009). Extending the construct of psychopathy to youth: Implications for understanding, diagnosing, and treating antisocial children and adolescents. *Canadian Journal of Psychiatry, 54*(12), 803–812.
11. Viding, E., Fontaine, N. M. G., & McCrory, E. J. (2012). Antisocial behaviour in children with and without callous-unemotional traits. *Journal of the Royal Society of Medicine, 105*(5), 195–200.
12. Viding, E., Fontaine, N. M. G., Oliver, B. R., & Plomin, R. (2009). Negative parental discipline, conduct problems and callous-unemotional traits: Monozygotic twin differences study. *British Journal of Psychiatry, 195*(5), 414–419.
13. Viding, E., Jones, A. P., Frick, P. J., et al. (2008). Heritability of antisocial behaviour at 9: Do callous-unemotional traits matter? *Developmental Science, 11*(1), 17–22.
14. Cecil, K. M., Brubaker, C. J., Adler, C. M., et al. (2008). Decreased brain volume in adults with childhood lead exposure. *PLOS Medicine, 5*(5), S. e112. https://doi.org/10.1371/journal.pmed.0050112
15. Luntz, B. K., & Widom, C. S. (1994). Antisocial personality disorder in abused and neglected children grown up. *American Journal of Psychiatry, 151*(5), 670–674.
16. Raine, A., Lee, L., Yang, Y., & Colletti, P. (2010). Neurodevelopmental marker for limbic maldevelopment in antisocial personality disorder and psychopathy. *British Journal of Psychiatry, 197*(3), 186–192.

17. Williamson, S., Harpur, T. J., & Hare, R. D. (1991). Abnormal processing of affective words by psychopaths. *Psychophysiology, 28*(3), 260–273; Loney, B. R., Frick, P. J., & Clements, C. B. et al. (2003). Callous-unemotional traits, impulsivity, and emotional processing in adolescents with antisocial behavior problems. *Journal of Clinical Child and Adolescent Psychology, 32*(1), 66–80.

18. Levenston, G. K., Patrick, C. J., Bradley, M. M., & Lang, P. J. (2000). The psychopath as observer: Emotion and attention in picture processing. *Journal of Abnormal Psychology, 109*(3), 373–385.

19. Sutton, S. K., Vitale, J. E., & Newman, J. P. (2002). Emotion among women with psychopathy during picture perception. *Journal of Abnormal Psychology, 111*(4), 610–619.

20. Mitchell, D. G., Richell, R. A., Leonard, A., & Blair, R. J. R. (2006). Emotion at the expense of cognition: Psychopathic individuals outperform controls on an operant response task. *Journal of Abnormal Psychology, 115*(3), 559–566.

21. Marsh, A. A., & Blair, R. J. R. (2008). Deficits in facial affect recognition among antisocial populations: A meta-analysis. *Neuroscience and Biobehavioral Reviews, 32*(3), 454–465.

22. Blair, J., Mitchell, D., & Blair, K. (2005). *The psychopath: Emotion and the brain*

23. Kiehl, K. A. (2006). A cognitive neuroscience perspective on psychopathy: Evidence for paralimbic system dysfunction. *Psychiatry Research, 142*(2–3), 107–128.

24. Blair, R. J. R. (2005). Applying a cognitive neuroscience perspective to the disorder of psychopathy. *Development and Psychopathology, 17*(3), 865–891.

25. Kiehl, K. A., Bates, A. T., Laurens, K. R., et al. (2006). Brain potentials implicate temporal lobe abnormalities in criminal psychopaths. *Journal of Abnormal Psychology, 115*(3), 443–453.

26. Gordon, H. L., Baird, A. A., & End, A. (2004). Functional differences among those high and low on a trait measure of psychopathy. *Biological Psychiatry, 56*(7), 516–521.

27. Intrator, J., Hare, R. D., Stritzke, P., et al. (1997). A brain imaging (single photon emission computerized tomography) study of semantic and affective processing in psychopaths. *Biological Psychiatry, 42*(2), 96–103.

28. Kiehl, K. A., Smith, A. M., Hare, R. D., et al. (2001). Limbic abnormalities in affective processing by criminal psychopaths as revealed by functional magnetic resonance imaging. *Biological Psychiatry, 50*(9), 677–684.

29. Rilling, J. K., Glenn, A. L., Jairam, M. R., et al. (2007). Neural correlates of social cooperation and non-cooperation as a function of psychopathy. *Biological Psychiatry, 61*(11), 1260–1271.

30. Kiehl, K. A. (2008). Without morals. In W. Sinnott-Armstrong (Hrsg.), *Moral psychology, volume 3: The neuroscience of morality: Emotion, brain disorders, and development.*

31. Jones, A. P., Laurens, K. R., Herba, C. M., et al. (2009). Amygdala hypoactivity to fearful faces in boys with conduct problems and callous-unemotional traits. *American Journal of Psychiatry, 166*(1), 95–102.

32. Kruesi, M. J., Casanova, M. F., Mannheim, G., & Johnson-Bilder, A. (2004). Reduced temporal lobe volume in early onset conduct disorder. *Psychiatry Research, 132*(1), 1–11.

33. Marsh, A. A., Finger, E. C., Mitchell, D. G. V., et al. (2008). Reduced amygdala response to fearful expressions in children and adolescents with callous-unemotional traits and disruptive behavior disorders. *American Journal of Psychiatry, 165*(6), 712–720.

34. Passamonti, L., Fairchild, G., Goodyer, I. M., et al. (2010). Neural abnormalities in early-onset and adolescence-onset conduct disorder. *Archives of General Psychiatry, 67*(7), 729–738.

35. Raine, A., Lee, L., Yang, Y., & Colletti, P. (2010). Neurodevelopmental marker for limbic maldevelopment in antisocial personality disorder and psychopathy. *British Journal of Psychiatry, 197*(3), 186–192.

36. Ekman, P., & Friesen, W. V. (1976). *Pictures of facial affect*

37. Huebner, T., Vloet, T. D., Marx, I., et al. (2008). Morphometric brain abnormalities in boys with conduct disorder. *Journal of the American Academy of Child & Adolescent Psychiatry, 47*(5), 540–547.

38. Fairchild, G., Hagan, C. C., Walsh, N. D., et al. (2013). Brain structure abnormalities in adolescent girls with conduct disorder. *Journal of Child Psychology and Psychiatry, 54*(1), 86–95.

39. Cummings, M. A. (2015). The neurobiology of psychopathy: Recent developments and new directions in research and treatment. *CNS Spectrums, 20*(3), 200–206.

40. Patenaude, A. L. (2006). History of the treatment of and attitudes toward children. In B. Sims & P. Preston (Hrsg.), *Handbook of Juvenile justice: Theory and practice* (S. 3–30).

41. Latessa, E. J., et al. (2002). Beyond correctional quackery-professionalism and the possibility of effective treatment. *Federal Probation, 66*(2), 43, 44.

42. Dishion, T. J., McCord, J., & Poulin, F. (1999). When interventions harm. Peer groups and problem behavior. *American Psychologist, 54*(9), 755–764.

43. Kazdin, A. E. (2008). *The Kazdin method for parenting the defiant child* (S. 39).

44. Kazdin, A. E. (1993). Treatment of conduct disorder: Progress and directions in psychotherapy research. *Development and Psychopathology, 5*(1–2), 277–310.

45. Henggeler, S. W., Schoenwald, S. K., Borduin, C. M. et al. (2000). *Multisystemic treatment for antisocial behavior in youth*.

3

Menschliche Bösartigkeit am Arbeitsplatz

Soziopathische Kollegen, Vorgesetzte und Fachleute

》 „Willst du mir damit sagen, dass das, was ich hier in der Hand halte, ein Messer ist?" – *Das Haus der Lady Alquist* (1944)

Angela langweilte sich an diesem Morgen noch mehr als sonst. Zu allem Übel hatte sie in wenigen Minuten einen Termin mit Kyle, einem neuen Mitarbeiter, um mit ihm über die nach Ablauf der ersten drei Monate fällige Beurteilung zu sprechen. Sie öffnete an ihrem Computerbildschirm einen Beurteilungsbogen und dachte einen Moment lang nach. Sie hätte das Formular schon längst ausfüllen und ein oder zwei Absätze über Kyle schreiben sollen, doch das war alles so lästig. Er schien seine Arbeit gut zu machen und bis jetzt hatte er ihr keine Probleme bereitet. Ja, wenn sie es richtig überlegte, hatte er ihr überhaupt nicht viel Aufmerksamkeit geschenkt. *Nun*, dachte sie, *ich wette, das kann ich ändern.* Dieser Gedanke entlockte ihr ein Lächeln. Sie kreuzte Kästchen auf dem Bogen an und bewertete Kyles Leistung in allen Bereichen mit einem „Gut" oder „Hervorragend", bis sie zu „Interagiert gut mit Belegschaft" kam. Hier gab sie ihm ein „Durchschnittlich", damit ihre Antworten nicht zu einheitlich gut waren und ihr eigener Vorgesetzter sie als wohlüberlegt und ehrlich einschätzte. Dann druckte sie das Formular aus.

Sie wusste, dass diese sehr positive Beurteilung Kyle glücklich machen würde. Wahrscheinlich würde er nach der Arbeit direkt nach Hause gehen und seiner Frau davon erzählen. Angela hatte gehört, er sei ein echter Familienmensch. Wieder lächelte sie.

M. Stout, *Der Soziopath von nebenan: So überlisten Sie ihn*, https://doi.org/10.1007/978-3-662-64193-4_3

Als Kyle ihr Büro betrat, musterte sie ihn. Er war dünn, hatte aber schöne breite Schultern und war, wie sie fand, nicht unattraktiv. Seine Nervosität war nicht zu übersehen. Angela schenkte ihm ein breites Lächeln, das er schüchtern erwiderte.

„Kommen Sie rein, Kyle!", sagte sie. Als er auf den Stuhl vor ihrem Schreibtisch zuging, bedeutete sie ihm, sich stattdessen aufs Sofa zu setzen.

„Ich glaube, dies wird ein sehr erfreuliches Gespräch für Sie sein."

„Das wäre wirklich schön, Ms. Woodson."

„Oh, bitte, Kyle! Nennen Sie mich Angela."

Wieder lächelte er schüchtern und nahm auf dem Sofa Platz, das unbequem weich und niedrig für ihn war. Vergeblich versuchte er, eine geeignete Position für seine Beine zu finden. Mit schwingenden Hüften stolzierte sie durch den Raum und sicherte die Tür mit einem Hakenriegel, einer einfachen, aber nützlichen Vorrichtung, die sie an ihrem ersten Tag in diesem Büro selbst angebracht hatte. Ihre Mitarbeiter fühlten sich immer irgendwie gefangen, wenn sie dies tat, obwohl es nur eine einfache Schließvorrichtung war. Sie verfehlte nie ihre Wirkung. Und natürlich traute sich nie jemand zu fragen, warum Angela die Tür verschloss.

Während sie zurück zu ihrem Schreibtisch ging und nach dem Beurteilungsbogen griff, den sie soeben ausgedruckt hatte, achtete sie wieder darauf, ihren schönen Körper gut zur Geltung zu bringen. Dann setzte sie sich neben ihn auf das Sofa, wobei sie ihm gerade noch seinen persönlichen Raum ließ. Sie beherrschte diese Taktik wirklich so gut, dass sie am liebsten gejauchzt hätte. Doch das musste warten. Es gab noch einiges zu tun, wenn sie diese erste Runde mit Kyle gewinnen wollte.

Sie reichte ihm den Beurteilungsbogen. „Hier, Kyle. Lesen Sie. Ich denke, es wird Ihnen gefallen, was Sie da sehen."

Während er sich die Beurteilung ansah, zog sie rasch ihre High Heels aus, rückte ein bisschen näher und nahm, seitlich zu ihm, den Schneidersitz ein.

„Wow", sagte er. „Das ist eine wunderbare Beurteilung. Vielen, vielen Dank. Ich mag diesen Job wirklich und ich habe mir wirklich große Mühe gegeben."

„Das merkt man, Kyle. Ihre Arbeit ist fantastisch. Ich bin mir sicher, dass wir hier bei Eastern eine positive Beziehung haben können. Ich hoffe, Sie stimmen mir zu."

„Ja, das wäre schön, Ms Woodson."

Sie legte die Hand auf sein Bein, direkt oberhalb des Knies und säuselte: „Kyle, nennen Sie mich Angela." Dann rückte sie so nahe, dass ihre Schultern sich leicht berührten. Verwirrt schaute er sie von der Seite an.

Sie warf einen Blick auf den Beurteilungsbogen, den er umklammerte, und sagte: „Besonders freue ich mich über Punkt vier. Sehen Sie, dort – die Beachtung der Bürorichtlinien. Einfach hervorragend." Sie beugte sich noch weiter zu ihm vor, als versuche sie, die Beurteilung zu lesen, sodass sich jetzt noch mehr als ihre Schultern berührten. *Mein Gott*, dachte er und wurde knallrot im Gesicht.

In diesem Augenblick ertönte der Buzzer auf Angelas Schreibtisch. „Verdammt", entfuhr es ihr. Dann stand sie auf und durchquerte auf Strümpfen den Raum. Ungläubig starrte Kyle auf die vor dem Sofa stehenden High Heels. „Was ist los?", fuhr sie ihre Assistentin an, gefolgt von „Oh, stellen Sie ihn durch". Dann sagte sie zu Kyle: „Sie können jetzt gehen."

Kyle war immer noch rot im Gesicht. Während ihr Chef mit ihr sprach, beobachtete Angela amüsiert, wie Kyle zur Tür sprintete. Er war so verstört, dass er sehr lange an dem einfachen kleinen Hakenriegel herumfummelte, bevor er ihn losbekam und aus dem Büro huschte. *Und so beginnt das Spiel, Kyle*, dachte sie. *Was für ein Spaß.*

Der Chef wollte über sein Lieblingsprojekt sprechen, ein übervorsichtiges Marketingkonzept, das er ihr schon unzählige Male beschrieben hatte und das Angela nicht die Bohne interessierte. Darüber zu reden, bot ihr jedoch die Möglichkeit, ihrem Chef um den Bart zu gehen, eine Chance, die sie volle fünfzehn Minuten lang schamlos nutzte. „Fantastisch", „wegweisend", *bla, bla, bla*. Ihr Chef liebte es, und sie wusste, dass er anfing zu glauben, dass er vielleicht auch Angela liebte.

Jetzt hatte sie einen Lauf. Nach der Unterhaltung mit ihrem Chef beschloss sie, ein Gespräch mit Grace zu führen, einer Untergebenen, mit der zu spielen immer besonderen Spaß machte. Grace war ausgezeichnet in ihrem Job, und sie hatte das, was die Leute manchmal als „gutes Herz" bezeichneten. Angela wusste, dass Grace bei ihren Kollegen sehr beliebt war und dass diese sie gern verteidigen würden, jedoch aus Angst vor einem Jobverlust den Mund hielten. Schon seltsam, dass der wirtschaftliche Abschwung ihr so effektiv bei ihrem Spiel geholfen hatte, dachte Angela.

Sie öffnete eine Schreibtischschublade und nahm ein orangefarbenes Gummiarmband heraus, das der Spendenanfrage einer Anlaufstelle für Opfer häuslicher Gewalt beigelegen hatte. Auf dem Armband stand in Großbuchstaben: FARBE BEKENNEN. Sie hatte den Spendenbrief weggeworfen, das orangefarbene Armband jedoch behalten. Vielleicht fand sie ja Verwendung dafür, hatte sie gedacht. Jetzt steckte sie es in ihre Jackentasche, zog ihre Schuhe wieder an und ging ins Zentralbüro, in dem zwölf Mitarbeiter an ihren Schreibtischen saßen. Ihre Tastaturen klapperten. Grace saß mit dem Rücken zur Tür und Angela trat unbemerkt hinter sie.

„Grace!", sagte sie mit lauter, ernster Stimme.

Grace zuckte zusammen und drehte sich erschrocken um. „Ms. Woodson! Brauchen Sie mich?"

„Es ist fast Mittag, oder, Grace?"

„Äh … ja, ich denke schon."

„Der halbe Tag ist um. Was haben Sie heute Morgen erledigt?

„Was ich … Na ja, ich habe diese E-Mails beantwortet, um die ich mich kümmern sollte."

„Welche E-Mails? Ich habe Sie nie gebeten, sich um irgendwelche E-Mails zu kümmern."

„Doch, wissen Sie nicht mehr? Als ich gestern gehen wollte, haben Sie gesagt, ich solle heute Morgen …"

„Nein, ich erinnere mich nicht, Grace. Warum denken Sie sich diese Dinge aus, wo Sie doch wissen, dass ich Sie deswegen zur Rede stellen werde? Vielleicht sind Sie aber auch verwirrt, weil Sie nicht richtig zuhören. Vielleicht müssen Sie lernen besser zuzuhören. Denken Sie, es könnte daran liegen?"

„Aber ich weiß, dass Sie gesagt haben …"

„Und ich habe gesagt, dass ich es nicht getan habe. Hier, ich werde Ihnen helfen, an das Zuhören zu denken."

Angela nahm das Armband aus ihrer Tasche und hielt es Grace hin, die es mit verständnislosem Blick betrachtete.

„Wann immer Sie das knallorange Armband sehen, soll es Sie daran erinnern, gut zuzuhören. Nehmen Sie es. Tragen Sie es."

Grace nahm das Armband entgegen und sagte: „Aber eigentlich will ich es gar nicht tragen."

„Sehen Sie? Sie hören wieder nicht zu. Ich habe Sie nicht gefragt, ob Sie es tragen wollen. Und jetzt legen Sie es an."

Grace war sehr wütend, doch da sie um ihren Job fürchtete – und Angst vor Angela hatte –, zwängte sie die rechte Hand durch das Gummiarmband und starrte auf ihr Handgelenk. Beschämt bemerkte sie, dass sie schon wieder kurz davor war, vor ihren Kollegen in Tränen auszubrechen.

Als Angela die erste Träne sah, wusste sie, dass ihre Mission erfüllt war. Befriedigt ließ sie den Blick durch den Raum schweifen und betrachtete die niedergeschlagenen Gesichter der Anwesenden, die so taten, als sähen sie nichts. Sie empfand ein köstliches Gefühl der Macht.

Die Naturgeschichte des Helfens

Ich nehme an, dass Sie Angela inzwischen ohne Weiteres als Soziopathin einschätzen können. Und Sie können wahrscheinlich die Symptome anführen, die Sie zu dieser Einschätzung veranlasst haben: ihre Falschheit; ihr Hang zur Langeweile; ihr Wunsch, mit Menschen zu „spielen" und ihnen Angst einzujagen; ihre Verantwortungslosigkeit, ihr manipulatives Verhalten und ihre „charmanten" Schmeicheleien; der Einsatz von Sexualität als Mittel zum Zweck und ihre Machtversessenheit, ganz zu schweigen von ihrer allgemeinen Kaltblütigkeit und ihrem berechnenden Wesen. In der Arbeitswelt, in der die Menschen einander helfen und auf ein gemeinsames Ziel hinarbeiten sollen, zeigt Angela keinerlei Interesse daran, zu helfen, zu kooperieren oder der Gruppe auf irgendeine andere Weise zu dienen. Sie verfolgt allein ihre eigenen egoistischen und seltsam raubtierhaften Ziele.

Im Lauf der Äonen hat die Natur im Gehirn von Säugetieren (einschließlich der unseren) die Neigung verdrahtet, mit anderen zu kooperieren, und wir können erkennen, wie hochgradig pathologisch und seltsam Angelas soziopathische Ziele sind, wenn wir das Hilfeverhalten einiger vermeintlich „untermenschlicher" Tiere betrachten. Ich beginne mit der Geschichte eines jungen Schimpansen namens Mike.

2009 fand eine Gruppe von Wilderern in der Region Kédougou der Republik Senegal eine neun Monate alte Schimpansin und entführte sie. Während des Angriffs auf ihre Gemeinschaft wurde die Mutter der kleinen Schimpansin von den Hunden der Wilderer schwer verletzt. Die grausame Entführung eines Jungtiers ist nichts Ungewöhnliches in Afrika, doch dieser Vorfall war insofern ungewöhnlich, als es einer Gruppe von Wissenschaftlern gelang, den Entführern die Schimpansin wieder wegzunehmen und sie fünf Tage später erfolgreich zu ihrer Mutter zurückzubringen.

Die erzürnten Anthropologen der Iowa State University, die im Senegal waren, um die in den Trockenwäldern der Savanne heimischen Schimpansen in ihrem natürlichen Lebensraum zu beobachten, nannten das Baby Aimee und suchten in der Wildnis nach seiner verletzten Mutter. Sie fanden sie in einem Futterbaum mit neun anderen Schimpansen und nannten sie Tia. Die Forscher legten Aimee rund 15 Meter von diesem Baum entfernt auf den Boden und zogen sich zurück. Sobald die Menschen sich in sicherem Abstand befanden, kletterte Mike, ein erwachsenes Männchen, von dem die Forscher wussten, dass er rund zehn Jahre alt und nicht mit Tia verwandt war, vom Baum herunter, holte die kleine Aimee und trug sie näher zum Baumstamm hin. Trotz ihrer Verletzung stieg Mutter Tia schnell vom Baum herab und

Mike gab ihr das Baby. Alle anderen Schimpansen kamen herunter, versammelten sich um Tia und Aimee und hießen das Baby willkommen.

Tia, die Aimee nah an sich gedrückt hielt, ruhte sich zusammen mit den anderen Schimpansen mehrere Stunden lang aus. Die Forscher blieben und beobachteten sie aus der Ferne. Am späten Nachmittag wurde es für die Schimpansengruppe dann Zeit, weiterzuziehen. Wegen der Verletzung, die ihr die Hunde der Wilderer zugefügt hatten, humpelte Tia und konnte mit den anderen nicht mithalten. Sie probierte es, doch ihre Wunde begann zu bluten, sodass sie häufig stehen blieb, um sie zu untersuchen und Fliegen zu verscheuchen. Sie legte Aimee dann dicht neben sich auf den Boden und nahm sie wieder hoch, wenn sie der Gruppe zu folgen versuchte. Nach etwa fünf Minuten kehrte Mike, der dies bemerkte, zu Tia zurück, nahm ihr das Baby ab und trug es den restlichen Weg. Als die Gruppe ihren Schlafplatz erreichte, gab er ihr das Baby wieder.

Es gibt zahlreiche andere Berichte darüber, wie Tiere einander (und uns) helfen – in Gefangenschaft gehaltene Schimpansen, die ihre Zehen zu Fäusten ballen und sich bereit machen, menschliche Betreuer vor wahrgenommenen Gefahren zu schützen, Elefanten, die wachsame Kindermädchen der Kälber anderer Elefanten sind, Warzenschweine, die die verwaisten Nachkommen anderer Warzenschweine adoptieren, wilde Schimpansen, die tröstend den Arm um traurige Gruppenmitglieder legen, Saatkrähen im Labor, die sich zusammentun, um einen für zwei entworfenen Fütterungsmechanismus zu bedienen, wilde Raben, die größeren und wilderen Tieren die Beute wegschnappen, indem sie sie gemeinsam von allen Seiten angreifen, Makaken, die bei Intergruppen-Konflikten „vermitteln", um für Frieden zu sorgen und so weiter und so weiter. Mit Blick auf die zahllosen Beweise sagt der Primatologe Frans de Waal unmissverständlich: „Alle Spezies, die auf Kooperation bauen – von Elefanten über Wölfe bis hin zu Menschen –, lassen Gruppenloyalität und Hilfsbereitschaft erkennen" [1] Der Verhaltensforscher Marc Bekoff und die Bioethikerin Jessica Pierce schreiben in *Wild Justice*: „Die Fülle an Artikeln und wissenschaftlichen Arbeiten über Kooperation im Tierreich in der letzten Zeit zeigt uns, dass wir umso mehr entdecken, je mehr wir auf Kooperation bei Tieren achten. Und es ist tatsächlich so: Wenn man Tiere über einen bestimmten Zeitraum beobachtet, wird man eine große Menge an Kooperation und freundlichem Miteinander sehen" [2].

Da die Chance, in der wilden und allzeit bedrohlichen Welt unserer frühesten Vorfahren zu überleben, viel größer war, wenn man in kooperativen Gruppen lebte – und viel kleiner, wenn man von der Hilfe und dem Schutz anderer völlig abgeschnitten war –, sind viele Evolutionisten der Ansicht, dass die natürliche Auslese Individuen begünstigte, die Nicht-Nullsummen

(Win-win)-Verhaltensweisen an den Tag legten, wie zum Beispiel das Suchen von Freunden, Kooperation und das Meiden von Konflikten innerhalb der Gruppe. Die rudimentären limbischen Systeme, die sich in den Gehirnen unserer Säugetiervorfahren entwickelten, waren außerordentlich anpassungsfähig. Verbundenheit, Loyalität und die Neigung zu kooperieren ermöglichten das Überleben und die Fortpflanzung unserer frühesten Vorfahren.

Ich spreche hier von nichtmenschlichen Tieren, um mit Blick auf die menschlichen Tiere folgenden Punkt herauszustellen: Wenn wir als Menschen einander helfen und gemeinsam Dinge erledigen, tun wir nur etwas ganz Natürliches. Loyalität und die Neigung zu helfen liegen einfach in unserer Natur. Wir sind so veranlagt, dass wir mit den Menschen in unserem Zuhause und an unserem Arbeitsplatz kooperieren und ihnen Hilfe und Unterstützung gewähren, wenn sie diese brauchen. Sie stehen hinter uns und wir hinter ihnen. Manchmal tun wir all diese Dinge gerne, manchmal ungern, aber wir tun sie fast immer. Bequemlichkeit und Illoyalität gegenüber Freunden gelten als außerordentlich unerwünschte Verhaltensweisen. Unsere frühen Vorfahren wussten dies und flüstern es uns aus der Tiefe der ältesten Bereiche unserer Gehirne zu. Normale soziale Tiere sind einfach keine Saboteure.

Die biologisch angelegte Neigung, zusammenzuarbeiten, stellt die besondere Magie und die mögliche Rettung sozialer Wesen dar – von winzigen verletzlichen prähistorischen Nagetieren über Schimpansen in ihren schwindenden Lebensräumen bis hin zu uns. In Zusammenarbeit erbauten die Menschen die Zwillingstürme des World Trade Center, und als das Böse – das leere Loch der Lieblosigkeit – sie zerstörte, arbeiteten sie wieder zusammen, um eine bedeutungsvolle Gedenkstätte zu schaffen. In Zusammenarbeit bauten die Menschen die Golden Gate Bridge, den Hoover-Damm, den Panamakanal. Gemeinschaftlich heilen wir tödliche Krankheiten. Wir führen atemberaubende Sinfonien auf, bauen große Wissens- und Ideenbibliotheken auf und erzielen unzählige brillante technologische Fortschritte, indem wir in Teams arbeiten und unsere Kräfte bündeln. Und wenn es uns gelänge, rational und gut genug zusammenzuarbeiten, könnten wir möglicherweise unseren grünen Planeten retten und alle Frauen, Männer und Kinder ernähren, die auf ihm leben.

Unsere Zusammenarbeit ist aus mehreren Gründen noch nicht rational und gut genug. Die offensichtlichsten sind politische und ethnische Rachefeldzüge, gewaltsame Auseinandersetzungen zwischen den Religionen und Habgier. Und es gibt noch einen Grund: Nicht alle Menschen neigen von Natur aus zur Kooperation. Einige wenige lieblose sehen andere Menschen lediglich als lebendige Spielzeuge, mit denen sie spielen, gegen die sie intrigieren und die sie beherrschen wollen.

Forschungsergebnisse zu den sozialen Tieren auf unserem Planeten – und wir sind vielleicht die sozialsten von allen – unterstreichen, wie tiefgreifend das Defizit des Soziopathen ist. Kein Sozialgefühl, keine soziale Bindung an seine Mitmenschen und keine Neigung zu haben, anderen zu helfen –statt-dessen gewillt und fähig zu sein, Sabotage zu betreiben und im übertragenen oder wörtlichen Sinne auf Gruppenmitglieder oder auf die Gruppe als Ganzes loszugehen, oft nur aus Spaß an der Freude –, bedeutet, dass man durch ein für den Rest von uns unbegreifliches emotionales Loch psychisch deformiert ist. Wenn der Schatten des menschlichen Bösen uns streift, spüren wir einen unvergesslich eisigen Wind.[1] Für uns Menschen kann es eine äußerst be-ängstigende Erfahrung sein, Kaltblütigkeit bei einem Betreuer, einem Kolle-gen oder einem „Freund" zu entdecken. Wenn wir von gewissenlosen Gruppenmitgliedern, Kollegen, Freunden oder Nachbarn schikaniert werden, kann uns eine unbeschreibliche Angst erstarren lassen, so stark ist das unserer Spezies ureigene Gefühl, dass gegen einen Urcode verstoßen wird.

Trotz unserer Neigung, dem Bösen einen Namen und ein Gesicht zu geben, ist das Böse weder eine Entität außerhalb von uns noch ein Teil unserer nor-malen menschlichen Veranlagung. In den allermeisten Situationen haben so-ziale Wesen – die Menschen und die Affen, die Warzenschweine, die in den Savannen zu Hause sind, die Wölfe, die in den Wäldern heulen – nicht das Potenzial, gegen die Gruppe gerichtete Akte des Bösen zu begehen. Solange sie nicht von einem Mangel an Überlebensressourcen – einem für alle Lebe-wesen überwältigend mächtigen Motivator – getrieben sind, werden sie so gut wie nie der Eigengruppe schaden oder sie vernichten. Im Gegenteil, sie wer-den ihren Gefährten helfen, sie ernähren, mit ihnen kooperieren und sie be-schützen. Das ist die gute Nachricht. Die schlechte Nachricht ist, dass einige Menschen, wie wir bereits gesehen haben, ein Gehirn mit einem seltsamen und profunden Defizit besitzen, das es ihnen erlaubt, ohne Schuldgefühle – ja, manchmal sogar voller Schadenfreude – Böses zu tun, und dass diese Men-schen unter uns leben, aussehen wie wir, uns eine Unmenge Probleme, Schmerzen und Verluste bereiten und sich nie von allein ändern oder auf-hören werden. Lassen Sie uns also überlegen, was wir tun können, um sie aufzuhalten, und zwar dort, wo die meisten Erwachsenen den größten Teil ihrer Wachzeit verbringen und wo Kooperation unerlässlich ist: bei der Arbeit.

---

[1] Siehe Mary Oliver, „Poem for the Anniversary" [3].

Soziopathisches Konkurrenzverhalten

Nach der Veröffentlichung von *Der Soziopath von nebenan* erhielt ich eine Flut von Briefen ähnlich dem folgenden, in denen es um erbarmungslose Menschen am Arbeitsplatz geht. Ausnahmslos jeder beschreibt eine Situation, in der ein einzelnes Individuum das Leben von mindestens einem und oft vielen freundlichen, großzügigen, fürsorglichen und liebevollen Menschen stark beeinträchtigt hat. Die Mehrzahl dieser Briefe bringt ein Gefühl der Verantwortung gegenüber potenziellen zukünftigen Opfern sowie die Tatsache zum Ausdruck, dass die Zeit nicht alle Wunden vollständig geheilt hat, auch wenn den Schikanen ein Ende gesetzt wurde:

Vom ersten Tag an geisterte ein Gespenst in meiner Ehe mit Steven herum. Ich habe ihn in einer Werbeagentur kennengelernt, in der wir beide als Kundenbetreuer tätig waren. Nachdem wir ein paar Wochen zusammen waren, erzählte er mir, dass er mit Paula, der Leiterin unserer Abteilung, verheiratet gewesen sei. Die Ehe war die reinste Hölle für ihn. Sie tat alles, was sie nur konnte, um ihn zu isolieren. Sie nahm sein Handy, löschte Nachrichten seiner Freunde und schrieb ihnen dann in seinem Namen gemeine Nachrichten. Sie zerkratzte sein Auto und stritt dann ab, irgendetwas davon zu wissen. Er fragte sich, warum sie überhaupt mit ihm zusammen sein wollte. Trotz dieser Misere hielt Steven fünf Jahre lang durch. Paula hatte eine unerklärliche Macht über ihn. Er versuchte zwar mehrmals, sie zu verlassen, doch sie holte ihn immer wieder zurück, indem sie sich übermäßig entschuldigte oder mit Selbstmord drohte. Sie erpresste ihn auch mit der Behauptung, sie würde Videos, die sie heimlich beim Sex mit ihm aufgenommen habe, im Internet posten, wenn er es wage, sie zu verlassen. Schließlich ließ er sich vor drei Jahren scheiden.

Paulas Beziehung mit Steven war nur die Spitze des Eisbergs. Sie hatte offensichtlich viele andere Menschen in der Agentur erniedrigt. Dennoch wurde sie zum Account Director befördert, weil sie gut mit Kunden umgehen konnte und es schaffte, ihre Bösartigkeit vor den Vorgesetzten zu verbergen. Derweil schikanierte sie Steven und mich weiter, als wir beide nach einem neuen Job suchten. Ein paar Vorstellungsgespräche, zu denen man Steven eingeladen hatte, wurden abrupt abgesagt. Später fand er heraus, dass sie die Personalabteilung angerufen und ihn schlechtgemacht hatte. Sie ließ ihn oft an Aufgaben arbeiten, die erforderten, dass er länger blieb, zusammen mit ihr. Dann erzählte sie ihm, dass ich bei jeder Gelegenheit fremdgehe. Gott sei Dank glaubte Steven ihr nie, doch es tat ihm weh.

Selbst nachdem wir geheiratet hatten und nicht länger in der Agentur arbeiteten, hörte es nicht auf. Steven schien sich nicht aus ihrem Netz befreien zu können. Er musste seine Telefonnummer ändern, weil sie ihn unaufhörlich anrief oder ihm

Nachrichten schickte. Dann gelang es ihr irgendwie, an seine neue Nummer zu kommen, und es ging wieder von vorne los. Die Kombination von Bösartigkeit und Gerissenheit hatte eine verheerende Wirkung und die Sache nahm kein Ende. Ich werde nie verstehen, wie ein solcher Mensch sich erfolgreich in seinem Job behaupten kann. Es war, als lege sie einen Schalter um, wenn sie Steven quälen wollte, und dann erneut, wenn sie wieder professionell auftreten musste. Das „Warum?" war das Rätselhafteste von allem.

War Steven ein leichtes Ziel für sie?, frage ich mich manchmal. Mit all ihren Lügen konnte sie ihn immer noch provozieren. Sie brachte ihn dazu, ihr Geld zu geben, nachdem sie ihm erzählt hatte, sie habe ihr Auto zu Schrott gefahren und keine Kaskoversicherung, was offensichtlich eine Lüge war. Dann fanden wir heraus, dass sie ihr Auto verkauft und ein neues gekauft hatte. Steven kam auch dahinter, dass sie während der Ehe mit ihm Affären mit einer Reihe von Männern aus der Agentur gehabt hatte.

Ich freue mich, berichten zu können, dass Steven und ich eine großartige Therapeutin gefunden haben, die uns hilft, mit der Situation fertigzuwerden. Wir treffen uns nun auch mit Leuten aus der alten Agentur, die ebenfalls von Paula schikaniert wurden, um Horrorgeschichten miteinander zu teilen und uns gegenseitig zu unterstützen. Irgendwie hat Paula herausgefunden, dass wir zu einer Therapeutin gehen. Sie hat sie angerufen und uns niedergemacht, hat ihr gesagt, wir hätten sie emotional missbraucht und dazu getrieben, an Selbstmord zu denken. Später fanden wir heraus, dass sie sich vollkommen von ihrer Familie entfremdet hatte. Sie hatte sie bestohlen, hatte das gemeine falsche Gerücht verbreitet, ihre verheirateten Schwestern hätten Affären. Das Schlimmste von allem war, dass sie die Polizei anrief (anonym, aber wir wissen, dass sie es war) und behauptete, Steven sei der Fahrer bei einem örtlichen Unfall mit Fahrerflucht gewesen, bei dem ein Junge getötet worden war. Es war ein warmer Tag, und alle Nachbarn waren draußen, als zwei Polizisten zu uns kamen, Steven verhörten und wissen wollten, wo er an jenem Tag gewesen sei.

Wir erwirkten schließlich eine einstweilige Verfügung gegen Paula, und ihre Versuche, unser Leben zu zerstören, haben ein wenig nachgelassen. Doch ich fürchte, dies wird nicht das Ende sein. Inzwischen ist sie wahrscheinlich dabei, das Leben eines anderen Mannes zu zerstören, den zu verführen ihr gelungen ist. Mit anderen mitfühlen zu können, die von ihr gequält wurden, hat geholfen. Doch ich frage mich, was getan werden kann, um Paula zu stoppen.

Es ist wichtig, an dieser Stelle näher darauf einzugehen, wie soziopathische Viktimisierung tatsächlich aussieht und wie nicht. Wie uns die Geschichte von Paula zeigt, neigen skrupellose Individuen nicht dazu, in normale Konkurrenz am Arbeitsplatz zu treten. Im Gegenteil: Ihr Verhalten und ihre Motivation zu konkurrieren unterscheiden sich normalerweise stark von den

Motivationen und dem Konkurrenzverhalten, das psychisch gesunde Menschen von Zeit zu Zeit an den Tag legen.

Wie Kooperation und Helfen ist Konkurrenz uralt, und bei normalen Tieren wie auch normalen menschlichen Wesen können auf Konkurrenz beruhende (oder *agonistische*) Verhaltensweisen brutal sein, wenn die Motivation mit dem Überleben zusammenhängt. Tiere, die zusammengepfercht sind oder in belasteten Lebensräumen leben, werden miteinander um Ressourcen kämpfen, wobei sie gelegentlich andere Gruppenmitglieder verbannen. So haben Forscher, die Mangustengruppen in Uganda studieren, herausgefunden, dass dominante weibliche Zebramangusten ihre jüngeren schwangeren Verwandten jagen, kratzen, beißen und drangsalieren, bis diese gezwungen sind, sich von der Gruppe zu trennen, sodass mehr Ressourcen für die Jungen der dominanten Mütter zur Verfügung stehen. Und natürlich kommt es auch unter stressfreien Bedingungen vor, dass Tiere und Menschen auf die eine oder andere Weise um Vorherrschaft oder begehrenswerte sexuelle Partner kämpfen. Beim Menschen wird die Konkurrenz manchmal physisch ausgetragen, doch weitaus öfter – vor allem am Arbeitsplatz – findet sie auf der verbalen oder sogar einfach nur mentalen Ebene statt.

Bei all diesen Kämpfen ist *zielgerichtete Aggression* im Spiel. Mit anderen Worten: Normale Konkurrenz hat ein nachvollziehbares Ziel und soll die Überlebenschance oder das Wohlergehen des Aggressors verbessern. Eines der verblüffenden untrüglichen Zeichen des soziopathischen Verhaltens ist, dass es häufig nicht im üblichen Sinne selbstfördernd ist. Der Soziopath „kämpft" typischerweise –gewaltsam, verbal, sexuell oder auf andere Weise – mit dem ausschließlichen Ziel, andere zu demütigen oder zu kontrollieren. Bei der soziopathischen Konkurrenz geht es also nicht darum, mit einer anderen Person um Ressourcen und eine Beförderung zu wetteifern (normales Verhalten in vielen Arbeitsumfeldern), sondern vielmehr darum, andere zu quälen und ihnen einfach nur zum Spaß zu schaden (ein eindeutig anormales und störendes Verhalten in jedem Arbeitsumfeld). Noch verblüffender ist die Tatsache, dass das Verlangen des Soziopathen, andere zu demütigen und zu kontrollieren, das am Arbeitsplatz alles andere als hilfreich ist, ihn oft dazu treibt, sein eigenes Überleben oder Wohlergeben in diesem Umfeld stark zu gefährden. Die erstaunliche Wahrheit ist, dass nur wenige von uns, selbst wenn wir es wollten, derlei Pläne in die Tat umsetzen würden, weil wir wissen, dass sie auf lange Sicht auf einen sozialen, beruflichen oder finanziellen Selbstmord hinauslaufen könnten. Das unmäßige Verlangen, anderen Furcht einzujagen, ist selten produktiv, nicht einmal für denjenigen, der die Fäden in der Hand hält. So ist es mitnichten selbstfördernd, Tausende beleidigende Nachrichten zu verschicken und als Abteilungsleiterin mit verschiedenen Untergebenen zu schlafen. Es handelt sich vielmehr um im Grunde irrationale Aktionen, die dem Zweck dienen, andere zu erniedrigen und zu kontrollieren.

In vielen der Briefe, die ich erhalte, wird – vielleicht als bestes Beispiel einer herzlosen Taktik, die keinen selbstfördernden Wert hat – eine Situation beschrieben, in der jemand offensichtlich beschlossen hat, eine andere Person durch „Gaslighting" zu kontrollieren – mit anderen Worten, indem er dem Opfer das Gefühl gibt, dass es den Verstand verliert. Der Begriff Gaslighting geht zurück auf das 1944 verfilmte Theaterstück *Gaslight*, in dem ein von Charles Boyer gespielter Schurke versucht, das Geheimnis seiner mörderischen Vergangenheit zu hüten, indem er seiner neuen Frau, Ingrid Bergman, üble Streiche spielt, die sie glauben lassen, dass sie verrückt wird. So erhöht oder verringert er zum Beispiel die Helligkeit des Gaslichts im Haus und lässt seine Frau glauben, dass sie sich die Veränderungen nur einbildet. Einer der schmerzlichsten Aspekte des Gaslighting ist, dass diese Taktik, von außen betrachtet, scheinbar sinnlos ist und die Klagen des Opfers so seltsam und paranoid klingen, dass man ihm seine missliche Lage kaum glauben kann. Gaslighting spielt vor allem in beruflichen Situationen eine Rolle. Von allen Methoden, jemanden zu demütigen und zu kontrollieren, gehört die, ihn dazu zu bringen, seine eigenen Wahrnehmungen und Gedanken anzuzweifeln, zu den herzlosesten – und effektivsten.

Soziopathie in einem „geschlossenen System"

Viele der Briefe, die ich erhalte, veranschaulichen die Tatsache, dass die Skrupellosen bei der Arbeit sehr oft die leichten Ziele auswählen, die Verletzlichsten – diejenigen, die bereits Selbstzweifel haben.

Meine Probleme begannen vor ein paar Jahren, als ich von meinem Mann getrennt lebte und eine Scheidung in Erwägung zog. Um über die Runden zu kommen, nahm ich einen Job als Barmanagerin und Teilzeit-Buchhalterin eines neuen, von einem Bekannten eröffneten Pubs an. Dort freundete sich einer der Barkeeper mit mir an, ein attraktiver Typ, der Verständnis für all die Probleme hatte, mit denen ich kämpfte – die Schwierigkeiten mit meinem Mann und meine Ängste, wie sich eine Scheidung auf unsere beiden kleinen Töchter auswirken würde. Ryan erzählte mir ganz offen von seiner eigenen schwierigen Scheidung, und ich war beeindruckt, welch großartiger Vater er für seine drei Kinder war. Er sagte, er verbringe einen großen Teil seiner Freizeit mit ihnen. Er ging auch ins Fitnessstudio, um gut in Form zu bleiben. Wir begannen, nach der Arbeit Zeit miteinander zu verbringen, zu reden, zu lachen und zu trinken – er konnte so gut zuhören. Manchmal sagte er mir, ich sei sehr verspannt, und bot an, mir die

Schultern und den Nacken zu massieren. Er sagte, er fühle sich „unglaublich von mir angezogen", wolle jedoch keine Affäre mit mir beginnen, bevor ich nicht offiziell geschieden sei. Ich fand das bewundernswert. Doch manchmal küsste er mich leidenschaftlich, nachdem wir etwas getrunken hatten, und stieß mich dann weg, was mich verrückt machte. Ich begann davon zu träumen, ein neues Leben mit ihm zu beginnen. Schon bald erzählte er mir von seinen eigenen finanziellen Belastungen – den Unterhaltszahlungen für die Kinder. Als unangenehm empfand ich es, als er anfing, mir Fragen dazu zu stellen, wie viel andere Leute im Pub verdienten, einschließlich unser Chefs. Als ich ihm sagte, dass ich keine finanziellen Informationen preisgeben dürfe, war er enttäuscht und zog sich eine Zeitlang zurück, bevor er wieder den Kontakt zu mir suchte. Ich fühlte mich immer mehr von ihm unter Druck gesetzt, private Informationen preiszugeben. Im Laufe der Zeit beschwerte er sich zunehmend über den Chef – die Anzahl der Stunden, die er für zu wenig Geld arbeiten müsse. Er sagte, unser Chef nutze auch mich aus. Ich wusste, dass sein Lohn fair war, sprach aber mit dem Chef darüber, ihm mehr Freizeit zu geben. Ich wollte Ryans Freundschaft nicht verlieren, fühlte mich hin- und hergerissen, war verwirrt und begann zu viel zu trinken. Jedes Mal wenn ich ihn fragte, was er für mich empfinde, sagte er mir, er wolle mich immer noch. Er begann mich um „Barvorschüsse" zu bitten, die er, wie er sagte, bald zurückzahlen würde. Ich gab sie ihm nie, dachte aber darüber nach. Inzwischen kann ich es kaum fassen, dass ich seinem Charme erlag.

Letztlich verlor Ryan seinen Job. Ich fühlte mich schrecklich, bis er mich anrief und mir die Schuld gab! Er war bösartig, ein völlig anderer Mensch. Er sagte, er werde zur Anzeige bringen, dass ich ihn sexuell belästigt habe. Ich hatte Angst, dass man mich vor Gericht stellen würde, und wusste nicht, was ich tun sollte. Ich erzählte meinem Chef und einigen Kollegen die Wahrheit über unsere Beziehung, von der Ryan sagte, ich habe sie mir nur eingebildet. Und er behauptete, ich hätte ständig den Chef und meine Kollegen niedergemacht, obwohl ich sie immer gegen seine Angriffe verteidigt hatte. Gedemütigt gab ich meinen Job auf, ging zu meinem Mann zurück und versuche jetzt verzweifelt, unsere Probleme zu lösen. Mein Mann und ich machen eine Paartherapie und ich auch eine Einzeltherapie, um aus der Person, die ich geworden war, schlau zu werden. Ich kann nicht glauben, dass ich so beeinflussbar war. Ich schäme mich so, dass ich so weit wie möglich von dieser Stadt wegziehen möchte. Ich habe das Gefühl, dass man mich in einer Phase meines Lebens ausgenutzt hat, in der ich extrem verletzlich war, und ich frage mich, wie ich je wieder jemandem vertrauen kann, einschließlich meiner selbst.

Diese Geschichte eines Barkeepers und einer Buchhalterin veranschaulicht viele Merkmale des soziopathischen Verhaltens, dem wir in einem Arbeitsumfeld begegnen können:

- Dem Opfer schmeicheln
- Selbstüberhöhung
- Versuche, freundlich und hilfsbereit zu erscheinen
- Verführerische Art
- Lügen
- Jemanden veranlassen, untypische Risiken einzugehen
- Das Mitleidsspiel
- Schuldzuweisungen
- Einschüchterung
- Kaltblütiger Betrug

Der Bericht veranschaulicht auch die Versagensgefühle des Opfers sowie den lähmenden Verlust seines Selbstwertgefühls und eines Großteils seiner Fähigkeit, jemandem zu vertrauen, einschließlich sich selbst.

Die Beziehung von Buchhalterin und Barkeeper spielte sich innerhalb eines Rahmens ab, den ich als „geschlossenes System" bezeichne: eine isolierte Liaison, von der nur die beiden wussten. Da die Buchhalterin sich in Bezug auf ihr Verhalten zunehmend unsicher war und sich dafür schämte, sprach sie mit niemandem über ihre Situation. Tatsächlich wirkte sie dabei mit, die Beziehung geheim zu halten. Da Missbrauch im Verborgenen und in der Abgeschiedenheit gedeiht, wird es Sie gefährlich anfällig für soziopathische Ausbeutung machen, in irgendeinem Bereich Ihres Lebens in einem derartigen geschlossenen System zu verharren. Sollten Sie sich bei der Arbeit in einem stressigen und prekären geschlossenen System wiederfinden, empfehle ich Ihnen dringend, etwas Sauerstoff hineinzulassen, indem Sie mit wenigstens einer außenstehenden Person über diese Beziehung sprechen. Diese kann eine enge Freundin oder ein enger Freund sein, die/den Sie nicht von der Arbeit her kennen, ein Familienmitglied oder ein Therapeut. Es ist absolut nicht nötig, dass Sie in diesen Gesprächen den Begriff Soziopath oder andere Fachbegriffe verwenden. Beschreiben Sie einfach, was bei der Arbeit los ist. Erwarten Sie auch nicht, dass die Person, der Sie sich anvertrauen, sofort eine Lösung für Ihr Dilemma parat hat oder gar Ihre Ansicht teilt. Ihre Ziele sind erstens, eine angsteinflößende Person davon abzuhalten, Sie völlig zu isolieren, und zweitens, eine liebevolle Stimme zu hören, eine, die von außerhalb Ihres eigenen Kopfes kommt.

Das geschlossene System für Input von außen zu öffnen, ist von entscheidender Bedeutung. Mit jemandem zu sprechen, der Ihnen zuhört, wird Ihre Panik verringern, Sie ermutigen, objektiver über das, was geschieht, nachzudenken, und Ihnen den mentalen Raum geben, zu überlegen, was Sie für den Fall, dass die andere Person in dem ehemals geschlossenen System sich als Soziopath erweist, über das soziopathische Muster wissen. Und wenn die besagte Person Sie weiterhin isolieren will und strikt dagegen ist, dass Sie mit irgendjemandem sprechen, sollten Sie dies als großes Warnsignal betrachten. Die Buchhalterin hätte stark davon profitiert, das geschlossene System, in dem sie sich befand, aufzubrechen. Und sollten Kyle und Grace aus dem Beispiel zu Beginn dieses Kapitels zusammenkommen und sich über das verführerische und beängstigende Verhalten ihrer Chefin Angela austauschen, werden sie sich weniger isoliert und „verrückt" fühlen. Sie haben dann vielleicht den Mut, gemeinsam auch mit anderen Kollegen über das zu sprechen, was höchstwahrscheinlich auch deren Problem ist. (Rufen Sie sich in Erinnerung, dass Angela ganz genau wusste, dass Grace aufgrund der finanziellen Ängste ihrer Kollegen isoliert war und dass Graces Einsamkeit ihr in die Hände spielte, wenn sie sie quälte.)

Um ein soziopathisches Muster in Gang zu setzen, wählen die Skrupellosen vielleicht die besonders Verletzlichen, weil dies, wie wir gerade gesehen haben, erschreckend einfach ist. Soziopathen, die selbst mehr Macht besitzen und über mehr Ressourcen verfügen, werden oft Zielpersonen ins Visier nehmen, die eine größere Herausforderung darstellen – Individuen, die äußerst erfolgreich in ihrem Beruf sind –, weil diese Neid erwecken und es zudem größeres Vergnügen bereitet, sie zu schikanieren. Dies ist im folgenden Bericht der Fall.

Vor zwei Jahren wurde mein Leben auf den Kopf gestellt, weil mein Chef mich mit seinem Charme und seinen extravaganten Versprechen davon überzeugte, dass er wisse, wie ich aus meinen beruflichen Verbindungen Kapital schlagen und große Erfolge erzielen könne. Ich schäme mich zu sagen, dass ich mich durch sein leidenschaftliches Gerede darüber, wie bedeutend und reich ich sein könnte, beeinflussen ließ. Es klang alles so rational und kinderleicht. Er log und gaukelte mir etwas vor, um mein Vertrauen zu gewinnen und an mein Geld heranzukommen. Als ich schließlich begann, ihn zu durchschauen, machte er mich fertig, indem er mich der Unehrlichkeit beschuldigte. Zu versuchen, mit ihm zu reden oder ihn dazu zu bringen, den von ihm verursachten Schaden zu beheben, hatte keinen Sinn. Am Ende ließ er mich fallen wie ein Stück Müll. Es kostete mich viel Mut, ihn vor Gericht zu bringen, und natürlich ließ ich mich schließlich auf einen Vergleich ein und erhielt einen Großteil des Geldes, das ich verloren hatte, nicht wieder zurück. Wie konnte ich so leichtgläubig sein?

Wir arbeiten in derselben Branche, sodass ich ihm bei Veranstaltungen und Konferenzen zwangsläufig begegne. Einmal saß er, als ich zu einer Gruppe sprach, unter den Zuhörern und starrte mich an. Beruflich habe ich nach wie vor mit ihm zu tun, und diese unabänderliche Tatsache scheint mich daran zu hindern, die Sache endgültig abzuhaken. Ich fühle mich machtlos, schäme mich und werde jeden Tag daran erinnert.

Wie kommt es, dass Soziopathen so gut darin sind, sowohl verletzliche als auch relativ einflussreiche Menschen in berufliche Tragödien zu verwickeln? Und warum stellen emotional normale Arbeitgeber sie überhaupt ein und beschäftigen sie dann weiter trotz der chaotischen Probleme, der extremen Nachteile für ihr Unternehmen und des großen zwischenmenschlichem Leids, das sie mit Vorliebe verursachen? Die Antworten auf diese Fragen hängen mit der grundlegenden Natur der Soziopathie zusammen. Soziopathen betrachten andere Menschen nicht auf die natürliche Weise, auf die wir übrigen es tun – als warmherzige Wesen, auf die wir spontan und unweigerlich emotional reagieren, sowohl negativ als auch positiv. Sie sehen andere vielmehr als Spielsteine, als Schachfiguren oder Marionetten, die es zu kontrollieren gilt. Zusammen mit der Unfähigkeit, Schuld oder Scham zu empfinden, verleitet diese seltsame, ja fast unbegreifliche Sichtweise anderer menschlicher Wesen den Soziopathen zu gewissen Machtstrategien und vorhersagbaren Mustern am Arbeitsplatz.

1. *Vorgetäuschte Freundlichkeit und Großzügigkeit.* Als anfängliche Machtstrategie bei der Arbeit wird der Soziopath sich fast immer als freundlich und besonders großzügig präsentieren, so wie es der Barkeeper gegenüber der Buchhalterin und Angela gegenüber Kyle tat. Oft schafft dies die Voraussetzung dafür, dass das Opfer in den Wahnsinn getrieben wird und seine tatsächlichen Wahrnehmungen anzweifelt.
2. *Das Mitleidsspiel nutzen.* Nachdem diese großzügige Persona entworfen wurde, wird ein skrupelloser Mensch oft ein manipulatives Mitleidsspiel spielen und die Behauptung aufstellen, dass er selbst von jemand anderem schikaniert werde, so wie der Barkeeper behauptete, er sei überarbeitet und sein Chef bezahle ihn schlecht, und so wie Paula, die Frau in der Werbeagentur, mit dem Finger auf ihren Exmann Steve zeigte, während sie ihn noch weiterquälte.
3. *Emotionale Schwachstellen ausmachen.* Normalerweise sind Soziopathen für uns unsichtbar, weil sie aussehen wie wir und darauf achten, sich so zu verhalten wie wir, doch normale Menschen sind für Soziopathen keineswegs unsichtbar. Im Gegenteil, Soziopathen machen es sich typischerweise zur Lebensaufgabe, andere Menschen zu studieren und ihre Gefühlslage und ihren Charakter einzuschätzen. In einer Arbeitssituation wird ein Soziopath ermitteln, welche Individuen am empfänglichsten für Mitleidsspiele sind und auch welches die interpersonellen Schwachstellen sind, das heißt die emotionalen Schwachstellen bei seinen Kollegen und Vorgesetzten, die er nutzen kann, um sie glauben zu machen, dass sie ihn – manchmal verzweifelt – brauchen. Die Buchhalterin hatte schnell das Gefühl, dass sie

den Barkeeper, und nur den Barkeeper, brauchte, sowohl um der Liebe als auch der Selbstvalidierung willen. Tatsächlich gehört das Verlangen nach Selbstvalidierung zu den vom Soziopathen bevorzugten Schwachstellen. Es ermöglicht ihm, mit falschem Trost und extremer Schmeichelei „zu Hilfe" zu kommen. Die Taktik, emotionale Schwachstellen zu nutzen, wird gewöhnlich im sexuellen Bereich eingesetzt – mit jemand Höherem in der Organisationshierarchie zu schlafen ist das bekannteste Beispiel –, vor allem wenn dies einen Vorgesetzten, Chef oder Kollegen in eine schwierige Lage bringt. Allzu oft scheinen Soziopathen Kontrolle über das Leben anderer Menschen zu haben.

4. *Ein Gefühl der Verpflichtung kultivieren.* Indem er sich als freundliche und großzügige Person gibt, sich in ein emotionales Vakuum einschleicht und vorgibt, es zu füllen, provoziert der Soziopath bei einem Kollegen oder Arbeitgeber ein Gefühl der Verpflichtung. Manchmal erzeugt er sogar absichtlich ein Problem und stellt sich dann als die einzige Person dar, die dem Opfer aus seiner misslichen Lage heraushelfen kann. Der Soziopath behauptet dann vielleicht, dass er seinen Kollegen schützt („Er wollte sich woanders um einen Job bewerben und mich dann nachholen") oder dass er sich auf außergewöhnliche Weise für seinen Chef aufgeopfert hat. Ein Gefühl der Verpflichtung zu kultivieren, ermöglicht es ihm, die normale menschliche Wertschätzung des Prinzips der Gegenseitigkeit, des Gebens und Nehmens, zu nutzen, um das Opfer dahingehend zu manipulieren, ihm Gefallen zu tun. Oft sind die Gefallen, um die der Soziopath bittet, riskant, unethisch oder auf andere Weise unangenehm für die Zielperson („Lass mich einen Blick in die Bücher des Chefs werfen").

5. *Jasager einstellen.* Ein soziopathischer Arbeitgeber befördert oder stellt vielleicht vorzugsweise jemanden ein, bei dem sich, wie er sich ausrechnet, leicht ein echtes oder scheinbares Gefühl der Verpflichtung erzeugen lässt, wobei er sich keinerlei Gedanken darüber macht, ob der Betreffende für den Job qualifiziert ist. Aufgrund dieses Gefühls der Verpflichtung kann der betreffende Arbeitnehmer irrational loyal sein, und er wird dazu neigen, den soziopathischen Chef davor zu schützen, von anderen sowohl außerhalb als auch innerhalb der Organisation enttarnt zu werden. Diese Taktik ruft manchmal verdutzte Fragen der anderen Arbeitnehmer hervor, die sich wundern, dass ein scheinbar intelligenter Chef – der, ohne dass sie es wissen, ein Soziopath ist – eine offensichtlich inkompetente oder abstoßende Person befördert oder eingestellt hat. Selbst wenn dieser völlig ergebene Mitarbeiter irgendwann die wahre Natur seines soziopathischen Chefs erkennt, wird er aller Wahrscheinlichkeit nach selbst zu stark in unethische oder illegale Pläne verwickelt sein, um über ihn auszupacken.

Was nun? Ein Leitfaden, um sich bei der Arbeit vor Soziopathen zu schützen

Der Stress, bei der Arbeit zur Zielscheibe eines Soziopathen zu werden, stellt eine Gefahr für Ihre psychische und physische Gesundheit dar. Ihr Ziel besteht darin, der Qual ein Ende zu setzen, damit Sie Ihr altes Leben wieder aufnehmen können – ein gesundes normales Leben, in dem Sie Ihre Arbeit erledigt und sich *gleichzeitig* sicher gefühlt haben.

Egal ob Sie zur Zielscheibe eines soziopathischen Chefs oder eines soziopathischen Kollegen geworden sind: Hier sind Schritte, die Sie unternehmen können, um das Leiden zu beenden:

1. Bewahren Sie sich Ihre emotionale Privatsphäre

Es am Arbeitsplatz einem Soziopathen, der Sie ins Visier genommen hat, zu erlauben, Ihren Zorn, Ihre Angst und Ihre Verwirrung zu sehen, ist so, als würden Sie Öl ins Feuer gießen. Der Soziopath wird sich an Ihrem Leid weiden und seine schamlosen Manipulationen werden sich vervielfachen. Er will „Macht" über Sie haben – will Ihnen einen Schrecken einjagen und die Emotionen, die Sie preisgeben, miterleben. Bewahren Sie sich Ihre emotionale Privatsphäre, damit Sie sein Verhalten nicht mit genau dem belohnen, was er sehen möchte.

Versuchen Sie ruhig zu bleiben – oder, wenn Sie dies nicht können, ruhig zu wirken. Spricht der Soziopath Sie jedoch direkt an, brauchen Sie nicht so zu tun, als seien Sie nichtsahnend. Es ist zwar nicht unbedingt erforderlich, aber in Ordnung, ihm auf sachliche Weise zu offenbaren, dass Sie von seinen Aktionen Kenntnis haben. Wenn Sie dem Soziopathen kundtun wollen, dass Sie seine Absichten durchschaut haben, dann erklären Sie ihm kurz und sachlich, dass Sie wissen, was er getan hat, und sich Sorgen über die negativen Auswirkungen dieser Aktionen auf die Produktivität des Unternehmens machen. Auf diese Weise geben Sie ihm zu verstehen, dass er Ihnen keinen Schrecken einjagen kann und dass Sie sein Verhalten als ein Hindernis für die Arbeitsziele der Gruppe betrachten.

Widerstehen Sie der Versuchung, zu verkünden, was Sie dagegen unternehmen wollen. Gelassenes Schweigen über Ihre Absichten kann unglaublich machtvoll sein, wenn Sie mit jemandem sprechen, der Sie zu kontrollieren versucht. Wenn er Sie direkt fragt, was Sie zu tun gedenken, können Sie ruhig sagen: „Ich habe mich noch nicht entschieden." Will er diese Antwort nicht akzeptieren, geben Sie ihm noch einmal genau dieselbe emotionslose Antwort (auch drei oder vier Mal, wenn er fortfährt, Sie zu bedrängen): „Ich habe mich noch nicht entschieden" – was übrigens der Wahrheit entsprechen wird.

Versuchen Sie derjenige zu sein, der die Unterhaltungen mit dem Soziopathen beendet. Sagen Sie ihm, dass Sie wegmüssen, und gehen Sie dann –
ruhig. Wenn er versucht Sie aufzuhalten oder Ihnen wütend folgt, umso besser, vor allem wenn andere dies mitbekommen.

Ruhig zu bleiben, wird Ihnen helfen, auch Schritt 2 und 3 auszuführen
und anderen am Arbeitsplatz zu zeigen, dass Sie ein gelassener, rationaler
Mensch sind, der unter Stress nicht „hysterisch" wird.

2. Treffen Sie eine Entscheidung

Wollen Sie wirklich diesen Job behalten und kämpfen oder träumen Sie
davon, irgendwann in naher Zukunft einfach den Job aufzugeben, der Ihr
Leben ruiniert? Dies ist eine berechtigte Frage, und Sie müssen ehrlich zu sich
sein, wenn Sie sie beantworten. Ein Unternehmen davon zu überzeugen, dass
es Ihren soziopathischen Chef oder Kollegen zur Rede stellen sollte, kann ein
extrem frustrierendes Unterfangen sein. In der Arbeitswelt gibt es großen
Widerstand gegen Veränderungen – vor allem solche, die Konflikte nach sich
ziehen. Bei ihren Versuchen, Veränderungen zu meiden, geben selbst normale, im Grunde wohlmeinende Menschen manchmal dem Boten – Ihnen –
die Schuld, weil Sie derjenige sind, der darauf besteht, dass sie eine seltsame,
beunruhigende und vielleicht sogar beängstigende Situation erkennen und
sich mit ihr befassen. Ich bitte Sie dringend, diese schwierige Wahrheit zu berücksichtigen, bevor Sie entscheiden, was Sie tun wollen. Glücklicherweise
gibt es verschiedene Möglichkeiten, damit umzugehen, dass Sie zur Zielscheibe eines Soziopathen geworden sind, und dafür zu sorgen, dass der
Soziopath entlassen wird – im Alleingang die Lage der gesamten Organisation
zu verbessern, ist nur eine mögliche Vorgehensweise. Eine andere vernünftige
Wahl ist die, diesen Job möglichst bald und zu Ihren eigenen Bedingungen
aufzugeben, und zwar mit dem legitimen Ziel, verantwortungsvoll für Sie
selbst und die Menschen, die Sie lieben, zu sorgen.

3. Handeln Sie

Wenn Sie sich für den Versuch entscheiden, das Unternehmen davon zu überzeugen, sich mit dem Soziopathen auseinanderzusetzen, folgen Sie diesen
Schritten:

Führen Sie sorgfältig Buch. Fangen Sie damit an, das falsche Spiel und die
Heimtücke des Soziopathen am Arbeitsplatz zu dokumentieren. Listen Sie
jede bedeutsame Lüge, die er – Ihnen oder jemand anderem – über berufliche
Dinge erzählt, auf, sobald Sie sie bemerken. Warten Sie nicht bis zum nächsten

Tag oder bis zum Wochenende; Sie sollten alles, was Sie erleben oder wovon Sie hören, festhalten, solange Sie es frisch im Kopf haben. Vermerken Sie bei jedem Eintrag das Datum und geben Sie eine kurze Beschreibung des Geschehens. Schließen Sie die Folgen der Lüge mit ein, falls Sie Kenntnis davon haben. Führen Sie auch *jedes hinterlistige und schädigende Verhalten* auf. Wenn der Soziopath die Lorbeeren für Ihre Arbeit oder die Arbeit eines anderen einheimst, dokumentieren Sie es. Wenn er Sie oder jemand anderen auf boshafte Weise beleidigt, schreiben Sie es samt Datum auf. Wenn er einige Ihrer E-Mails löscht oder Memos verschwinden lässt, sodass Sie über eine neue Firmenpolitik oder ein wichtiges Meeting nicht informiert sind, protokollieren Sie den Vorfall. Sabotiert er absichtlich Ihren Beitrag zu einem Teamprojekt, fügen Sie dies der Liste hinzu.

Seien Sie bei Ihren Aufzeichnungen sachlich und präzise. Eine sehr effektive Methode ist die, Ihre Einträge in einer ordentlichen Tabelle mit drei Spalten festzuhalten: Datum, Ereignis und Folgen (falls bekannt). Nummerieren Sie sie, und halten Sie in einer *separaten Datei* die Namen derjenigen fest, die bei den jeweiligen Vorfällen anwesend waren, und zwar zur möglichen späteren Verwendung, sollte Ihre Beschwerde irgendwann zu einem Rechtsfall werden. Sie sollten die Namen nicht während eines firmeninternen Meetings nennen, da die Betreffenden noch nicht zugestimmt haben, als Zeugen zu dienen; sie plötzlich in den Kampf mit hineinzuziehen, könnte Menschen, die andernfalls vielleicht Ihre Verbündeten gewesen wären, ernsthaft gegen Sie aufbringen.

Der Soziopath, der Sie ins Visier genommen hat, wird in Ihrer Abwesenheit Ihre Sachen durchsehen. Nehmen Sie jeden Tag, wenn Sie nach Hause gehen, Ihre Aufzeichnungen mit. Sichern und aktualisieren Sie außerdem Ihre Computerpasswörter und lassen Sie keine persönlichen Unterlagen (persönliche Briefe, Kontoauszüge, Rechnungen usw.) an Ihrem Arbeitsplatz liegen. Soziopathen sind Meister darin, scheinbar harmlose persönliche Informationen anderer Menschen gegen diese zu verwenden.

Machen Sie sich im Augenblick noch keine Gedanken darüber, Beweise beizubringen, die vor Gericht standhalten. *Der Zweck Ihrer anfänglichen Aufzeichnungen besteht darin, die Aktivitäten des Soziopathen als eine Gefahr für den Nettogewinn des Unternehmens zu konzeptualisieren.* Mithilfe Ihrer genauen Aufzeichnungen können Sie vielleicht demonstrieren, dass das unehrliche und unkooperative Verhalten dieser Person den pünktlichen Abschluss oder manchmal sogar überhaupt einen Abschluss von Projekten verhindert und die Gesamtqualität der Arbeit des Unternehmens verringert. Ihr Ziel wird darin bestehen, der Geschäftsführung deutlich zu machen, dass es einfach zu teuer ist, eine solch hinterlistige und manipulative Person zu beschäftigen.

Gehen Sie mit Ihren Informationen nicht zur Personalabteilung. Deren vorrangiges Ziel besteht nicht darin, einzelne Arbeitnehmer zu unterstützen. Sie hat vielmehr die Aufgabe, der Firmenführung dabei zu helfen, Personal einzustellen, mit ihm zu verhandeln und die Mitarbeiterzahl konstant zu halten. Ein Personalreferent ist vielleicht nicht gegen Sie, aber er wird auch nicht für Sie sein. Es ist äußerst unwahrscheinlich, dass er Ihnen helfen wird, irgendwelche Veränderungen in der Organisation herbeizuführen, nicht einmal konstruktive Veränderungen. Im Gegenteil: Angesichts des Ziels, Konflikte und potenzielle rechtliche Schwierigkeiten vom Unternehmen und seinen Führungskräften fernzuhalten, wird er versuchen, die Wogen zu glätten.

Auch der direkte Vorgesetzte des Soziopathen sollte gemieden werden, denn er war wahrscheinlich an der Entscheidung, den Soziopathen einzustellen, beteiligt und wird diese unglückliche Entscheidung auf keinen Fall der Kritik aussetzen wollen. Außerdem ist ein Mensch, der innerhalb der Organisationsstruktur eng mit dem Soziopathen zu tun hat, vielleicht von diesem umschmeichelt, verführt oder sogar erpresst worden.

4. Wenden Sie sich an die höchste Stelle

Vereinbaren Sie einen Termin mit jemandem, der weiter oben an der Spitze der Organisation steht. Unter normalen Umständen würde es als unangebracht gelten, die Personalabteilung zu übergehen und über den Kopf des Vorgesetzten oder Chefs (und vielleicht des Chefs des Chefs) hinweg zu handeln, doch dies sind keine normalen Umstände. Hier haben Sie es mit einem Soziopathen zu tun, der sich höchstwahrscheinlich mit Menschen umgeben hat, die ihn nicht hinterfragen wollen oder können. Wenn Sie sich an das Protokoll halten und zu jemandem in der Personalabteilung oder zu einem direkten Vorgesetzten in Ihrer eigenen Abteilung gehen, ist es durchaus möglich, dass Sie es mit jemandem zu tun haben, der völlig von dem Soziopathen verzaubert oder vielleicht von ihm dazu verführt wurde, Risiken sexueller oder anderer Art einzugehen, deren Bekanntwerden für den Betreffenden nicht nur äußerst peinlich werden, sondern ihn sogar seinen Job kosten könnte.

Erzählen Sie bei der Arbeit niemandem, dass Sie diesen Termin vereinbaren wollen, da fast zwangsläufig darüber getratscht werden wird und Sie nicht wollen, dass der Soziopath von Ihren Plänen erfährt.

Bereiten Sie eine strukturierte Präsentation vor und proben Sie sie, damit Sie bei dem Meeting mit der Person, für die Sie sich entschieden haben, Ihre Aufzeichnungen kurz und bündig erklären können, das heißt innerhalb von 15 bis 30 Minuten. Empfehlen Sie, bevor Sie das Meeting verlassen, auf jeden Fall Maßnahmen, die das Unternehmen ergreifen kann, um keine finanziellen

Nachteile zu riskieren – die Überwachung dieses extrem problematischen Individuums, seine Zurückstufung oder optimalerweise seine Entlassung. Sagen Sie die Wahrheit: Es ist für das Unternehmen zu teuer, diese Person weiter zu beschäftigen. Sie müssen dies ganz deutlich machen, denn sonst werden die Chefs versuchen, den Frieden zu wahren, anstatt etwas gegen den Soziopathen zu unternehmen.

Seien Sie während dieses Meetings gelassen und sachlich. Sie sind nicht dort, weil Sie um einen Gefallen für sich selbst bitten wollen. Sie sind dort, um wichtige Informationen zu einem kostspieligen Problem innerhalb des Unternehmens zur Verfügung zu stellen und mögliche Lösungen anzubieten. Bringen Sie nicht Ihre Emotionen oder das Gefühl zum Ausdruck, schikaniert worden zu sein. Leider werden Menschen, die sich als Opfer darstellen, oft als schwach empfunden und ihre Ratschläge nur selten ernst genommen. Sprechen Sie ruhig und sachlich – nicht wie jemand, der verletzt worden ist.

Verwenden Sie nicht das Wort Soziopath oder irgendeinen anderen diagnostischen oder psychologischen Begriff. Benutzen Sie vielmehr Alltagswörter, die jeder sofort versteht: lügt, untergräbt, beleidigt, betrügt, manipuliert, stiehlt und so weiter, und konzentrieren Sie sich in diesem Gespräch auf die destruktive Unehrlichkeit des Betreffenden. Es ist nicht wichtig, eine Führungskraft davon zu überzeugen, dass die Person, um die es geht, eine Persönlichkeitsstörung hat. Auf diesem Punkt zu bestehen, kann vom Thema ablenken und Ihr eigentliches Ziel – dass etwas gegen die unakzeptable Situation im Unternehmen unternommen wird – untergraben.

5. Bewerten Sie die Reaktion des Unternehmens

Wenn das Unternehmen Sie innerhalb eines angemessenen Zeitraums um weitere Informationen bittet und das, was Sie gemeldet haben, untersucht oder Maßnahmen ergreift, um den Soziopathen zu überwachen, zurückzustufen oder zu entlassen, dann haben Sie allen Grund, sich zu diesem hart erkämpften Erfolg zu gratulieren. Da das Unternehmen reagiert hat, können Sie in Ihrem derzeitigen Job bleiben, wenn Sie das noch möchten. Unternimmt es jedoch nichts und überlässt es Ihnen, allein mit dem Soziopathen fertigzuwerden, werden Sie entscheiden müssen, ob diese Organisation eine ist, in die Sie wöchentlich vierzig oder mehr Stunden Ihres Lebens investieren wollen.

Um die Pläne des Soziopathen, den das Unternehmen gewähren lässt, zu vereiteln, müssen Sie womöglich Ihren Job aufgeben. An diesem Punkt wird die Unterstützung eines Anwalts hilfreich sein. Der Anwalt kann die Tatsache nutzen, dass das Unternehmen nichts getan hat, obwohl Sie es über ein ernstes und potenziell gesundheitsschädliches Problem informiert haben. Wenn die Kosten für die Rechtsberatung, wie es oft der Fall ist, ein Problem darstellen, dann bitten Sie den Anwalt, einfach einen Brief zu schreiben, in dem er das Unternehmen davon unterrichtet, dass Sie erwägen, keine rechtlichen Schritte einzuleiten, wenn Sie ein positives Empfehlungsschreiben für eine neue Anstellung in einer anderen Firma erhalten. Je nach Art Ihres Jobs möchten Sie vielleicht eine Abfindung fordern. Überlegen Sie sorgfältig, wie viel Geld Sie brauchen werden, um Ihre Kosten während der Suche nach einer neuen Stelle decken zu können.

Vielleicht ist der Anwalt mit der Definition des Begriffes Soziopath vertraut, vielleicht auch nicht. Doch um Ihre Bitte zu erfüllen, muss er das nicht sein. Auch hier können Sie eine nichtklinische Alltagssprache verwenden, wenn Sie die Verhaltensweisen des Soziopathen und deren Wirkung auf Sie und andere beschreiben. Ihr Anwalt wird weitaus mehr an dem verantwortungslosen Versäumnis des Unternehmens interessiert sein, eine schädliche Situation zu beheben, als an einer psychologischen Analyse des Soziopathen.

Der Soziopath wird nun wahrscheinlich glauben, dass er Sie innerhalb eines nachlässigen Unternehmens in die Enge getrieben hat. Der Gedanke an Ihre Verzweiflung amüsiert ihn, und er glaubt fest daran, dass er Sie kontrollieren kann. Doch die Wahrheit ist, dass er keine Kontrolle über Sie hat und Sie nicht in der Falle sitzen. Indem Sie das Unternehmen zu Ihren eigenen Bedingungen verlassen, können Sie sich Ihre emotionale Privatsphäre bewahren, die Kontrolle behalten und positive Schritte unternehmen, um wieder Ruhe in Ihr Leben einkehren zu lassen.

Wenn Sie Teilhaber einer Personengesellschaft sind oder einem sehr kleinen Unternehmen angehören – mit anderen Worten, wenn es kein oberes Management im üblichen Sinne gibt –, kann es durchaus sein, dass Sie den Soziopathen verklagen müssen. Betrügerisches Verhalten, das zu Verlusten führt, ist strafbar. Dasselbe gilt, unabhängig von der Größe oder Art Ihrer Arbeitsstätte, wenn Sie öffentlich verleumdet werden. Eine Verleumdung kann den Verlust Ihres guten Rufs oder des Werts Ihrer Arbeit zur Folge haben, was beides wohl wichtiger ist als ein bestimmter Job. Vor Gericht zu gehen, kostet viel Zeit und Geld, aber in diesen Fällen – wenn Sie von einem Partner oder von jemandem innerhalb einer kleinen Firma zur Zielscheibe gemacht worden sind oder erleben müssen, dass Sie oder Ihre Arbeit öffentlich verleumdet werden – ist es wahrscheinlich die Kosten wert, gerichtlich gegen ein gewissenloses Individuum vorzugehen. Mithilfe eines erfahrenen Anwalts können Sie sich von dem Soziopathen befreien und den zukünftigen lebensverändernden Schaden vermeiden, den er vielleicht anrichtet, wenn Sie nichts unternehmen.

Soziopathische Fachleute
in angesehenen Berufen

Einige gewissenlose Menschen schaffen es, in einen luxuriösen Mantel der Unsichtbarkeit zu schlüpfen, der noch effektiver ist als der gewöhnliche: mithilfe eines angesehenen Titels oder einer hoch angesehenen Rolle in der Gesellschaft. Es gibt bestimmte berufliche Rollen, die uns automatisch dazu veranlassen, die Menschen, die sie einnehmen, als besonders fürsorglich, verantwortungsvoll und ehrbar zu betrachten: Lehrer, Ärzte, Geistliche und Therapeuten, um nur einige zu nennen. Unsere Erwartungen werden in der Regel erfüllt: Glücklicherweise besitzen die meisten Ärzte, Lehrer und andere Fachleute, mit denen wir es zu tun haben, Integrität und Mitgefühl. Eben diese anständigen und fürsorglichen Menschen sind oft am meisten schockiert und aufgebracht, wenn das Verhalten rücksichtsloser Kollegen aufgedeckt wird. Wenn unsere Erwartungen gänzlich enttäuscht werden und ein Fachmann, dem wir vertraut haben, sich als vollkommen hinterlistig entpuppt, kann dies beunruhigende, ja, sogar tragische Folgen haben.

Da wir in einer Welt leben, in der dies sehr gut möglich ist, sollten Sie sich zwei wichtige Wahrheiten merken. Erstens neigen wir stark dazu, Menschen die Seriosität und Glaubwürdigkeit zuzuschreiben, die wir mit ihren Rollen und Titeln assoziieren. Mit anderen Worten, wir neigen dazu, Menschen mit ihrer beruflichen Stellung zu verwechseln. Wir vergessen gern, dass Dr. Mary Smith einfach ein menschliches Wesen namens Mary Smith ist, das einen Titel vor seinem Namen hat, und dass Mary Smith die positiven Eigenschaften, die wir mit dem Etikett „Doktor" verbinden, besitzen mag oder auch nicht. Etiketten sind eine Art Kurzschrift: Sie vermitteln schnell und fast unterschwellig sehr viele Informationen. Daher helfen sie uns manchmal effektiv beim Umgang mit anderen Menschen. Zuweilen schalten sie jedoch einfach unsere Wachsamkeit aus. Natürlich gilt das Gleiche für andere Titel – Professor, Pater, Rabbi, Hochwürden – und für ehrenvolle Rollen, denen nicht unbedingt ein Titel vorangestellt ist wie zum Beispiel Lehrer und Erziehungsberechtigter. Titel und Rollen bedeuten mehr oder weniger dasselbe, doch die Menschen, die diese führen oder bekleiden, sollten nicht nach dem Etikett, sondern als die beurteilt werden, die sie sind. Sie würden nicht widerspruchslos eine übel riechende grüne Flüssigkeit herunterschlucken, nur weil auf dem Etikett Milch steht.

Die zweite wichtige Tatsache, die Sie im Kopf behalten sollten, ist, dass manchen Berufen zwei für den Soziopathen extrem attraktive Merkmale eigen sind. Lehrer, Arzt, Geistlicher oder Psychotherapeut zu sein heißt, interpersonelle Macht über eine Reihe von Menschen zu haben, die einen selten infrage stellen, sowie Privatheit in Form eines professionellen Umfelds, zu dem außenstehende Beobachter keinen Zugang erhalten (eine andere Art „geschlossenes System"). Diese Betrachtungsweise geschlossener professioneller Umfelder – Schulen, Arztpraxen, Andachtsstätten und Sitzungsräume – ist düster, doch eine, mit der wir uns befassen müssen. Psychologen wissen seit Langem, dass ungleiche Macht plus Isolation eine Universalformel für Missbrauch darstellt und dass jeder Beruf, der diese beiden Elemente einschließt, jede Menge Soziopathen anlockt.

Die bei Weitem meisten Geschichten, die ich über skrupellose Fachleute erhalte, betreffen entweder Pädagogen oder Ärzte, zwei Berufsfelder, die fast immer ein großes Maß an Privatheit und Macht innerhalb eines bestimmten Umfelds bieten. Wenn Sie je von einem soziopathischen Fachmann schikaniert worden sind, wird Ihnen der folgende Brief wahrscheinlich helfen, sich mit Ihrer Erfahrung nicht mehr so allein zu fühlen:

Wenn ich daran denke, was meinem Vater passiert ist, läuft mir ein Schauer über den Rücken und ich muss weinen. Ich bin mir sicher, dass er ermordet wurde. Er war damals 70, hatte seit Jahren chronische Lungenprobleme und dann eine Lungenembolie. Nach ein paar Tagen auf der Intensivstation sagte sein Pulmonologe, dass es ihm gut gehe. Als er dann plötzlich starb, waren wir fassungslos. Der Arzt erklärte uns, dass er durch die Embolie geschwächt gewesen sei und seine Lunge versagt habe. Doch was die Details anging, waren seine Aussagen sehr schwammig. Da es meinem Dad nur wenige Tage zuvor noch gut zu gehen schien, baten wir um eine Autopsie. Wir fanden heraus, dass der Arzt keine beantragt hatte. Warum nicht? Wir hatten den Verdacht, dass er wusste, dass er etwas falsch gemacht hatte, und sich weigerte, die Verantwortung zu übernehmen. Wir hatten den Arzt nie gemocht und ihm sogar gesagt, dass wir vielleicht zu einem anderen Arzt wechseln wollten. Als mein Vater kurz darauf starb, waren wir einfach argwöhnisch. War ihm sein Ego vielleicht wichtiger gewesen, als meinem Vater die richtige Fürsorge zukommen zu lassen?

Wir werden eine Beschwerde an die Approbationsbehörde schreiben. Ich hoffe, er verliert seine Approbation. Es ist zu spät, meinem armen Vater zu helfen, aber vielleicht wird es jemand anderem das Leben retten.

Ein anderes Beispiel ist ein Mord, der 2004 die Stadt Tucson in Arizona in einen Schockzustand versetzte. In diesem Fall engagierte ein Arzt namens Bradley Schwartz jemanden, um Dr. Brian Stidham, einen beliebten Kinderaugenarzt, zu ermorden [4–7].

Als Stidham 2001 in Schwartz' Praxis eintrat, war ihm nicht bewusst, dass die DEA (Drug Enforcement Administration) gegen seinen Partner ermittelte. Schließlich erhob ein Voruntersuchungsgericht Anklage gegen Schwartz, weil er seiner Geliebten und Praxismanagerin die Medikamente Vicodin und Rita-lin verschrieben hatte, die sie ihm dann zum eigenen Gebrauch wieder aus-händigte. Schwartz wurde 2002 die Approbation entzogen und er musste einen Drogenentzug machen. Dr. Stidham eröffnete daraufhin eine eigene Praxis. Viele Patienten aus der gemeinsamen Praxis gingen mit ihm.

Nach dem Drogenentzug erhielt Schwartz seine Approbation zurück, hegte jedoch Groll gegen Stidham, weil dieser seinen eigenen Weg gegangen war. Mehrere von Schwartz' ehemaligen Freundinnen (er betrog seine Frau stän-dig) sagten aus, dass er davon gesprochen habe, Kinderpornografie auf Stid-hams Computer zu laden und ihn mit Säure zu bewerfen. Letztlich heuerte er einen ehemaligen Patienten an, Stidham zu töten. Der Mörder erstach Stid-ham und versuchte, die Tat nach einem Raubüberfall aussehen zu lassen. So-wohl Schwartz als auch der Mörder wurden festgenommen und verurteilt.

Ironischerweise erlitt der ehemalige Augenarzt im Gefängnis an beiden Augen einen Augenhöhlenbruch, als er von anderen Insassen angegriffen wurde. Wenn das Gefängnispersonal ihn nicht als „Dr. Schwartz" anredete, wurde er wütend, obwohl ihm die Approbation endgültig entzogen worden war. Er schien für das, was er getan hatte, kaum Reue zu empfinden, und ver-suchte sogar, den Staat Arizona zu verklagen, weil er ihn nicht vor Schaden schützte, der ihm von anderen Insassen zugefügt wurde (er wurde mehrmals angegriffen).

Als bekannt wurde, dass ein Arzt den Mord an einem anderen Arzt in Auf-trag gegeben hatte, waren die Menschen so schockiert, dass amerikanische Fernsehsender wie Court TV und Serien wie 48 Hours die Geschichte brach-ten und A. J. Flick, der Reporter, der für den Tuscon Citizen über den Fall berichtete, sogar ein Buch darüber schrieb [8]. Fünf Jahre später schaffte die Story vom mordgierigen Dr. Bradley Schwartz es von Arizona bis ins Ver-einigte Königreich, wo der Discovery Channel noch einmal darüber be-richtete.

Selbst ein flüchtiger Blick auf Schwartz' persönliche Geschichte hätte den starken Verdacht aufkommen lassen müssen, dass er ein Soziopath war – wenn irgendjemand daran gedacht hätte, hinter die Fassade, das heißt seinen Doktortitel, zu schauen. Es war die Geschichte eines Mannes, der sein Leben lang in eiskalt kalkulierte sexuelle Beziehungen, Betrug, Drogenmissbrauch und häusliche Gewalt verwickelt war. Er hatte eine sexuelle Beziehung zu der Pflegemutter eines seiner Patienten, die es ihm erlaubte, ihren Namen zu ver-wenden, um an Rezepte für Hydrocodon zu gelangen. Zwischen Schwartz und seiner Geliebten kam es oft zu so extremer häuslicher Gewalt, dass Schwartz 2003, ein Jahr vor dem Mord an seinem Kollegen, vom Arizona Medical Board wegen „unprofessionellen Verhaltens" für fünf Jahre auf

Bewährung gesetzt wurde. Das antisoziale Muster war die ganze Zeit vorhanden, doch keiner hatte es je erkannt. Schwartz hatte sich hinter einem Titel versteckt, der uns allen fast automatisch Respekt einflößt: Doktor.

Besonders beunruhigen mich Berichte wie der folgende, in denen es um Pädagogen geht:

Das, was meinem Sohn in letzter Zeit passiert ist, hat mich an Ihr Buch denken lassen. Mark hat schon von klein auf mit schweren Depressionen und Angst zu kämpfen. Er ist jetzt auf dem College und hat im letzten Semester häufig von Selbstmord gesprochen. Wir fanden, er solle ein Jahr Auszeit nehmen, doch er sagte, er sei bereit, weiterzustudieren.

Mark studierte im Hauptfach Russische Literatur und freute sich wirklich darauf, den Professor kennenzulernen, der in jenem Herbst einen der Kurse gab. Der Professor, der sehr angesehen war, wurde auch der Betreuer meines Sohnes. Mein Sohn ging damals regelmäßig zu einem der Collegepsychologen. Irgendwie fand der Professor dies heraus. Von diesem Zeitpunkt an veränderte sich sein Verhalten gegenüber meinem Sohn zum Schlechten. Er verhöhnte ihn oft. Das erschütterte Marks Selbstvertrauen und es kam zu intensiven Angstepisoden. Mark hatte sogar Angst, diesen Mann anzusehen, und seine Note im Kurs dieses Professors sank in den Keller.

Schließlich bat ich um ein Treffen mit dem Professor. Es war eine sehr verstörende Begegnung. Zuerst tat er so, als wisse er nichts von Problemen. Dann wies er uns beide zurecht, weil wir es gewagt hatten, ihm Fehlverhalten vorzuwerfen, um sich dann um 180 Grad zu drehen, denn am Ende des Treffens schien er sich fast wegen der Ängste meines Sohnes zu entschuldigen.

Mark schaffte es, den Kurs zu bestehen, und bekam gute Noten in seinen anderen Kursen. Er bat um einen neuen Betreuer und fand heraus, dass er den Studiengang beenden konnte, ohne einen weiteren Kurs bei diesem Professor belegen zu müssen. Aber ich merke, wie die Wut in mir hochkommt, wenn ich daran denke, dass dieser Professor seine Stelle an diesem College behalten darf. Wer weiß, wie viele Studenten er schon eingeschüchtert hat und noch einschüchtern wird?

Was nun? Wie Sie sich vor soziopathischen Fachleuten schützen können

Zur Zielscheibe herzlos kontrollierender und unbarmherziger Fachleute zu werden, treibt uns in den Wahnsinn, weil uns ebendie Menschen Leid zufügen, die uns helfen sollen. Selbst wenn wir eine Möglichkeit finden, der Sache in unserem eigenen Fall ein Ende zu setzen, fühlen wir uns oft schuldig und irgendwie verantwortlich für die Schikanen, denen künftig mit großer Sicherheit ein anderer ausgesetzt sein wird. Noch lange nachdem unser eigenes Martyrium beendet ist, bleiben oft die Frustration und die Wut darüber, dass diese Individuen mit ihren zerstörerischen, unbemerkt bleibenden Aktivitäten immer wieder davonzukommen scheinen.

Entgegen der landläufigen Meinung ist es sehr schwierig, eine wegen Fehlverhaltens bei Gericht erhobene Klage zu gewinnen. Der Kläger muss beweisen, dass der Schaden lebensbedrohlich und/oder dauerhaft war, und die Beweisanforderungen sind extrem hoch. Oft gelten nicht einmal körperliche Verletzungen als Nachweis professionellen Fehlverhaltens und rein psychische Wunden so gut wie nie. Eine viel bessere Vorgehensweise ist die, Beschwerde bei dem für den Betreffenden zuständigen Zulassungsausschuss einzulegen. Es stellt keine geringfügige Einschränkung dar, wenn man seine Zulassung verliert – oder die Tatsache auffliegt, dass man ohne eine arbeitet –, nicht einmal für einen Soziopathen. Ein Zulassungsausschuss nimmt seine Aufgabe ernst (um die Integrität und den Ruf des Berufstandes aufrechtzuerhalten), und bei einem diesem Ausschuss gemeldeten Fall sind die für eine Suspendierung oder den Entzug der Lizenz nötigen Beweisanforderungen nicht ganz so hoch. Eine Beschwerde bei diesem Ausschuss hat noch den weiteren Vorteil, dass sie mit geringeren Kosten verbunden ist als ein Gerichtsverfahren.

Rufen Sie beim zuständigen Zulassungsausschuss an und bitten Sie um Informationen dazu, wie Sie eine Beschwerde einreichen können. In den meisten Fällen wird der Prozess mit einem Brief von Ihnen beginnen, der sich nicht stark von den Briefen in diesem Kapitel unterscheidet, nebst allen Beweisen, die Sie beibringen können. Oft nehmen Beschwerdeführer einen Anwalt in Anspruch, der ihnen dabei hilft, den Brief zu verfassen, sie bei einer erforderlichen mündlichen Zeugenaussage unterstützt und den Täter ins Verhör nimmt. Noch einmal: Verzichten Sie auch gegenüber den Vertretern des Zulassungsausschusses darauf, auf der Diagnose „Soziopathie" zu bestehen, da dies zu einer kontraproduktiven Ablenkung führt. Ich empfehle Ihnen, mit einem Anwalt zu arbeiten, der auf Beschwerden bei Zulassungsausschüssen spezialisiert ist.

Wenn Sie „gewinnen" – wenn der Ausschuss entscheidet, dass Ihre Beschwerde genügend Gewicht hat, um den Soziopathen vom Dienst zu suspendieren oder ihm die Zulassung zu entziehen –, werden Sie kein Geld erhalten, und ein Zulassungsausschuss kann dem Täter auch nicht die gleichen Strafen auferlegen, wie ein Gericht es vielleicht vermag. Aber Sie werden wahrscheinlich eine andere Person, ja, vielleicht mehrere Personen davor schützen, die gleichen herzlosen Spiele eines Soziopathen ertragen zu müssen, die Sie ertragen mussten. Sie werden Ihre eigene Schlacht in dem wichtigen Kampf zwischen menschlicher Fürsorge und Soziopathie gewonnen haben.

Soziopathen haben einen mächtigen destruktiven Einfluss auf uns als Individuen, Familien, Arbeitnehmer und Gemeinschaften – und sie missbrauchen, wie wir gleich sehen werden, sogar unser altehrwürdiges Rechtssystem.

Literatur

1. de Waal, F. (2011). *Primaten und Philosophen. Wie die Evolution die Moral hervorbrachte* (S. 33 f).
2. Bekoff, M., & Pierce, J. (2017). *Sind Tiere die besseren Menschen?* (S. 92).
3. Oliver, M. (1986). Poem for the anniversary. In *Dream work*.
4. Reisner, R. (17. Mai 2018). Bradley Schwartz: Short-sighted ophthalmologist. *Forensic Files Now*.
5. Rotstein, A. H. (7. März 2006). Prosecutor: Obsession, rage fueled doctor's murder-for-hire. *Arizona Daily Sun*.
6. Smith, K. (25. März 2009). Former Tucson doctor doing time for murder sues Ariz. prison system. *Arizona Daily Star*.
7. Smith, K. (26. Februar 2006). The woman at the eye of the storm. *Arizona Daily Star*.
8. A. J. Flick. (2018) Toxic rage: A tale of murder in Tucson,.

4

Der Soziopath vor Gericht
Kampf ums Sorgerecht

>> „Zu viele Menschen lassen sich viel zu oft zum Narren halten." – James Thurber

Die junge Gerichtsberaterin saß hinter ihrem Schreibtisch in ihrem neuen Büro im Gericht und wappnete sich für das Gespräch mit einem Mann, der beschuldigt worden war, seine elf Jahre alte Tochter körperlich misshandelt zu haben. Einer ihrer klinischen Ausbilder hatte einmal gesagt, Missbrauchstäter seien bei Befragungen in der Regel entweder sehr wütend oder seltsam gefasst, doch dieser Mann schien keins von beidem zu sein. Seine Körpersprache verriet vielmehr, dass er traurig und möglicherweise depressiv war. Beim Hereinkommen hatte er nicht einmal Augenkontakt hergestellt.

„Ist Ihnen klar, warum wir heute hier sind, Perry?", fragte sie.

„Ich denke schon", erwiderte er. „Meine Frau … ich meine, meine Ex-Frau … versucht, mir das gemeinsame Sorgerecht wegzunehmen und sagt alles Mögliche über mich. Und ich möchte Zeit mit meiner kleinen Ashley verbringen, sodass ich jetzt wohl beweisen muss, dass ich nicht verrückt bin. Sie sind diejenige, die mich testet, richtig?"

„Nun, niemand versucht zu sagen, dass Sie verrückt sind, aber es wurden einige schwere Vorwürfe gegen Sie erhoben, die Ihr Verhalten gegenüber Ihrer Tochter betreffen, und der Richter möchte ein bisschen mehr über Sie erfahren. Ich werde Sie nicht wirklich testen. Ich werde einfach nur mit Ihnen reden."

„Wie kann ich Ihnen beweisen, dass ich meine kleine Ashley liebe? Ich würde mir eher die Hände abhacken, als ihr wehzutun! Ich würde nie diese schrecklichen Dinge tun, die Lynn behauptet, aber wie soll ich das nur beweisen? Ich muss die Leute dazu bringen, mir zuzuhören. Ich muss es, weil Ashley … meine Ashley mich wirklich braucht."

Perry umklammerte die Armlehnen seines Stuhls und starrte auf den Boden.

„Wieso? Wieso braucht Ashley Sie?"

Zögernd sah er auf und sagte: „Sie werden mir nicht glauben. Niemand wird das. Lynn ist die Mutter, und niemand wird glauben, dass eine Mutter …"

Er hielt inne.

„Wenn es etwas gibt, das der Richter wissen muss, sollten Sie es mir sagen."

„Wenn ich das tue, werden Sie wirklich glauben, dass ich verrückt bin. Selbst meine Freunde halten mich für verrückt, wenn ich versuche, darüber zu sprechen."

„Dennoch sollten Sie es mir erzählen. Sie sagen, dass Sie sich um Ihre Tochter sorgen. Und wenn es für deren Wohlergehen wichtig ist, müssen Sie es mir sagen. Der Richter wird es wissen wollen."

„Ich glaube, es ist das Richtige – es Ihnen zu sagen –, aber es klingt einfach so verrückt. Ich weiß, dass Sie mir nicht glauben werden."

„Versuchen Sie's."

„Lynn lügt und erfindet dieses ganze Zeug – dass ich gemein zu Ashley bin und sie schlage und all diese schrecklichen, schrecklichen Dinge, während Lynn … Lynn berührt Ashley. Was ich meine ist … sie berührt sie auf Arten, die nicht … die sich nicht schicken. Und sie lügt. Sie können sich nicht vorstellen, wie sehr sie lügt, und alle glauben ihr, weil sie die Mutter ist und ich nur der Vater bin, und wenn Sie mich aus Ashleys Leben fernhalten …"

Er hielt inne und schaute wieder auf den Boden. Schließlich sagte er: „Ich bin der einzige Schutz, den Ashley hat. Wenn Sie mich aus ihrem Leben fernhalten, ist sie völlig schutzlos. Bitte, das können Sie nicht tun."

„Sie wissen, dass ich bereits mit Ashley gesprochen habe, nicht wahr, Perry?"

„Ja, ja, das weiß ich. Was hat sie gesagt?"

„Nun ja, sie hat gesagt, dass sie Angst vor Ihnen hat."

„Angst vor mir? Oh mein Gott, das ist ein Albtraum! Begreifen Sie nicht, was hier los ist? Sie sagt das, was Lynn ihr eingebläut hat. Sie hat so große Angst vor Lynn, dass sie sich nicht traut, etwas anderes zu sagen. Meine Frau hetzt mein eigenes Kind gegen mich auf! Sehen Sie das nicht? Die arme kleine Ashley – sie ist erst sieben. Sie ist all dem nicht gewachsen – all diesen Lügen und Manipulationen. Und sie wird Ihnen auch nicht davon erzählen, dass Lynn sie berührt. Sie weiß, dass Lynn sie umbringen würde. Sie hat Ihnen nichts von ihrer Mutter erzählt, oder? Nein. Wie konnten Sie auch erwarten, dass sie etwas sagen würde?"

Die Beraterin war überrascht, versuchte aber, es sich nicht anmerken zu lassen. Die unerwartete Behauptung des Vaters über die Mutter verkomplizierte fraglos die Einschätzung dieses Falls für das Gericht. Sagte er die Wahrheit? Hatte diese Mutter tatsächlich falsche Anschuldigungen erhoben, um ihren eigenen Missbrauch des Kindes zu vertuschen? Das schien höchst unwahrscheinlich zu sein, denn dazu wäre eine besonders besorgniserregende Art der Kaltblütigkeit nötig.

„Das sind sehr schwerwiegende Behauptungen, Perry", sagte sie.

„Ich wusste, dass Sie mir nicht glauben würden. Warum sollten Sie? Niemand glaubt mir. Aber es ist egal, was andere denken, ich werde Ashley nicht im Stich lassen. Ich schließe die Augen, sehe ihr wunderschönes kleines Gesicht und weiß, dass ich sie nicht dieser … dieser kranken Frau überlassen darf. Meine Frau lügt, wenn sie den Mund aufmacht. Sie ist so gut darin, dass es schon unheimlich ist. Aber ich werde für meine Tochter kämpfen. Ich will, dass Ashley weiß, dass sie … dass sie nicht allein ist."

Er sah die Beraterin jetzt direkt an und seine Augen füllten sich mit Tränen.

Die Unterhaltung ging noch eine Dreiviertelstunde so weiter, und Terry beobachtete, dass die Beraterin für die Vorstellung, dass seine Ex-Frau die eigentliche Täterin sein könnte, immer offener wurde, je mehr er über seine Tochter redete und weinte. Er hatte angenommen, die Beraterin würde eine Art psychologischen Test mit ihm durchführen, doch das tat sie nicht. Nachdem er das Büro verlassen hatte, gratulierte er sich dazu, seine Sache gut gemacht zu haben. Depressionen vorzutäuschen und unentwegt auf den Boden zu starren, war eine gute Idee gewesen.

In Wirklichkeit war Lynn eine ausgesprochen gute Mutter. Ashley war ihr Leben und Lynn beschützte sie mit letzter Kraft und ihrem letzten Dollar. Er konnte sich Lynns Verblüffung und Entsetzen vorstellen, wenn sie herausfand, dass er sie beschuldigt hatte, Ashley sexuell zu missbrauchen – was ein besonders ergötzlicher Gedanke war. Dass jemand so etwas von ihr glauben könnte, wäre das Schlimmste, was Lynn sich vorstellen konnte. Wenn die Beraterin darauf hereinfiel, würde das Gericht vielleicht sogar sagen, dass Lynns Zeit mit Ashley unter Beaufsichtigung gestellt werden müsse. Das wäre ein unerträglicher Gedanke für eine Mutter wie sie. Er wollte das Kind gar nicht die Hälfte der Zeit bei sich haben, doch zu sehen, wie Lynn sich wand, war den Ärger wert. Nach einer Weile würde er genug von dem Kind haben und es zurückgeben – bis Lynn schließlich einen festen Freund fand. Dann würde seine tiefe Besorgnis über ihre Pädophilie plötzlich wieder zurückkehren.

Je mehr er über das Sorgerechtsverfahren nachdachte, desto klarer wurde ihm, dass er nicht mehr so viel Spaß gehabt hatte, seit er im Alter von elf dem Dackel seiner Mutter die kurzen, dicken Beine zusammengebunden und ihn hatte kämpfen sehen. Das Ding hatte geheult, als gäbe es kein Morgen, und sich so fest hin und her geworfen, dass es blutige Seilspuren an den Beinen hatte. Was für ein Wahnsinnsspaß war es gewesen, dieses dumme Vieh etwas so Lächerliches tun zu lassen. Seine Mutter hatte ihn nie verdächtigt. Sie glaubte, er liebe den Hund.

Es war dumm von Lynn, zu denken, sie könne ihn in diesem Spiel schlagen.

Soziopathie und Sorgerechtsentscheidungen

Sind Soziopathen schlechte Eltern?

Diese Frage zu stellen, scheint absurd zu sein. Jeder, der auch nur ein bisschen über die Verantwortungslosigkeit, Lieblosigkeit und Grausamkeit eines Soziopathen wie Perry weiß, könnte sie ohne lange zu überlegen beantworten. Doch seltsamerweise scheint man in unserer Gesellschaft davon auszugehen, dass gewissenlose Menschen völlig akzeptable Eltern abgeben. Die Leute glauben, dass „Soziopath" ähnlich wie „Penner" oder „Widerling" nur ein weiterer Schimpfname ist, mit dem verbitterte Ex-Ehepartner um sich werfen. Unsere Gesellschaft und unser Rechtssystem betrachtet Leute, die darauf bestehen, diese Frage zu stellen, einfach nur als lästig und in manchen Fällen verrückt.

Ich erhalte zu diesem Thema viele Briefe von den erwachsenen Kindern soziopathischer Eltern, und all diese Briefe beantworten, wie sich erahnen lässt, die von mir gestellte Frage – *Sind Soziopathen schlechte Eltern?* – mit einem überwältigenden *Ja, das sind sie.* Soziopathen neigen dazu, das Leben der Kinder, die ihrer Kontrolle unterstehen, zu zerstören, und die Folgen können weit bis ins Erwachsenenalter hineinreichen.

Mein Vater hat einfach kein Gewissen. Ich habe lange gebraucht, dies zu verstehen. Ich bin 29, habe mich schon lange aus seinen Fängen befreit, leide aber immer noch. Meine Eltern ließen sich scheiden, als ich noch klein war. Das gemeinsame Sorgerecht bedeutete, dass ich jedes zweite Wochenende zu meinem Vater gehen musste. Fünf Jahre lang missbrauchte er mich sexuell. Als ich auf die Highschool kam, verließ ich eines Tages einfach sein Haus und kehrte nie wieder dorthin zurück.

Es fällt mir immer noch schwer, jemandem zu vertrauen. Ich leide unter Depressionen und habe Panikattacken. Und Tag für Tag quält mich diese eine Frage: Wie wäre ich heute, wenn jemand ihn daran gehindert hätte, mir dies anzutun? Warum lassen wir Menschen wie ihn überhaupt in die Nähe von Kindern?

In der Tat, warum tun wir das? Zum einen, weil die Skrupellosen gut darin sind, wie jeder andere auszusehen, also quasi unsichtbar zu sein und selbst ihre ungeheuerlichsten Aktivitäten unter dem gesetzlichen und sozialen Radar zu halten. Zum anderen, weil Soziopathen ihre Aufmerksamkeit oft auf die „leichten Ziele", die Wehrlosen und Sprachlosen, richten. Und wer könnte ein leichteres Ziel sein als die eigenen kleinen Kinder?

Doch hier geht noch etwas anderes vor sich. Die natürlichen Fähigkeiten des Soziopathen machen nur einen Teil seiner Macht aus. Die restliche Macht stammt von uns als Gesellschaft. Wie die Beraterin, die Perry befragte, wollen wir unbedingt die Unschuldigen beschützen, allen voran Kinder, beschützen aber, ohne uns dessen bewusst zu sein, nur allzu oft deren Peiniger. Als Gesellschaft wollen wir das Richtige tun, doch dank überholter Verfahren und Fehlvorstellungen in Bezug auf die Gewissenlosen verschlimmern wir oft die Lage nur noch.

Ich glaube, dass die meisten von uns die Aktivitäten, die im folgenden Bericht beschrieben werden, für unmoralisch, kriminell, ja, für die Art von Verhaltensweisen halten würden, vor denen unser Rechtssystem kleine Kinder auf jeden Fall würde schützen wollen. Doch das ist nicht geschehen. Stattdessen hat das Rechtssystem, so wie in viel zu vielen anderen Fällen, sowohl den normalen (nichtsoziopathischen) Elternteil als auch die Kinder im Stich gelassen.

Es heißt, dass Kinder während einer Scheidung am meisten leiden, und das gilt in noch viel höherem Maße, wenn man einen Ehemann wie meinen hat. Drei Jahre nach unserer Trennung versuchen meine Kinder und ich noch immer fertigzuwerden mit dem, was er uns angetan hat.

Ich lernte David kennen, als er im ersten Jahr Jura studierte. Ich arbeitete in Teilzeit als Kellnerin in einer Bar in der Nähe der juristischen Fakultät und David flirtete und scherzte mit mir bis tief in die Nacht. Nachdem wir eine Weile lang miteinander gegangen waren, sagte er mir, dass er meine Familie viel mehr möge als seine eigene wohlhabende Familie. Er sagte, seine Eltern hätten ihn immer ignoriert, schon als kleines Kind.

David war irgendwann völlig besessen von mir, rief mich ständig an und wollte jede Nacht bei mir sein. Wir heirateten, während er noch studierte, und ich hatte zwei Jobs, um sein Studium mitzufinanzieren. Er behauptete, seine Eltern würden ihm keinen Cent geben. Als er schließlich mit dem Studium fertig war, hatten wir eine Tochter und einen Sohn.

David arbeitete in einer örtlichen Anwaltskanzlei, als er ein Angebot von einer Firma drei Autostunden entfernt erhielt. Ich wollte nicht so weit weg von meinen Eltern sein. Sie waren mir eine große Hilfe mit den Kindern. Die Beziehung war schon eine Weile lang nicht gut gelaufen, und ich fragte David, ob er glaube, dass wir noch eine gemeinsame Zukunft hätten. Er nahm mich in die Arme und sagte, ich würde immer die Einzige für ihn sein. Erst später wurde mir klar, dass er die Kinder nicht erwähnt hatte. Mich beschlich das Gefühl, dass er mir etwas vorspielte. Er hatte keine echten Gefühle für mich.

Mit unserer Beziehung ging es noch weiter bergab und ich machte mir Sorgen. David war geschäftlich viel unterwegs und wir redeten kaum miteinander. Trotzdem bekamen wir ein drittes Kind. Ich empfand es als Belastung, die Verantwortung für drei kleine Kinder zu haben. Dann klopfte eines Tages eine Frau an die Tür und sagte mir, dass der neue Teppichboden am nächsten Tag gelegt werde. Als ich ihr erklärte, dass wir keinen neuen Teppichboden bestellt hätten, erwähnte sie David namentlich und sagte, er habe den Auftrag dazu gegeben. Sie sagte, sie müsse sich im Haus umsehen, maß jedoch nichts aus und bat mich auch nicht, etwas zu unterzeichnen. Schließlich nickte sie nur und ging ohne ein Wort. Als ich David anrief, meinte er, es müsse ein Schwindel gewesen sein und ich solle die Sache vergessen.

Ein Jahr später tauchte dieselbe Frau wieder auf. Sie hatte zwei riesige Koffer dabei und warf sie auf den Wohnzimmerboden, bevor sie wieder hinausstürmte. Meine Kinder hatten gerade Freunde zum Spielen da und bekamen ein bisschen Angst. Dann ließ sie die Bombe platzen: Sie kam wieder rein mit einem Baby auf dem Arm und sagte, dass David der Vater sei! David erklärte mir, es sei ein Streich von jemandem in seiner Firma, ein Running Gag. Ich versuchte, ihm zu glauben, konnte den Gedanken, dass mein Mann zu so etwas fähig war, nicht ertragen. Wenige Wochen später erhielt ich einen Anruf von einer Sekretärin seines Büros, die vor Kurzem die Firma verlassen hatte. Sie erzählte mir, dass sie ihn oft am Telefon total verliebt mit einer Frau mit einem anderen Namen als meinem habe sprechen hören. Da reichte es mir. Ich wusste, dass ich die Scheidung einreichen musste. David wurde wütend, als ich es erwähnte, packte eine Tasche und ging.

Nachdem ich mir einen Anwalt genommen hatte, fand ich heraus, dass er, wenn er angeblich auf „Geschäftsreise" gewesen war, Zeit mit dieser anderen Frau verbracht hatte. Er hatte Tausende Dollar für sie ausgegeben. Es war ihm egal, woher das Geld kam. Eines Tages versuchte ich, am Bankautomaten Geld von unserem gemeinsamen Konto abzuheben und stellte fest, dass nichts mehr drauf war!

Ich glaube, das Schwerste, was ich je tun musste, war, den Kindern zu sagen, dass ihr Vater und ich uns scheiden lassen würden. Als ich David wissen ließ, dass ich es ihnen gesagt hatte, heulte er wie ein Baby. Dann redete er mit den Kindern und sie waren offensichtlich verwirrt. Ich kann mir vorstellen, welche Lügen er ihnen erzählt hat. Ich bin mir sicher, dass er allein mir die Schuld gab.

David zog zu der anderen Frau und ihrem gemeinsamen Sohn. Doch bevor die Scheidung rechtskräftig wurde, fuhr er in unserer Nachbarschaft herum und stalkte uns quasi. Ich fand heraus, dass er mich bei den Nachbarn schlechtmachte und ihnen erzählte, dass ich ihn betrogen hätte.

Ich dachte, nach der Scheidung würde sich alles beruhigen, doch David versuchte ständig, die Kinder gegen mich aufzubringen. Es war sehr anstrengend für sie. Natürlich hatte mein Mann ein Besuchsrecht. Ich konnte es nicht verhindern, denn psychischer Missbrauch galt dort, wo ich lebe, nicht als ausreichender Grund, um den Kontakt zu verwehren; es musste physischer oder sexueller Missbrauch sein. Ich wusste, dass die Besuche den Kindern emotionalen Schaden zufügten. Meine 15-jährige Tochter Olivia hörte etwa ein Jahr nach der Scheidung auf, ihn zu besuchen. David kämpfte darum, das Besuchsrecht zu behalten, aber ein Sozialarbeiter schlug sich auf Olivias Seite. Davids Reaktion war die, Olivia als meine Verbündete und damit als seine Feindin zu betrachten. Meine Tochter brach eines Tages in Tränen aus, nachdem er ihr am Telefon Vorhaltungen gemacht hatte.

Die Scheidung war zwar rechtskräftig, aber der emotionale Stress für die Kinder ging weiter. Wenigstens Olivia war es möglich, den Kontakt mit ihm zu meiden. Claire und Jason, die neun und zwölf Jahre alt waren, hatten nicht so viel Glück. Sie galten als zu jung, um sich ein Urteil über die Besuche zu bilden, sodass mein Ex immer noch Zeit mit ihnen verbringen durfte. Einmal nahm er sie mit zu einem Strandausflug. Ich hatte versucht, dies zu verhindern, und selbst Claires Therapeutin sagte, es sei keine gute Idee. David ignorierte den Rat der Therapeutin, versprach mir aber, dass seine Freundin und ihr Sohn nicht dabei sein würden. Natürlich kamen sie beide mit. Mein Ex und diese Frau knutschten am Strand miteinander, direkt vor den Kindern. Sie ließen die Kinder sogar das Abendessen zubereiten, während sie Cocktails tranken und halb nackt auf der Veranda des gemieteten Cottages herumtanzten.

Meine Kinder kamen von diesen Besuchen oft zitternd nach Hause. Sie sprachen fast nie darüber, was passiert war. Der Stress nahm zu und forderte seinen Tribut. Claire wurde magersüchtig und musste ins Krankenhaus eingewiesen werden. Jason zog sich fast rund um die Uhr in die Welt der Videospiele zurück.

Ich weiß, dass der Stress mit David negative Auswirkungen auf mich als Mutter gehabt hat, aber ich habe mein Bestes versucht. Seit der Scheidung sind nun drei Jahre vergangen und Olivia geht es relativ gut. Sie ist auf dem College und geht einmal pro Woche zum dortigen Psychologen. Claires Gewicht schwankt ständig hin und her. Sie ist bei einer Therapeutin, die sich auf Essstörungen spezialisiert hat, sowie bei einem normalen Therapeuten in Behandlung. Am meisten Sorgen mache ich mir um Jason. Er spielt die ganze Nacht seine Computerspiele und seine Noten leiden darunter. Ich scheine nicht an ihn herankommen zu können. Mit Ausnahme von Olivia fragen mich meine Kinder von Zeit zu Zeit noch immer, warum ich nicht versuche, mich mit Daddy zu versöhnen. Ich weiß, dass David nie aufgehört hat, ihnen Lügen über mich aufzutischen. Er erzählt ihnen, wie leid es ihm tut, dass Mommy die Familie zerstört hat, dass Mommy nicht glaubt, dass sie es verdienen, einen Dad zu haben. Dann zieht er bei den Nachbarn seine Reueshow ab. Er sagt, dass er einen Fehler gemacht hat und alles wiedergutmachen möchte, dass ich ihn jedoch unfairerweise abgewiesen hätte.

So außergewöhnlich diese Geschichte klingen mag, es gibt viele andere Menschen, die sich in ähnlichen Situationen befinden. Von den Briefen, die ich seit der Veröffentlichung von *Der Soziopath von nebenan* erhalten habe, ist der bei Weitem dickste Ordner derjenige, der Geschichten über Rechtsstreitigkeiten enthält. Die meisten dieser Briefe beschreiben das, was ich als „soziopathische Sorgerechtsspiele" bezeichne, bei denen die Skrupellosen das Rechtssystem nutzen, als sei es ein praktisches Instrumentarium, um andere Menschen zu manipulieren und zu kontrollieren.

Die meisten soziopathischen Spiele ums Sorgerecht folgen einem Muster. Erstens erkennt der soziopathische Ehepartner, dass das Beantragen des Sorgerechts extrem befriedigend ist, obwohl er oder sie sich nicht um die Kinder kümmern kann und wahrscheinlich auch gar nicht den echten Wunsch verspüren wird, sie zu erziehen, nachdem der Rausch des Gewinnens verflogen ist. Dieses Spiel ist für ihn unterhaltsam, weil er ausgesprochen gerne spielt und gut darin ist. Die Befriedigung wird noch verstärkt, wenn er entdeckt, dass der andere sich bei dem verzweifelten Versuch, die Kinder zu retten, ein Bein ausreißt. Die Partnerin oder Ex-Partnerin dazu zu bringen, dies zu tun, verstärkt das Gefühl des Soziopathen, die Kontrolle zu haben, etwas, was für ihn von zentraler Bedeutung ist.

Zweitens versäumt das Rechtssystem, das zu tun, was es tun soll: die Kinder schützen. Es lässt sich von der Gerissenheit des Soziopathen, von seinen schamlosen Lügen, seinen hemmungslosen Manipulationen und seiner Fähigkeit, sich als die verletzte Partei darzustellen, hinters Licht führen und benutzen. Außerdem versteht das System – tragischerweise – oft nicht, welch ernster Gefahr die Kinder ausgesetzt sind.

Drittens wird der nichtsoziopathische Elternteil zunehmend panisch, da ein inakzeptables Schicksal für die Kinder immer wahrscheinlicher wird. Die Verzweiflung dieses Elternteils, der die Kinder wirklich liebt, wirkt auf die Staatsanwälte, das Gericht und manchmal sogar Freunde und Familie „hysterisch", und eben diese „Hysterie" ist dann der Beweis dafür, dass er als Erziehungsberechtigter untauglich ist. Der normale, liebende Elternteil wird persönlicher und finanzieller Ressourcen beraubt, kommt sich dumm und verrückt vor und fühlt sich allein. Dennoch macht die Liebe zu den Kindern es ihm unmöglich, aufzugeben, und so versucht er immer weiter, sie zu retten, oft viele Jahre lang.

Wenn der Soziopath über mehr finanzielle Ressourcen verfügt als der liebende Elternteil, können seine rechtlichen Manipulationen noch verheerender sein, wie das folgende Beispiel eines Sorgerechtsspiels zeigt.

Dass ich überhaupt mit Michael zusammenkam, kommt mir heute ein bisschen verrückt vor. Ich war erst neunzehn, als ich ihn kennenlernte, und er war Mitte dreißig. Es war der Sommer nach meinem ersten Studienjahr am College, und ich arbeitete in einem Tages-Feriencamp, das seine beiden Kinder besuchten. Michael kam immer, um sie abzuholen, und flachste dann mit mir herum. Nachdem wir ein paar Wochen lang irgendwie miteinander geflirtet hatten, bat er mich um ein Date, wobei er mir versicherte, dass dies okay sei: Er sei geschieden. Der Altersunterschied schreckte mich ab und ich sagte Nein. Doch das akzeptierte er nicht. Er war inzwischen besessen von mir. Als ich in jenem Herbst eines Tages über den Campus zu meinem Biologiekurs ging, tauchte er plötzlich vor mir auf. Es war so romantisch. Er hatte eine kleine Einzimmerwohnung in der Stadt gemietet und schon bald verbrachte ich die meisten Nächte dort. Die Flitterwochen waren jedoch ziemlich schnell vorbei. Er verlangte, bis auf die Minute über meinen täglichen Stundenplan informiert zu werden, und rastete aus, wenn ich nicht sofort nach meinem letzten Kurs zu ihm in die Wohnung kam. Er war oft bekifft, wenn ich zurückkam. Die leeren Alkoholflaschen stapelten sich und in der Wohnung hing immer eine Dunstwolke aus Marihuanarauch. [Um diesen Aspekt der Geschichte richtig einzuordnen: Die American Medical Association schätzt, dass bis zu 75 Prozent der Soziopathen alkoholabhängig sind und 50 Prozent andere Drogen konsumieren.]

Ich konnte mich irgendwie nicht dagegen wehren, dass Michael mich so stark in Beschlag nahm. Zu studieren wurde nahezu unmöglich und ich flog schließlich vom College. Meine Eltern waren wütend und sagten, dass ich einen Kredit aufnehmen müsse, wenn ich je wieder dorthin zurückwolle. Ich hätte Michael vermutlich verlassen sollen, aber ich dachte, ich sei verliebt, und versuchte, die Probleme vor mir selbst herunterzuspielen. Und ich hatte wenig eigene finanzielle Ressourcen.

Michael war wütend, als das Collegejahr vorbei war und ich beschloss, wieder nach Hause zu meinen Eltern zu gehen und mein Leben in Ordnung zu bringen. Er zog wieder um, in eine kleine Wohnung über einem Laden in meiner Heimatstadt. Ich bekam einen Job in einer Drogerie vor Ort, doch Michael fand es bald heraus und tauchte ständig dort auf. Er spazierte durch die Gänge, bis der Manager ihm schließlich sagte, er sei in diesem Laden nicht länger willkommen.

Unterdessen verriet mir ein Schwangerschaftstest, was ich befürchtet hatte. Ich erzählte Michael davon und es machte ihn wütend. Ich wusste, dass ich nicht abtreiben konnte. Ich bin streng katholisch und ein solcher Schritt kam für mich überhaupt nicht infrage. Doch ich konnte meinen Eltern nicht mehr unter die

Augen treten, sodass ich wieder bei Michael einzog. Er setzte mich unter Druck, die Schwangerschaft abzubrechen, aber das tat ich nicht. Ich redete mir ein, dass er ein guter Vater sein würde – ich hatte ihn ja als solchen mit seinen anderen Kindern erlebt – und dass wir heiraten würden. Doch er trank jetzt mehr denn je. Er warf Gläser gegen die Wand und schlug mich manchmal richtig fest. Einmal schlug er mich sogar zusammen, weinte dann aber wie ein Baby, weil er dachte, dass er mich vielleicht verletzt hatte. Danach verhielt er sich mir gegenüber eine Weile lang besser, bis zur Geburt des Babys. Dann verwehrte er meinen Eltern, das Baby zu sehen. Als ich damit drohte, ihn zu verlassen, erklärte er mir, dass er die Polizei rufen und ihr sagen würde, dass ich meine Tochter misshandele. Er versuchte tatsächlich, eine einstweilige Verfügung gegen mich zu erwirken. Für kurze Zeit hatte er das alleinige Sorgerecht für meine Tochter, weil er sich in Rechtsangelegenheiten auskannte und viel mehr Geld zur Verfügung hatte als ich. Ich hatte, wie es hieß, nicht genügend Mittel, um für ein Kind zu sorgen, und war gezwungen, mich einer Beurteilung durch einen Sozialarbeiter und anschließend durch einen Psychiater zu unterziehen. Der Stress war gewaltig. Schließlich bekam ich mein Kind zurück, doch das Rechtssystem machte es mir nicht leicht.

Meine Tochter ist jetzt fünf Jahre alt, und Michael hört nicht auf, Chaos zu stiften. Ich möchte mich einfach nur vollständig von ihm befreien, aber er versucht immer wieder, mich zu zwingen, ihm das Kind zu überlassen. Von meinen Eltern kann ich nicht viel Hilfe erhalten, denn mein Vater ist arbeitsunfähig geworden. Außerdem hat er es mir nie verziehen, dass ich ein uneheliches Kind bekommen habe. Ich frage mich manchmal, ob Michael sich gegenüber seiner vorherigen Familie genauso verhalten hat. Vielleicht hat er versucht, auch für diese Kinder das Sorgerecht zu erschleichen. Ich weiß nicht, ob ich mich je davon erholen werde, was er mir angetan hat. Bei mir wurde eine posttraumatische Belastungsstörung diagnostiziert.

Diese Geschichte, in der einem gewalttätigen Vater das alleinige Sorgerecht für ein minderjähriges Kind zugesprochen wird, sollte eine seltene Ausnahme innerhalb unseres Rechtssystems bilden, doch sie spiegelt die Norm wider. Die American Psychological Association hat festgestellt, dass gewalttätige Eltern eher das alleinige Sorgerecht beantragen als nicht gewalttätige, und die American Judges Foundation berichtet, dass es fast 70 Prozent der Antragsteller gelingt, das alleinige Sorgerecht zu erhalten. Diese Statistiken erstaunen die meisten Menschen – das heißt Menschen, die es noch nicht bei Gericht mit einem Soziopathen zu tun hatten.

Wie ist dies nur möglich? Warum verhalten wir uns auf eine Weise, die in diametralem Gegensatz zum Kindesinteresse steht und genau das Gegenteil von dem bewirkt, was wir beabsichtigen? Dies liegt zum Teil daran, dass das „Sorgerechtsspiel" den Soziopathen unbeabsichtigt begünstigt. Amerikanische

Gerichte gehen von der Annahme aus, dass dem Kindeswohl am besten durch ein gemeinsames Sorgerecht gedient ist, und sie messen diesem Grundsatz oft mehr Gewicht bei als der vernünftigen Beobachtung, dass manche Eltern in psychischer wie auch physischer Hinsicht eine zu große Gefahr darstellen, um überhaupt ein Sorgerecht zu erhalten. Der Standpunkt, dass zwei Elternteile besser sind als einer, wenn beide Eltern ein Gewissen und die normale Fähigkeit zu lieben besitzen, lässt sich zwar durchaus vertreten, doch diese Formel funktioniert nicht, wenn nicht untersucht wird, ob es bei den Elternteilen eine Vorgeschichte in puncto Missbrauch, häusliche Gewalt oder anderer antisozialer Verhaltensweisen gibt [1].

Ein anderes leichtes Schlupfloch, das der Soziopath ausnutzen kann, hat mit dem „Prinzip vom freundlichen Elternteil" zu tun. Demnach wird demjenigen Elternteil, von dem man annimmt, dass er eher eine Beziehung zwischen dem Kind und dem anderen Elternteil fördert, auch eher das Sorgerecht zugesprochen. In der von Wut und Rachegefühlen bestimmten Atmosphäre, die oft während Scheidungsverfahren herrscht, kann der Versuch, die Kinder zu „bekommen", leicht für einen oder auch beide Elternteile zur Möglichkeit werden, ihrer Wut Ausdruck zu verleihen und sich zu rächen. Das Prinzip vom freundlichen Elternteil wurde entworfen, um die Kinder in Scheidung lebender Paare davor zu bewahren, zur Beute eines Scheidungskriegs zu werden. Leider ist dieses Prinzip zu einer weiteren Taktik geworden, die der Soziopath nutzt, um dem anderen Elternteil Furcht einzujagen, das Rechtssystem zu manipulieren und das „Spiel" zu gewinnen. Der Soziopath versetzt den anderen Elternteil in Angst in Bezug auf die Zukunft der Kinder – sodass dieser „hysterisch" wird und ihm bei Gericht zunehmend Vorwürfe macht –, während er selbst ruhig bleibt (soziopathisch ruhig) und damit dem Richter seine „Freundlichkeit" demonstriert.

Das Prinzip vom freundlichen Elternteil entstand aufgrund der Besorgnis des Gerichts über die „Eltern-Kind-Entfremdung", den Prozess, durch den ein Elternteil die Beziehung zwischen dem Kind und dem anderen Elternteil psychisch vergiftet. Leider führt das Konzept der Eltern-Kind-Entfremdung dazu, dass das Gericht davon ausgeht, die negativen Gefühle des Kindes würden nicht der Wirklichkeit entsprechen. (Sie erinnern sich vielleicht, dass die Gerichtsberaterin in dem zu Beginn dieses Kapitels beschriebenen Fall schließlich die Version der Realität akzeptierte, die Perry, der soziopathische Vater, ihr präsentierte, statt die Version seiner Tochter Ashley.) Diese Annahme ignoriert das Verhalten des misshandelnden Elternteils und verschleiert die einfache Tatsache, dass es vielleicht ebendieser Täter war, der die Gefühle des Kindes vergiftet hat, indem er den anderen Elternteil eingeschüchtert und erniedrigt hat und in vielen Fällen nicht nur ihm gegenüber, sondern auch

gegenüber dem verständlicherweise entfremdeten Kind gewalttätig geworden ist.

Insgesamt kann man sagen: Wann immer die Gerichte versucht haben, ein
modernes salomonisches Schwert zu formen – ein Leitprinzip, das ihnen hilft,
kluge Sorgerechtsentscheidungen zu treffen –, haben die Soziopathen ihnen
gewaltsam die Klinge entrissen und sie verwendet, um liebende Elternteile zu
quälen und zu kontrollieren. Gott sei Dank sind die „Lösung", ein gemeinsames Sorgerecht zu gewähren, das Konzept der Eltern-Kind-
Entfremdung und das Prinzip vom freundlichen Elternteil relativ neue Konzepte, die vielleicht irgendwann modifiziert oder einfach wieder fallen
gelassen werden.

Das moderne Sorgerecht ist bereits mehrmals reformiert worden. Bis zur
Mitte des 20. Jahrhunderts hatte sich im Fallrecht der gerichtliche Trend
durchgesetzt, Mütter bei Sorgerechtsstreits zu bevorzugen, was in der Gesetz-
gebung vieler Bundesstaaten festgeschrieben wurde. Zu Beginn der 1970er-
Jahre fand dann ein großer Wandel statt. Die meisten Staaten verabschiedeten
nun Gesetze, die Müttern und Vätern den gleichen Sorgerechtsstatus ver-
liehen und dem gemeinsamen Sorgerecht Vorrang einräumten, ein Trend, der
bis heute anhält. Gleichzeitig übernahmen die Gerichte eine aktive Rolle bei
der Kontrolle des elterlichen Verhaltens. Gegen Ende des 20. Jahrhunderts
begannen die Richter – überfordert durch die ständig steigende Zahl der
Scheidungsfälle und das Fehlen wissensbasierter Regeln für Sorgerechtsentscheidungen, wenn das Sorgerecht angefochten wurde –, auf die Handlungs-
empfehlungen von Verhaltenswissenschaftlern und Fachkräften für psychische Gesundheit zu bauen. Das Maß an Einfluss dieser nicht im Rechtswesen
tätigen Experten, deren Einbeziehung eine noch immer relativ neue Praktik
bildet, ist im 21. Jahrhundert Gegenstand heftiger Debatten. Es bleibt abzu-
warten, ob die Fachkräfte für psychische Gesundheit Tools und Richtlinien
für Sorgerechtsentscheidungen finden werden, die von den Soziopathen nicht
so einfach zu vereinnahmen sind, wie es bei den existierenden Richtlinien der
Fall ist.

Informieren Sie Ihren Anwalt

Unser Rechtssystem wurde entwickelt, um sich mit dem Konzept der Gerechtigkeit sowie Fragen des Rechts und des Rechtsbruchs zu befassen. Es
wurde nicht entworfen, um der Soziopathie entgegenzutreten, die bei der
Vorstellung von Objektivität die Augen verdreht und Regeln nicht so sehr
bricht als vielmehr beugt und untergräbt, mit „Extrapunkten" dafür, das

Rechtssystem clever zu missbrauchen. Im besten Fall nimmt unser System verwickelte Angelegenheiten von Richtig und Falsch in Angriff, während die Soziopathie sich nur mit Gewinnen versus Verlieren befasst.

Sieben zusammenhängende Aspekte unseres Rechtssystems verschaffen dem Soziopathen bei Sorgerechtsentscheidungen und in den meisten anderen Rechtsdomänen tendenziell einen Vorteil:

1. Zu Beginn jedes Gerichtsverfahrens setzt unser Rechtssystem darauf, dass Menschen, die unter Eid stehen, nicht lügen, zumindest nicht ohne erhebliches Unbehagen – doch mit eiskalter Gelassenheit zu täuschen, ist ein Kennzeichen der Soziopathie.

2. Unser Rechtssystem versucht, die Schuldigen von den Unschuldigen mithilfe der Gesetze des Landes zu trennen, doch wie wir gesehen haben, lernen intelligente Soziopathen es oft, Situationen zu manipulieren und Menschen zu quälen, ohne diese Gesetze völlig zu brechen oder zumindest, ohne verwertbare Beweise dafür zu hinterlassen. Sie arbeiten unter dem Radar. Die daraus resultierenden Grenzen des Systems werfen ein Schlaglicht auf den Unterschied zwischen der strafrechtlichen Verfolgung des Gesetzesbrechers und der des „moralischen Kriminellen", der „nur" gegen moralische Verhaltensregeln und menschlichen Anstand verstößt.

3. Das Rechtssystem kann durchaus als Spiel betrachtet und erfolgreich als solches benutzt werden, vor allem von jemandem, dessen Leben darauf ausgerichtet ist, Spiele zu gewinnen, und dessen Interesse an anderen Menschen allein in ihrer Nützlichkeit als Spielfiguren besteht. Doch es gibt keine Regularien dafür, wie man ein solches Verhalten kontrollieren oder auch nur erkennen kann.

4. Die Bewertung psychischer Erkrankungen durch das Rechtswesen birgt das Risiko, dass die Diagnose Soziopathie am Ende des Tages dem Kriminellen mehr Vorteile bringt als der Gesellschaft. Bestes Beispiel für dieses Risiko: Könnte die „psychische Erkrankung" des Soziopathen, sein fehlendes Gewissen, schließlich dazu genutzt werden, auf Unzurechnungsfähigkeit zu plädieren, um eine Gefängnisstrafe zu vermeiden? Kurz gesagt: Könnte die Diagnose vor Gericht für eine Strafminderung genutzt werden? Aufgrund der jüngsten Erkenntnisse dazu, wie sich das soziopathische Gehirn von einem normalen Gehirn unterscheidet, beginnen einige Rechtsexperten und Psychologen bereits, sich diese Frage zu stellen. Der Psychologe Adrian Raine von der University of Pennsylvania formuliert sie so: „Wenn Psychopathen ein moralisches Kernbewusstsein fehlt, wie die verringerte Aktivierung von [Hirn-]Regionen zeigt, die wichtig für die moralische Entscheidungsfindung sind, kann

man sie dann für ihr Handeln verantwortlich machen?" [2] (Entwicklungen in der Neurowissenschaft mit Relevanz für Ethik und Recht haben eine neue Disziplin namens „Neuroethik" hervorgebracht, doch dieses hybride Fachgebiet ist noch zu neu, um eine klare juristische Antwort auf Dr. Raines bedeutungsschwere Frage zu liefern.)

5. Unser Rechtssystem verlässt sich stark auf die Konzepte der Reue und Resozialisierung – und Soziopathen sind per definitionem nicht reumütig und können nie wirklich resozialisiert werden. Das Wesen des Soziopathen mit der derzeitigen juristischen Begründung für das Verhängen von Strafen unter einen Hut zu bringen, ist wahrscheinlich unmöglich.

6. Das System ist stolz auf seine Fähigkeit, objektiv zu sein. Egal ob ein Gericht den Charakter einer Person als gut oder schlecht einschätzt, seine Sichtweise ändert nichts an den „Tatsachen" oder dem Muster der „Tatsachen", die theoretisch für das System von alleinigem rechtserheblichem Belang sind. Das System wurde geschaffen, als wir noch viel geringere Bevölkerungszahlen hatten und das Erfordernis „völliger Objektivität" dadurch abgeschwächt wurde, dass wir in kleineren Gemeinschaften lebten, in denen in der Regel jeder, einschließlich des Rechtsberaters und des Richters, alle anderen samt ihren persönlichen Geschichten kannte. Antisoziale Eigenschaften ließen sich schwerer verbergen. In unserer heutigen übervölkerten Welt können Informationen über den Charakter einer Person weitgehend unbekannt sein und unberücksichtigt bleiben. Doch auf Informationen über den Charakter zu verzichten, führt nicht so sehr zu mehr Objektivität als vielmehr zu einer wenig sachkundigen Entscheidung, und bei einem Sorgerechtsstreit kann eine solche Entscheidung ein Kind ernsthaft gefährden.

7. Zusammenfassend lässt sich sagen, dass das moderne Rechtssystem sich an dem orientiert, was viele Entwicklungspsychologen als das „konventionelle Niveau der moralischen Entwicklung" bezeichnen, das dadurch gekennzeichnet ist, dass Regeln und Konventionen streng befolgt werden und die Angemessenheit oder Fairness einer Regel nicht infrage gestellt wird. Auf diesem noch nicht voll entwickelten psychologischen Niveau dreht sich die komplexe Frage des moralischen versus des unmoralischen Verhaltens lediglich darum, ob die geltenden Regeln befolgt oder gebrochen werden. Man könnte aber auch das System selbst als soziopathisch betrachten, und zwar insofern, als es den Regeln – dem „Spiel" – einen größeren Wert beimisst als den Menschen, und der Auffassung ist, dass die anderen menschlicheren Folgen nicht seine Sache sind, solange dem Spiel gedient und es geschützt wird. Egal unter welchem Blickwinkel wir es betrachten, dem

zynischen oder etwas weniger zynischen, unser Rechtssystem gewährt keine Chancengleichheit, was den Spielfähigkeiten des Soziopathen sehr entgegenkommt.

Viele Menschen fragen mich, wie sie es anstellen sollen, dem Gericht und sogar ihren eigenen Anwälten zu beweisen, dass ihr Gegner ein Soziopath ist. Außerdem werde ich oft nach Anwälten gefragt, die sich auf den Umgang mit Soziopathen „spezialisiert" haben. Der bei Weitem hilfreichste Rat, den ich geben kann, lautet: *Versuchen Sie nicht zu beweisen, dass Ihr Ehepartner sozio-pathisch ist.* Der Wunsch, dies zu tun, ist völlig verständlich, aber er wird Ihnen nicht dienlich sein. Die Gerichte sind derzeit nicht an dieser Diagnose interessiert, und Beweisen dafür nachzujagen, führt normalerweise dazu, dass Sie von dem Soziopathen in den Wahnsinn getrieben und besiegt werden. Selbst wenn die soziopathischen Neigungen eines Elternteils von einem externen Fachmann bewertet werden, wird das Gericht die Diagnose nicht richtig einordnen können, nicht empfänglich für sie sein und es vorziehen, sich mit den spezifischen Verhaltensweisen des Elternteils und deren nach-gewiesenen Auswirkungen auf das Kind zu beschäftigen. Eine psychiatrische Diagnose – *jede* psychiatrische Diagnose – lässt sich im Gerichtssaal zu ein-fach verdrehen, entstellen und entkräften. Dementsprechend gibt es so gut wie keine Anwälte, die auf die Soziopathie „spezialisiert" sind.

Nutzen Sie Ihre Energie stattdessen dafür, über die missbräuchlichen und gewalttätigen *Verhaltensweisen und Vorfälle*, die Sie beobachten oder von denen man Ihnen berichtet hat, Buch zu führen. Äußerst nützlich sind vor allem Polizeiakten zu Vorfällen häuslicher Gewalt, sofern diese existieren. Da diese Akten entscheidend für Ihren Erfolg bei Gericht sein können – und da das Wissen, dass Sie Beweise gesammelt haben, den Soziopathen höchst-wahrscheinlich erzürnen und möglicherweise zum Diebstahl inspirieren wird –, sollten Sie sie in einem kleinen Safe oder einer sicheren Schließkassette bei sich zu Hause aufbewahren. Und verraten Sie außer Ihrem Anwalt nie-mandem, wo Sie sie versteckt haben.

Benutzen Sie bei Gericht und auch bei den Gesprächen mit Ihrem Anwalt allgemeinverständliche Wörter wie *beleidigend, hinterlistig, manipulativ, ge-walttätig* und *grausam* statt soziopathisch. Beziehen Sie Protokolle über Mob-bing, Nötigung sowie Gewalthandlungen mit ein, die Sie und Ihre Kinder erlebt haben.

Besprechen Sie den folgenden Forschungsüberblick mit Ihrem Anwalt/Ihrer An-wältin, um ihn oder sie mit den sehr realen Risiken bekannt zu machen, denen Sie und Ihre Kinder ausgesetzt sind. In diesem Überblick kommt das

Wort Soziopath nicht vor. Sie werden feststellen, dass Ihr Anwalt und das Gericht Beschreibungen von Verhaltensweisen, die laut wissenschaftlichen Erkenntnissen schädliche Wirkungen auf Kinder haben, ein viel größeres Interesse entgegenbringen, wenn Sie Ihre Formulierungen einfach halten. Fachkräfte für psychische Gesundheit, Rechtsexperten und auch viele Nichtfachleute verstehen, dass Gewalt gegen Kinder Kindesmissbrauch darstellt und verheerende psychische Folgen hat, doch so gut wie niemand ist sich der Tatsache bewusst, dass *schon allein das Zusammenleben mit einem aggressiven Elternteil einem Kind psychischen Schaden zufügt.* Damit Ihr Anwalt Ihnen bei Ihrem Rechtsstreit helfen kann, müssen Sie ihn also mit der relevanten Forschung bekannt machen. Gehen Sie nicht davon aus, dass er diese Informationen bereits hat.

Forschungsüberblick über die Wirkungen von ehelicher Gewalt auf Kinder

Im Jahr 2002 erklärten Peter Jaffe, Nancy Lemon und Samantha Poisson, die Autoren von *Child Custody & Domestic Violence*, einem Grundlagentext ihres Fachgebietes: „In der Vergangenheit wurden Kinder als unversehrt betrachtet, wenn sie *selbst* nicht direkt missbraucht wurden. Doch immer mehr Untersuchungen in diesem Bereich zeigen, dass genau das Gegenteil der Fall ist. Forscher … haben eine Reihe von Verhaltens-, emotionalen und psychischen Schwierigkeiten identifiziert, die damit zusammenhängen, dass Kinder häuslicher Gewalt ausgesetzt sind. Im Allgemeinen legt diese Forschung nahe, dass das Miterleben von elterlicher Gewalt eine Form des psychischen Missbrauchs ist und schädliche Auswirkungen auf Kinder haben kann, *sowohl kurzfristig als auch ein Leben lang*" [3].

Die berühmten Entwicklungspsychologinnen Penelope Trickett und Cynthia Schellenbach liefern einen Überblick über 24 unabhängige Studien zu den Wirkungen ehelicher Gewalt auf Kinder [4]. Alle 24 stellten fest, *dass Kinder, die Zeuge ehelicher Gewalt wurden, unter schweren psychischen Störungen litten, die Kinder, die dieser Art von Gewalt nicht ausgesetzt waren, nicht aufwiesen.* Gayla Margolin, eine anerkannte Expertin auf diesem Gebiet, sagt, dass man aufgrund der ungewöhnlich einheitlichen Ergebnisse dieser Studien „zu dem Schluss kommen kann, dass es besonders heimtückisch ist, Zeuge von Gewalt zwischen den eigenen Eltern zu werden" [5].

Forschungsergebnisse zeigen, dass ein prügelnder Ehegatte seinen Partner im Durchschnitt dreimal pro Jahr angreift und dass man nicht von einer Wendung zum Besseren ausgehen sollte, nur weil es in jüngster Zeit keine Gewalt mehr gegeben hat. Zudem *legen prügelnde Ehegatten ihr gewalttätiges Verhalten in der Regel auch in ihren nachfolgenden Beziehungen nicht ab.*

In Child Custody & Domestic Violence berichten Jaffe, Lemon und Poisson, dass 58 Prozent der untersuchten prügelnden Ehegatten nach der Auflösung der vorhergehenden Beziehung gewalttätig gegenüber einem neuen Partner waren. Gewalttätige Ehepartner, so die Autoren, wenden in einer neuen Partnerschaft „möglicherweise auch weiterhin Gewalt an, wenn es keine sinnvolle Intervention oder Übernahme von Verantwortung gegeben hat … Die hohe Wahrscheinlichkeit fortgesetzter Gewalt führt dazu, dass Scheidungskinder nach wie vor Missbrauch ausgesetzt sind." Die Experten fügen dann hinzu, dass „einige Richter und Fachkräfte für psychische Gesundheit dazu neigen, eine erneute Bindung … als einen Indikator für Stabilität oder Reifung in diesen neuen Beziehungen zu sehen", doch traurigerweise wissen wir, dass eine Beziehung mit einer neuen Person auf nichts dergleichen hindeutet. In mehr als der Hälfte aller Fälle setzt sich die Gewalt, wenn es keine Intervention gibt, einfach fort.

Schlimmer noch: *Sehr wahrscheinlich wird ein Kind, das sich in der Obhut eines prügelnden Ehepartners befindet, zu einem weiteren Ziel der Gewalt werden.* Jaffe, Lemon und Poisson, die sich auf eine Prüfung von fast drei Dutzend unabhängigen Studien zum Zusammenhang zwischen dem Verprügeln des Partners und dem körperlichen Missbrauch von Kindern beziehen, betonen, dass alle untersuchten Studien von ähnlichen empirischen Erkenntnissen berichten: Zwischen 30 und 60 Prozent der Kinder mit einem Elternteil, das Ziel von Gewalt gewesen war, „wurden mit großer Wahrscheinlichkeit selbst misshandelt". Andere Untersuchungen ergaben sogar noch höhere Zahlen. In einem 1998 im *Journal of Family Psychology* veröffentlichten Bericht überprüften Anne Appel und George Holden, zwei weitere bekannte Experten, alle relevanten Studien aus den vergangenen zwanzig Jahren. Sie stellten fest, dass der Prozentsatz der Überlappungen zwischen dem Verprügeln von Ehepartnern und dem körperlichen Missbrauch von Kindern in Familien immer hoch war, ja, in manchen Studien 100 Prozent erreichte [6].

Trennung und Scheidung verbessern nicht unbedingt die Lage der Kinder, sondern können dazu führen, dass sie einer noch größeren Gefahr ausgesetzt sind, vom prügelnden Ehegatten ebenfalls körperlich misshandelt zu werden. So berichtet Barbara Hart, eine bekannte Expertin für Kinderschutzfragen: „Die Wahrscheinlichkeit, dass Kinder von einem prügelnden Ehegatten misshandelt werden, nimmt bei Auflösung der Ehe zu" [7]. Hart betont, dass der prügelnde Ehegatte nach der Trennung und Scheidung „vielleicht damit beginnt, das Kind zu missbrauchen und zu unterwerfen". Jaffe, Lemon und Poisson stimmen dem zu. Sie schreiben: „Viele Rechtsexperten und Fachkräfte für psychische Gesundheit nehmen naiverweise an, dass die Gewalt aufhört und die Probleme der Kinder Geschichte sind, sobald die Trennung

vollzogen wurde. Aus unserer Sicht, die auf unserer Erfahrung im Rechtssystem und unserer Kenntnis der wissenschaftlichen Literatur basiert, gefährdet diese Sichtweise die Sicherheit von … Kindern. Häusliche Gewalt ist
nicht nur relevant, sondern sollte auch ein grundlegender Gesichtspunkt bei
der Entscheidung sein, was nach der Scheidung das Beste für das Kind ist."

Angesichts der umfangreichen Forschung haben viele Organisationen eine
deutliche Empfehlung ausgesprochen: *Prügelnde Ehegatten sollten nicht das
alleinige oder gemeinsame Sorgerecht für minderjährige Kinder haben.* Der National Council of Juvenile and Family Court Judges befürwortet diese Empfehlung: „Um Stabilität und Kontinuität zu gewährleisten, sollten Kinder,
wann immer möglich, in der Obhut des unbescholtenen Elternteils (oder der
Elternteile) verbleiben" [8]. Zu den anderen Organisationen, die diese Politik – dass die Gewalttäter weder das alleinige noch das gemeinsame Sorgerecht für Kinder haben sollten – gutheißen, gehören die American Psychological Association und die American Bar Association, eine Vereinigung von
Rechtsanwälten, Richtern und Studenten der Rechtswissenschaften. Letztere
tut dies erstens, weil der Misshandler die Interessen des Kindes ignoriert, indem er dem anderen Elternteil Schaden zufügt, und zweitens, weil Misshandler mit hoher Wahrscheinlichkeit Kinder, die sich in ihrer Obhut befinden, als Mittel zur Kontrolle ihrer ehemaligen Gatten oder Partner nutzen
oder versuchen werden, aus ebendiesem Grund das Sorgerecht für ihre Kinder
zu bekommen.

Und 1990 verabschiedete der US-Kongress eine Resolution (House Cong-
ressional Resolution 172), in der es heißt: „Der Kongress ist der Auffassung,
dass zum Zwecke der Festlegung des Sorgerechts für Kinder glaubhafte Beweise für den körperlichen Missbrauch eines Ehegatten zu der gesetzlichen
Vermutung führen sollten, dass es schädlich für das Kind ist, wenn es in die
Obhut des gewalttätigen Ehegatten gegeben wird."

Was Sie selbst unabhängig vom Gericht tun können

Die alarmierend einheitlichen Forschungsergebnisse, die eindeutigen Empfehlungen sowohl der American Psychological Association als auch der American Bar Association und sogar eine Resolution des Kongresses haben noch
nicht zur Schaffung eines rationalen Systems für Sorgerechtsentscheidungen
in Familiengerichten geführt. Dies zeigen mitunter höchst erstaunliche Beispiele. 2009 vergewaltigte ein 20-Jähriger namens Jaime Melendez in Dedham,

Massachusetts, ein 14-jähriges Mädchen, das nach der Schule allein zu Hause war. Infolge der Vergewaltigung bekam das Mädchen ein Kind. Melendez bekannte sich der Unzucht mit einer Minderjährigen schuldig und ein Richter verurteilte ihn zu 16 Jahren auf Bewährung. Das Strafgericht verwies den Fall dann an das Familiengericht, das Melendez anwies, Kindesunterhalt in Höhe von 110 Dollar pro Woche zu zahlen, bis das kleine Mädchen erwachsen war. Melendez hatte zuvor keinerlei Interesse an dem Kind gezeigt, doch nachdem der Fall vors Familiengericht gebracht worden war, klagte er das Umgangsrecht ein, weil seine „Rechte als Vater" verletzt wurden, wie er behauptete. Er machte dem Vergewaltigungsopfer klar, dass er seine Klage zurückziehen würde, wenn er den Kindesunterhalt nicht länger bezahlen müsse. Ansonsten, so die unvorstellbare implizite Drohung, musste die junge Mutter damit rechnen, ihren Vergewaltiger jahrelang in ihrem Leben – und dem Leben ihrer Tochter – zu haben. Seine Forderung nach Vaterschaftsrechten zieht sich derzeit im Familiengericht hin.

Wendy Murphy, die Anwältin der Mutter, erklärte: „Man würde nie zu einem Menschen, der das Opfer [irgendeines anderen] Verbrechens geworden ist, sagen: ‚Tut uns leid, wir werden es zulassen, dass dieser Typ dein Leben weiterhin zerstört.'" Doch in 15 Staaten gibt es keine Gesetze, die einem Vergewaltiger explizit seine Elternrechte verwehren, und ohne derlei Gesetze hat ein Mann, der durch eine Vergewaltigung ein Kind zeugt, die gleichen Rechtsansprüche wie jeder andere Vater. Ein Vergewaltiger kann beim Familiengericht das Besuchs- oder Sorgerecht beantragen. Mütter werden gezwungen, dem Vergewaltiger an Besuchstagen ihre Kinder zu überlassen und mit ihm Themen wie die Wahl der Schule, das Ferienlager und die Glaubenszugehörigkeit zu besprechen.

Die Anwältin Rebecca Kiessling, die selbst ein Vergewaltigungskind ist und nun Opfer und deren Kinder vertritt, legt dar, dass das Beantragen des Besuchsrechts oder des gemeinsamen Sorgerechts es dem Vergewaltiger ermöglicht, das Opfer dafür zu bestrafen, dass es gegen ihn ausgesagt hat, und es so einzuschüchtern, dass es keine weiteren Schritte unternimmt. „Wie bei der Vergewaltigung geht es hier nur um Macht und Kontrolle", sagt Kiessling unverblümt.[1]

Die Zahl der Frauen und Kinder, die potenziell auf diese Weise kontrolliert werden können, ist nicht klein. In den USA gibt es jedes Jahr schätzungsweise 32.000 vergewaltigungsbedingte Schwangerschaften, und fast ein Drittel der schwangeren Opfer entscheidet sich dafür, das Kind zur Welt zu bringen und großzuziehen. Das bedeutet, dass in den USA etwa 10.000 Frauen pro Jahr

---

[1] Zitiert in: „A Question of Proof", in: *The Economist*, 10. Juli 2014.

Gefahr laufen, noch einmal von ihrem Vergewaltiger bezwungen zu werden. 2015 bewegten mit diesen Statistiken bewaffnete Aktivistinnen den US-Kongress nach jahrelangem politischem Hin und Her dazu, den „Rape Survivor Child Custody Act" zu verabschieden. Dieses Gesetz, das der Senat als Zusatzartikel zu seinem Gesetz gegen den Menschenhandel verabschiedete, bietet bestimmte Anreize für Staaten, in denen es Gesetze gibt, die der Mutter eines Vergewaltigungskindes den Antrag auf Entzug der Elternrechte ihres Vergewaltigers erlauben. Diese Staaten erhalten höhere Bundeszuschüsse für Programme gemäß dem nationalen „Violence Against Women Act" (VAWA). Doch trotz dieser Anreize haben 15 Staaten nach wie vor keine Gesetze, die ein Vergewaltigungsopfer davor schützen, dass der Vergewaltiger seinen Anspruch auf „gemeinsame Elternschaft" geltend machen kann – und schlimmer noch, die seine Kinder davor schützen, während ihrer gesamten Kindheit Zeit mit ihm verbringen zu müssen.

Da das Gesetz in so großen Teilen des Landes nach wie vor nicht einmal einen bekannten Vergewaltiger daran hindert, gerichtlich genehmigten Zugang zu einem Kind zu erhalten, warum sollten wir dann erwarten, dass ein Familiengericht einem Elternteil, der keines rechtlich anerkannten Verbrechens überführt wurde, nur deswegen das Sorgerecht verwehrt, weil jemand ihm das wenig verstandene psychologische Etikett „Soziopath" verpasst hat? Und da die Gerichte die Tatsache, dass verurteilte Vergewaltiger das Umgangs- und Sorge„recht" nutzen können, um ihre Opfer zu manipulieren und erneut zu traumatisieren, noch immer unberücksichtigt lassen, warum sollten wir dann davon ausgehen, dass diese Gerichte in Bezug auf die subtileren, manipulativen Absichten „unsichtbarer" skrupelloser Exgatten klüger sind?

Wenn wir unser Familiengerichtssystem befähigen wollen, sich besser für das Kindesinteresse – seine erklärte oberste Priorität – einzusetzen, müssen wir Anwälte und Richter über die das Kindeswohl gefährdenden Verhaltensweisen von Menschen mit gewissen diagnostizierbaren Persönlichkeitsstörungen aufklären. Und wir müssen sie dazu bringen, sich mit den weniger zurückhaltenden, nachdrücklicheren Beiträgen der Psychologie zu befassen und das Familienrecht so zu reformieren, dass es die übereinstimmenden Ergebnisse der wissenschaftlichen Forschung berücksichtigt. Es braucht jedoch Zeit, seit Langem bestehende etablierte Systeme zu ändern, und fürsorgliche Eltern, die es mit den Skrupellosen zu tun haben, können nicht darauf warten, dass die Psychologenzunft mehr Initiative ergreift und das Familiengerichtssystem sich ändert. Diese Eltern müssen sich und ihre Kinder genau jetzt schützen.

Was können Sie als liebender Elternteil tun, um Ihre Kinder vor einem gewissenlosen Ex-Ehepartner zu schützen, der nicht aufhört, für das „Recht" zu kämpfen, sie zu besitzen und zu benutzen? Da Sie sich auf das Gericht, so wie es derzeit funktioniert, nicht vollständig verlassen können, stellt sich die Frage: Gibt es eine effektive rechtmäßige Waffe, die Sie selbstständig benutzen können?

Ja, die gibt es. Die Patentlösung ist sowohl einfach als auch mächtig: Sie können langweilig sein.

Die Patentlösung

Es gibt zwei wesentliche Gründe dafür, dass ein Soziopath für das Sorgerecht kämpft. Der erste ist, dass ihn der Gedanke wütend macht, dass Sie und das Gericht ihm seine *Besitztümer*, als die er Sie und Ihre Kinder betrachtet, wegnehmen könnten. Tragischerweise können Sie nichts gegen seine Gefühle – und seine nicht vorhandenen Gefühle – in Bezug auf die Kinder und Sie unternehmen. Um deren und Ihre eigene Zukunft zu schützen, werden Sie folgende traurige Wahrheit internalisieren müssen: Der Teil seines Gehirns, der es ihm ermöglichen würde zu lieben, ist kaputt.

Der zweite und noch zwingendere Grund des Soziopathen, für das Sorgerecht zu kämpfen, ist, dass er sich ständig auf unerträgliche Weise langweilt. Diese stets gegenwärtige Langeweile erzeugt in ihm ein sehr großes Verlangen nach Stimulation und Unterhaltung. *Und in dieser Situation sind Sie die Unterhaltung.* Er nutzt die Verletzlichkeit der Kinder, um Ihnen Furcht einzujagen, und jedes Mal, wenn Sie Wut oder Angst zeigen, stimulieren und unterhalten Sie ihn – und geben ihm, was noch schlimmer ist, das Gefühl von Macht und Kontrolle.

Ich verspreche Ihnen, dass der Schlüssel zum Erfolg darin liegt, die folgende kontraintuitive Tatsache zu verstehen: Bei dem Versuch des Soziopathen, das Sorgerecht für die Kinder zu erhalten, geht es nicht in erster Linie um die Kinder, sondern vor allem um Sie. Seine Fokussierung auf Sie bedeutet, dass Sie ganz allein es in der Hand haben, der Erregung und dem belebenden Gefühl der Kontrolle des Soziopathen während eines Sorgerechtsstreits ein Ende zu setzen. Sie können aufhören, wütend, ängstlich und damit unterhaltsam für diese gefühlskalte Person zu sein. Stattdessen können Sie durch und durch langweilig sein.

Langweilig zu sein, ist Ihre absolut beste Waffe gegen den Soziopathen. Wenn Sie wollen, dass er weggeht und Sie und die Kinder in Ruhe lässt (was ich als den „Sieg" ansehe), sollten Sie unbedingt etwas über diese Waffe lernen und die Fähigkeit entwickeln, sie zu benutzen. Egal wie unbedeutend es für Sie als emotional gesunde Person klingen mag, ich kann Ihnen versichern, dass diese Patentlösung bei einem Soziopathen zu einem durchschlagenden Erfolg führt.

Wann immer er etwas tut oder etwas zu Ihnen sagt, das Sie ängstigt oder wütend macht – reagieren Sie in diesem Moment so, als sei es Ihnen einfach egal.

Natürlich ist es Ihnen nicht egal, absolut nicht – und wenn Sie nicht mehr in seiner Gegenwart sind, müssen Sie vielleicht um der Kinder willen Schadensbegrenzung betreiben und Vorbereitungen treffen, um sich gegen die jüngste von ihm ersonnene Überraschung wehren zu können. Doch solange er Sie sehen oder hören kann, sollten Sie so tun, als habe es Sie emotional überhaupt nicht berührt. Statt zuzulassen, dass er Ihre Beunruhigung, Ihre Angst oder Ihren Zorn miterlebt, sollten Sie sich so verhalten, als sei Ihnen die Sache völlig gleichgültig.

Zu sehen, dass er Ihnen Angst eingejagt hat, ist der Hauptgrund dafür, dass er so viel Zeit und Energie darauf verwendet, in den Besitz von Kindern zu kommen, mit denen er sich eigentlich gar nicht herumplagen und die er erst recht nicht erziehen will. Betrachten Sie Ihre Beunruhigung, Ihre Angst und Ihre Wut als seine psychischen Drogen. Er braucht diese Drogen unbedingt, und Ihre Aufgabe ist es, ihn seiner Highs zu berauben. Geben Sie sich völlig gleichgültig, während er mit Ihnen telefoniert oder vor Ihnen steht. Geben Sie gelassene, uninteressierte und sachliche Antworten. Hier ein Beispiel: Er steht vor Ihrer Tür und beharrt darauf, reinzukommen und mit Ihnen zu sprechen. Sie sagen: *„Nun, du kannst reinkommen, wenn du unbedingt willst. Stört es dich, wenn ich den Abwasch mache, während wir reden?"*

Dann gehen Sie lässig in die Küche und beginnen abzuwaschen.

Er folgt Ihnen und erzählt von einem unglaublich ärgerlichen die Kinder betreffenden Vorhaben. Sie sagen: *„Worauf willst du hinaus?"* oder *„Verstehe"* – oder Sie antworten mit einem abgelenkten *„Aha".*

Frustriert, weil er nicht die erwartete emotionale Reaktion erhalten hat, fragt er, ob Sie richtig mitbekommen haben, was er gerade gesagt hat. Sie erwidern: *„Ja, ich habe mitbekommen was du gesagt hast. Gibt es sonst noch was?"* – oder: *„Du bist extra hergekommen, nur um mir das zu sagen?"*

Er wiederholt seine Drohung, wobei er versucht, die Situation noch beängstigender klingen zu lassen. Doch schon bald nachdem er mit dem Ausschmücken seiner neuesten Abschreckungstaktik begonnen hat, verkünden Sie: *„Ich muss gleich weg. Vielleicht können wir ein anderes Mal reden."*

Sie trocknen sich die Hände ab, gehen ruhig zur Tür und öffnen sie ihm. Er ist nicht erfreut, zum Gehen aufgefordert zu werden, doch während er versucht (vielleicht wütend), die Diskussion in Gang zu halten, bleiben Sie, scheinbar emotionslos, bei der offenen Tür stehen. Wann immer Ihnen keine passende (das heißt eine völlig uninteressierte) Antwort auf eine Äußerung von ihm einfällt, seufzen Sie völlig gelangweilt und verdrehen wortlos die Augen.

In einer solchen Situation müssen Sie nicht clever sein, es sei denn, Sie wollen es. Schauen Sie einfach teilnahmslos drein.

Sie mögen einwenden, dass diese Taktiken denen ähnlich sind, die der Soziopath selbst anwendet. Sie nutzen diese Maske der Täuschung im Unterschied zu ihm jedoch nicht, um andere zu dominieren oder zu quälen. Für Sie ist dies kein Spiel und auch kein Suchtmittel. Sie kämpfen vielmehr um das Wohlergehen Ihrer Kinder. Die Zukunft Ihrer Kinder ist es wohl wert, eine Weile lang so zu tun, als seien Sie angesichts von Beleidigungen und der Androhung rechtlicher Schritte ruhiger, als es tatsächlich der Fall ist. Letztlich ist die Frage, ob es akzeptabel ist, zu einer List zu greifen, keine streng psychologische, sondern eine moralische, und ich hoffe, dass Sie sie für sich auf eine Weise beantworten, die es Ihnen ermöglicht, Ihre Familie vor Schaden zu bewahren.

Vielleicht denken Sie, dass Sie viel zu emotional sind, um diese Strategie anwenden zu können, vor allem in Gegenwart eines Menschen, der Sie seit Langem kennt. Doch seien Sie versichert, dass viele extrem emotionale Menschen diese Methode effektiv nutzen. Geschickt unbeeindruckt zu wirken, mag einige Übung erfordern, doch es ist machbar. Außerdem ist diese Methode manchmal noch viel erfolgreicher, wenn sie von Menschen angewendet wird, die normalerweise emotional reagieren, als von Menschen, die üblicherweise ihre Gefühle für sich behalten. Dies liegt an dem nervtötenden Missverhältnis zwischen dem, was das „Publikum" (in diesem Fall Ihr Gegner bei einem Sorgerechtsstreit) von Ihnen erwartet, und der gleichgültigen Reaktion, die es erhält – ein Beispiel für ein mächtiges Phänomen, das Psychologen als „Kontrasteffekt" bezeichnen.

Wenn Sie sich für diese „Gleichgültigkeitsmethode" entscheiden, sollten Sie sich rechtzeitig darin üben. Überlegen Sie sich blasierte Antworten und wiederholen Sie sie laut für sich. Üben Sie vor einem Spiegel oder bitten Sie eine zuverlässige Freundin oder einen zuverlässigen Freund, ein Rollenspiel mit Ihnen durchzuführen. Denken Sie daran, wie gut es sich anfühlen wird, wenn Sie sich Ihre Privatsphäre bewahren und eine Diskussion mit einem Soziopathen beenden, ohne es ihm zu erlauben, Ihre Gefühle aufzudecken. Er ist süchtig nach eindeutigen Beweisen, dass er dazu fähig ist, Ihre Welt ins Wanken zu bringen, und Sie haben ihn gerade seiner Lieblingsdroge beraubt.

Machen Sie es sich zur Aufgabe, der Sucht des Soziopathen, Ihnen Furcht einzujagen, keine Nahrung mehr zu geben. Wenn er Sie direkt beschuldigt, Sie würden Ihre Gleichgültigkeit nur vortäuschen und Ihre Gefühle verbergen, müssen Sie nicht mit ihm argumentieren oder seine Beobachtung leugnen. Vielmehr können Sie, wenn Sie möchten, die Gelegenheit nutzen, sich ein wenig zu amüsieren. Bleiben Sie einfach ruhig und antworten Sie wahrheitsgemäß: „Natürlich mache ich dir etwas vor, du mir etwa nicht?"

Sie brauchen kein umwerfender und auch kein besonders glaubwürdiger Schauspieler zu sein; Sie müssen den Soziopathen lediglich um den emotionalen „Lohn" bringen, zu dem Sie ihm früher verholfen haben. Wichtig ist nur, dass Sie fade genug sind, um ihn zu langweilen, und die einfachste Art, dies zu erreichen, ist, sich so zu verhalten, als *langweile er Sie*. Und wenn Sie dies lange genug vorgeben, werden Sie irgendwann vielleicht tatsächlich das Gefühl haben, dass er Sie langweilt. Denn sein ständig sich wiederholendes Spiel ist schließlich ermüdend.

Absichtlich gelangweilt (und langweilig) auf die Pläne und Drohungen eines erwachsenen Soziopathen zu reagieren, basiert auf demselben psychologischen Modell wie die Einführung eines Kontingenzmanagement-Programms für ein Kind, das an einer Störung des Sozialverhaltens leidet (das in Kap. 2 beschriebene Punkteprogramm). Beide Methoden ermöglichen es Ihnen in gewisser Weise, ein Lehrer zu sein, der von einem störenden „Schüler" verlangt, zu lernen, dass bestimmte Verhaltensweisen eine Belohnung nach sich ziehen, andere hingegen nicht. Das Kind mit der Störung des Sozialverhaltens lernt, dass klar festgelegte Verhaltensweisen ihm zu Annehmlichkeiten wie Süßigkeiten oder Actionfiguren verhelfen. Mit anderen Worten: Das Kind lernt, dass es einen Zusammenhang gibt zwischen seinem positiven Verhalten und dem, was Psychologen als *Verstärkung* (sinnvolle Belohnung) bezeichnen. Umgekehrt lernt der erwachsene Soziopath, dass die Annehmlichkeiten, die er einst genoss (Ihre offenkundige Wut, Ihre Angst und – seiner Denkweise zufolge – Ihre „Hysterie") *nicht* länger seinen negativen Handlungen und Äußerungen folgen. Er lernt, dass es keine Verbindung mehr zwischen seinem Drohverhalten und der gewünschten Verstärkung gibt.

Sicherzustellen, dass ein bestimmtes Verhalten nicht länger an eine Belohnung geknüpft ist, heißt, dieses Verhalten „zu löschen". Dieses Konzept der Verhaltensextinktion möchte ich anhand eines klassischen psychologischen Tierexperiments veranschaulichen, bei dem eine Laborratte lernt, einen kleinen Hebel zu drücken, um Futterpellets zu bekommen. Wenn der Versuchsleiter den Mechanismus, der ein Futterpellet liefert, jedes Mal abschaltet, wenn die Ratte den Hebel drückt, wird diese bald damit aufhören. Indem er die Verbindung zwischen Hebeldrücken und Nahrung ausschaltet, löscht der Versuchsleiter das Verhalten des Hebeldrückens.

Indem Sie ruhig bleiben – oder zumindest den Anschein erwecken, ruhig zu sein –, wann immer ein gewissenloser Mensch Sie drangsaliert oder bedroht, löschen Sie sein drangsalierendes oder bedrohliches Verhalten. Wahrscheinlich werden Sie (und darauf müssen Sie vorbereitet sein) auch dann noch ein paar seiner Versuche erdulden müssen, wenn er anscheinend aufgegeben hat. Er versucht vielleicht, die Drohung zu verstärken oder verschiedene Varianten der Drohung zu nutzen, um zu testen, ob diese leichten Veränderungen womöglich die frühere Situation wieder herstellen. Diese nach der Löschung erfolgenden Ausbrüche werden „Extinktionsausbrüche" genannt. (Soziopathen sind in solchen Situationen normalerweise nicht gewalttätig. Sollten Sie dennoch mit einem gewaltsamen Verhalten konfrontiert werden, so rufen Sie die Polizei.) Verständlicherweise fühlen Sie sich vielleicht nach all Ihrer harten Arbeit durch seine „Ausbrüche" entmutigt, doch solange Sie diese nicht durch sichtbare Bestürzung Ihrerseits belohnen, werden diese letzten verzweifelten Versuche aufhören, und es wird Ihnen gelingen, seine Verhaltensweisen endgültig zu löschen.

Ihr Endziel ist jedoch viel mehr als nur diese Löschung. *Sie wollen, dass er erkennt, dass es keinen Spaß mehr macht, Sie zu schikanieren, und Sie auf der Suche nach mehr und besseren psychischen „Drogen" verlässt.* Wenn Sie vollkommen langweilig sind, wird er anfangen, nach einer Situation zu gieren, die er leichter kontrollieren kann als diese irritierende Situation mit Ihnen – und eine, die ihm das Ärgernis erspart, sein Zuhause mit den Kindern teilen zu müssen, etwas, was er ohnehin nie wirklich wollte.

Er ist ein „Emotionsräuber", ein Süchtiger, dessen Leben sich darum dreht, eine Quelle für seine nächste Dröhnung zu finden – jemanden, den er kontrollieren kann, um Verzweiflung und „Hysterie" zu erzeugen. Um die Zukunft Ihrer Kinder und Ihre eigene Zukunft zu retten, besteht Ihre Aufgabe darin, sich diesem Kontrollverhalten emotional zu entziehen, damit Sie nicht länger eine leichte Quelle der Unterhaltung und des Machtkitzels sind. Sie haben wenig Kontrolle darüber, ob das Gericht sein soziopathisches Verhalten belohnen wird oder nicht, aber Sie haben ein hohes Maß an Kontrolle darüber, ob Sie es belohnen oder nicht. Mithilfe der trainierten Distanziertheit und Ruhe können Sie sich vom Spiel des Soziopathen befreien, selbst wenn das Familiengericht Sie im Stich lässt.

Wenn es Ihnen gelingt, die Spielmuster des Soziopathen zu erkennen, und Sie sich dann mit wissenschaftlichen Forschungsergebnissen bewaffnen, können Sie beachtliche Erfolge beim Kampf gegen den Gewissenlosen erzielen, selbst nachdem Sie jahrelang Niederlagen haben einstecken müssen. Die folgende Geschichte wurde mir von einer Leserin meines vorhergehenden Buches geschickt.

Eine Erfolgsstory

Ich bin Rechtsanwältin und außerplanmäßgie Professorin an einer angesehenen Universität. Und ich bin weit davon entfernt, ein Dummchen zu sein. Dennoch verfiel ich einem Soziopathen und hatte dann schwer zu leiden.

Meine Eltern starben, als ich noch sehr jung war (sieben Jahre alt). Ich war das älteste von fünf Kindern. Wir wurden alle bei Familienangehörigen und engen Freunden untergebracht. Ich war bei drei verschiedenen Familien, bevor ich erwachsen wurde. Der Mann im Haus der Familie, bei der ich am längsten lebte, war sehr gewalttätig. Er schlug seine Frau (meine Cousine ersten Grades) fast jeden Samstag. Es war sehr bizarr – meine Cousinen und ich nannten es „Saturday night at the fights".[2] Ich gewöhnte mich völlig an häusliche Konflikte. Der Mann misshandelte auch mich körperlich und legte von Zeit zu Zeit mir gegenüber ein unangemessenes sexuelles Verhalten an den Tag, auch wenn er mich nicht (direkt) sexuell missbrauchte. Dieses männliche Verhalten war für mich schließlich ganz normal. In der Schule war ich glücklich und Jahr für Jahr in allen Fächern die Klassenbeste. Aber ich war emotional sehr bedürftig. Ich hatte viele Sexualpartner, trank als junges Mädchen und junge Frau unglaublich viel und suchte ständig nach Bestätigung.

Nach einer Reihe intimer Beziehungen heiratete ich schließlich mit 29. Ich lernte meinen ersten Mann an der juristischen Fakultät kennen. Er eroberte mich im Sturm, sagte mir, ich sei schön, hinreißend, klug. Er überredete mich, seine Hausarbeiten für ihn zu schreiben. Und er schaffte mit meiner weitreichenden Hilfe sein Studium und sein Juraexamen. Ich erledigte meine eigene Arbeit und mindestens 50 Prozent seiner Arbeit. Er überhäufte mich mit Geschenken. Er sagte mir, er müsse die ganze Zeit „hart am Abgrund leben". Das fand ich sehr faszinierend. Vor dem Jurastudium war er ein erfolgreicher Musiker gewesen, und auch ich bin musikalisch, sodass es ein (wie ich dachte) gemeinsames Interesse an der Musik und an den Auftritten gab (die per se schon immer aufregend sind).

Wir heirateten sechs Monate nachdem wir uns kennengelernt hatten. Meine Professoren waren insgeheim entsetzt, sagten es mir aber erst Jahre später. Da ich nun ihre Kollegin bin, haben sie mir offen gesagt, was sie damals dachten – dass sie den Typen für einen Widerling hielten und nicht verstehen konnten, wieso ich mit ihm zusammen war.

Am Abend vor unserer Hochzeit begann der Missbrauch. Er verlangte, dass ich mich rasierte. Bestand darauf. Gab nicht auf. Er kam mit mir in die Dusche und blieb dort, bis ich es getan hatte. Ich weinte stundenlang. Dann überhäufte er

---

[2] In Anlehnung an „*Thursday Night at the Fights*", eine wöchentliche Veranstaltung, bei der Boxkämpfe gezeigt werden, Anmerkung des Übersetzers.

mich mit Geschenken, um mir für dieses „Geschenk" zu danken. Und so begann der Kreislauf.

Ich verzichtete auf hervorragende Möglichkeiten in großen Anwaltskanzleien in einer Großstadt, weil mein Ex-Mann nicht die gleichen Möglichkeiten hatte, und landete schließlich im Zentrum einer Kleinstadt in einer Kanzlei mit ihm.

Er zwang mich regelmäßig, mich mit Tattoos, Piercings, Haarfärbemitteln und Schönheitsoperationen zu verschandeln – alles in dem absonderlichen Versuch, mich wie seine „Idealfrau" aussehen zu lassen. Zu meiner Schande muss ich gestehen, dass ich all das tat, weil er mir anschließend sagte, ich sei wunderschön, und mich wieder mit Geschenken überhäufte. Im Laufe der Zeit fand ich heraus, dass ich es war, die für all diese teuren Geschenke bezahlte, erkannte jedoch nicht das Ausmaß seiner finanziellen Perfidität. Er sagte, mein Job sei es, das Geld zu verdienen, und seiner, es zu „verwalten". Ich tat all dies, weil ich kein Selbstwertgefühl hatte. Er schien das zu wissen und nutzte meine Verletzlichkeit aus. Ich war mir dessen nicht in dem Maße bewusst, dass ich mich hätte schützen können.

Dann kamen schließlich die Kinder – vier insgesamt. Nach jedem brachte er mich aus dem Krankenhaus nach Hause, und ich bekam drei oder vier Tage frei. Dann musste ich wieder zur Arbeit, weil er als Anwalt kein Geld verdiente. Er sagte, er sei der „Manager" und ich die Arbeitsbiene. Er liebte es, wenn ich schwanger war. Es war irgendwie unheimlich. Auch ich wollte unbedingt Kinder haben, sodass unsere Bedürfnisse bis zu einem gewissen Grad übereinstimmten, doch sein Wunsch, mich schwanger zu sehen, war sexueller Natur und beunruhigend. Sobald die Kinder geboren waren, machte er sich dann aus dem Staub. In all der Zeit und bei all den Kindern hat er nicht EINE Windel gewechselt. Wenn ich wegmusste, brauchte ich einen Babysitter, selbst wenn er zu Hause war. Er konnte und wollte sich einfach nicht um die Kinder kümmern. Ich verdiente all unser Geld und musste allein die Betreuung der Kinder übernehmen.

Manchmal verschwand er für ein paar Tage, ohne zu sagen, wo er gewesen war. Schließlich gab er zu, dass er Prostituierte besuchte. Zuerst war ich am Boden zerstört, schließlich jedoch erleichtert. Seine sexuellen Wünsche waren verrückt – der Sex musste nach Fahrplan ablaufen. Im Lauf der Zeit wurde der Sex immer perverser, weil normaler Sex langweilig war. Nachdem wir schon etliche Jahre verheiratet waren, öffnete ein Sexshop in der Stadt, was für Schlagzeilen in der Zeitung sorgte. Mir wurde schlecht, als ich den Artikel sah. Ich wusste, dass er mit Zeugs aus diesem Shop nach Hause kommen und darauf bestehen würde, es auszuprobieren. Das tat er – Masken, Stöcke, Paddle, Korsetts, was auch immer. All diese Dinge lagen weit außerhalb meiner Komfortzone. Doch wieder tat ich alles, weil er nicht lockerließ. Er heulte, quälte und zwang mich manchmal einfach körperlich. Anschließend sagte er: „Siehst du? War doch gar nicht so schlimm." Ich war dann tränenüberströmt oder einfach stumm und völlig niedergeschlagen.

Und er verstand es einfach nicht. Wenn ich mich beschwerte, kaufte er mir etwas, und alles ging wieder von vorne los.

Es gab auch finanzielle Probleme. Er trieb uns einmal in den Bankrott und ein zweites Mal beinahe, stahl Geld von unserem Treuhandkonto und schöpfte zuerst seine Kreditkarte aus und dann meine. Ich war so deprimiert und kraftlos, dass ich aufhörte, hinzuschauen oder mich um diese Dinge zu kümmern. Ich dachte, ich müsste nur einen Fuß vor den anderen setzen und hoffen, dass alle Kinder am Ende noch lebten – mehr könnte ich nicht erwarten. Ich bekam schwere Depressionen und war völlig überfordert. Die Außenwelt nahm mich jedoch als perfekt wahr. Ich war sehr dünn und schön. Und ich wirkte nach außen forsch und selbstbewusst. Er drohte, mir wehzutun, wenn ich jemals irgendwem erzählen würde, was in unserer Ehe vor sich ging und was er mit mir machte. Ich durfte keine engen Freundinnen haben. Er überwachte all meine Telefonate.

Schließlich ging ich zu einem guten Therapeuten. Es dauerte zwei Jahre, bis ich ihm erzählte, was in meiner Ehe los war, weil ich Angst hatte, dass mein Mann herausfinden würde, dass ich es „erzählt" hatte. Mein Mann fuhr mich zu den Therapiesitzungen und holte mich anschließend wieder ab. Er befragte mich dann eingehend, worüber ich mit dem Therapeuten gesprochen hätte. Ich kann sehr schlecht lügen. Eines Tages erzählte ich meinem Therapeuten, was los war, und meinem Mann war sofort klar, dass ich die Katze aus dem Sack gelassen hatte. Er beschimpfte und malträtierte mich. Er drohte mir. Er sagte, er würde meine Karriere als Anwältin ruinieren – es fehlte nicht viel und er hätte all diese Dinge getan.

Es gab immer das „Mitleidsspiel", von dem Sie in Ihrem Buch sprechen – es war immer meine Schuld. Ich war so schön. Ich war so talentiert, dass ich ihm das Gefühl gab, unbedeutend zu sein. Er musste sich mehr wie ein Mann fühlen können. Ihm zufolge war er von seinem Vater missbraucht worden und seine Mutter war verrückt. Ich musste all das wettmachen und er war zu bedauern.

Zu Beginn unserer Ehe hatte ich einmal einen Traum von ihm. Ich träumte, ich befinde mich in einem Wald und er sei ein Tier in diesem Wald. Er war mitleiderregend, erbärmlich. Er bettelte mich an, bei ihm zu bleiben oder ihn mit zu mir nach Hause zu nehmen. Als ich zögerte, ging er auf mich los. In meinem Traum hatte er Zähne und war wild. Es war furchterregend. Ich wünschte, ich hätte auf diesen Traum gehört und ihn früher verlassen. Doch ich blieb, bekam vier Kinder und litt.

Nachdem er gegangen war, wurde das Ausmaß der finanziellen Folgen deutlich. Er hatte Tausende von Dollar von unserem Treuhandkonto gestohlen, die ich wieder ersetzen musste. Er hatte keinerlei Sozialabgaben an den Staat gezahlt. Er hatte die Steuer auf Waren und Dienstleistungen nicht abgeführt. Wir (das heißt „ich", da er einfach wegging und sich weigerte, irgendetwas davon zu bezahlen) hatten schließlich Tausende von Dollar Schulden – rund einhunderttausend, wobei die Hypothek noch nicht mitgerechnet war. Ich bezahlte alles ab, jeden Cent. Ich musste die Kleidung für mich und die Kinder secondhand kaufen, obwohl ich ein sechsstelliges Einkommen hatte. Wir haben noch bis vor Kurzem in einem sehr armen Viertel der Stadt gelebt und ich bin schon seit zehn Jahren von ihm getrennt. Inzwischen bin ich 52 Jahre alt und habe gerade erst begonnen, für die Rente zu sparen, aber ich habe keine so großen Schulden mehr.

Als er ging, ließ er mich wie eine heiße Kartoffel fallen. Er ging eine Beziehung mit einer Klientin von mir ein, die jung genug war, um meine Tochter zu sein. Etwa ein Jahr lang vergaß er unsere vier Kinder völlig, bis er merkte, dass es riesigen Spaß machte, mir ihretwegen in den Ohren zu liegen, und es eine großartige Methode war, mich aus der Fassung zu bringen. Er beantragte tatsächlich bei dem Gericht und in dem Rechtsbezirk, in dem ich tätig bin, das Sorgerecht, wohlwissend, wie demütigend es für mich sein würde. Nachdem ich vor den Richtern, vor denen ich sonst ständig als Anwältin auftrete, all meine schmutzige Wäsche hatte ausbreiten müssen – von all den Malen hatte berichten müssen, die er mich misshandelt und gewalttätig bedroht hatte –, ließ er, sobald er erkannte, dass er verlieren würde, die Klage fallen – vollkommen fallen.

Er hat seine neue Partnerin geheiratet und eine Ersatzfamilie gegründet. Er hat (wieder) vier Kinder. Er drangsaliert mich weiterhin wegen der Kinder, doch mithilfe meines Therapeuten habe ich gelernt, nicht zu reagieren. Er spielt Spiele, macht den Kindern zum Beispiel große Geschenke und erlaubt ihnen Freiheiten, die nicht angebracht sind. Ich habe das einfach so laufen lassen. Ich kann dagegen nicht ankämpfen. Er will Kontakt mit mir, aber je weniger Kontakt ich habe, desto besser.

Während all der Rechtsstreitigkeiten habe ich an meinen Erziehungsgrundsätzen festgehalten und darauf vertraut, dass meine Kinder dies schließlich verstehen würden. Ich habe sie nicht mit hineingezogen oder sie eingeschaltet. Sie verstehen es alle, und ich hatte und habe das Privileg, sie alle erziehen zu dürfen. Er hat wirklich versucht, durch sie an mich heranzukommen. Ich habe mich einfach geweigert, mich auf seine Geschichten einzulassen, und das scheint funktioniert zu haben.

Ich bin inzwischen wieder verheiratet, glücklich verheiratet, mit einem wunderbaren Mann, der meine Werte teilt. Er liebt meine Kinder und sie lieben ihn. Ich bin weitgehend mit mir im Reinen. Einer meiner alten Professoren ist während all der Zeit ein Mentor und Freund gewesen, und er hat mich sogar beruflich unterstützt, als ich wirklich am Boden war und sowohl akademisch als auch beruflich nicht mehr in der Lage war, mein Bestes zu geben. Er hat immer an mich geglaubt, und mit seiner Unterstützung habe ich es geschafft, in meinem Beruf wirklich erfolgreich zu sein.

Was tat diese Frau, um mit ungebrochenem Geist aus diesem Martyrium herauszukommen und ihr Leben wieder in den Griff zu kriegen? Die Grundlage ihres Erfolgs war die Erkenntnis, mit wem sie es zu tun hatte: mit einem gewissenlosen Menschen. Sie lernte, worin dessen (ziemlich einfache) Motivation bestand: in dem Verlangen, bei diesem juristischen „Spiel" zu gewinnen. Sie wusste, dass es sein Hauptziel war, ihr Angst einzujagen, weil ihre panischen Reaktionen ihm einen Kick und das Gefühl verschafften, der Gewinner zu sein. Es gelang ihr, sich immer wieder zu vergegenwärtigen, dass er dieses Muster – Menschen zu benutzen, zu manipulieren und dazu zu bringen, Mitleid mit ihm zu haben – schon angewendet hatte, bevor sie ihn kennenlernte, und dass dieses Muster immer gleich bleiben würde. Und sie war sich der Ironie bewusst, dass seine Motivation bei seinem „Spiel" ihn sowohl irrational als auch berechenbar machte.

Sie versuchte nicht, dem Gericht seine Diagnose zu beweisen, und nachdem sie den Schock verwunden hatte, dass psychischer Missbrauch vom Staat nicht als relevant erachtet wurde, versuchte sie auch nicht länger zu beweisen, dass er seine Kinder psychisch missbrauchte. Stattdessen tat sie etwas viel Effektiveres: Sie ertrug mutig die Peinlichkeit, dem Gericht – in diesem Fall ihrem eigenen Arbeitgeber – so viele konkrete Informationen wie möglich über das ausfällige und gewalttätige Verhalten ihres Ex-Manns *ihr* gegenüber zu liefern. Da sie sich ziemlich sicher war, sein Vorgehen voraussehen zu können, biss sie die Zähne zusammen und hörte auf, jedes Mal zu reagieren, wenn er versuchte, die Kinder dazu zu benutzen, ihr Furcht einzujagen. Sie ging mit ihm auf die gleiche Weise um wie ein Elternteil, der versucht, mit einem emotional unbeteiligten Kind fertigzuwerden: mithilfe von Kontingenzmanagement. (Mit anderen Worten: *Sie hörte auf, sein haarsträubendes Verhalten mit offenkundiger Panik zu belohnen* – und war, als Bonus, in den Augen des Gerichts nicht länger der „unfreundliche" Elternteil.) Sie bat um Hilfe und lernte, den Menschen zu vertrauen, die sie schätzten und gut behandelten. Und am Ende fand sie sich selbst wieder und war wirklich frei – möglicherweise zum ersten Mal in ihrem Leben.

Wie diese Geschichte zeigt, kann ein Mensch mit einem Gewissen über ein Spiel vor Gericht entsetzt und dennoch, wenn nötig, fähig sein, es selbst zu spielen, rational und erfolgreich. Natürlich ist es realistisch betrachtet ein Albtraum, einen Soziopathen vor Gericht zu bekämpfen, vor allem wenn Kinder in Gefahr sind. Doch mit Beharrlichkeit und einer klugen Vorgehensweise können Sie diesen Albtraum überstehen, der schließlich enden wird. Und vergessen Sie nicht, dass Ihre Kinder, egal was kurzfristig geschieht, stark davon profitieren werden, einfach nur zu sehen, wie sehr Sie sich für sie einsetzen.

Was nun? Ein Leitfaden für Eltern, die mit einem Soziopathen um das Sorgerecht kämpfen

Hier sind meine Vorschläge für die schwierige und fast surrealistische Situation, in einen Sorgerechtsstreit mit einem Soziopathen verwickelt zu sein.

- Erfolg erfordert, sich sowohl genauestens über das für Soziopathen typische Muster des Spielespielens als auch über die verborgenen Minenfelder im Rechtssystem zu informieren, die Ihrem Fall schaden können, wie zum Beispiel das Prinzip vom freundlichen Elternteil und die Anfälligkeit des Gerichts für soziopathische Lügen (die kaltblütig unter Eid vorgetragen werden).
- Seien Sie bereit, auch Ihren Anwalt über die vielen Forschungsarbeiten zu unterrichten, die zeigen, dass körperliche Misshandlung eines Elternteils durch den anderen im selben Haushalt lebenden Kindern dauerhaften Schaden zufügt.
- Führen Sie Buch über die Unterstellungen, die Drohungen und den unverhohlenen Missbrauch, den Sie selbst erlitten haben und den Sie belegen können, ohne zu psychologischen Abstraktionen zu greifen, und drosseln Sie Ihren natürlichen Wunsch, eine Diagnose für ihn/sie zu stellen. Denken Sie daran, dass unser Rechtssystem konkret ist und mit Psychologie nichts am Hut hat. Sie müssen sogar Ihre begründete Neigung bändigen, dem Gericht gegenüber darauf zu bestehen, dass er/sie die Kinder „psychisch missbraucht" hat.
- Noch herausfordernder ist, dass Erfolg Mut erfordert, antrainierte Ruhe während eines äußerst emotionalen Kapitels in Ihrem Leben und in den meisten Fällen die Bereitschaft, über lange Zeiträume hinweg mit Unsicherheit zu leben. Ich kann Ihnen versichern, dass die Fähigkeit, geduldig zu sein und zu *warten*, einen unschätzbaren Vorteil gegenüber einem Soziopathen darstellt, der von Natur aus leicht gelangweilt ist, auf unmittelbare Befriedigung aus ist und sich so gut wie nie mit langfristigen Zielen beschäftigt. Dies gilt auch für sehr wohlhabende Soziopathen.
- Am wichtigsten – vergessen Sie folgenden Aspekt des soziopathischen Musters nicht: Der Soziopath hat sein Leben lang auf vielerlei Arten versucht, Menschen Angst einzujagen. Zu erleben, dass andere auf seine Machenschaften emotional reagieren, ist für ihn äußerst befriedigend – und ermutigt ihn sehr, seine Aktionen immer und immer wieder zu wiederholen. *Lassen Sie sich von ihm keine Angst einjagen* oder lassen Sie es sich zumindest nicht anmerken, dass er Ihnen Angst eingejagt hat, und zwar

aus demselben Grund, aus dem Sie für einen Einbrecher keine Milch, keine Kekse und kein Schild vor die Tür stellen würden, auf dem steht: Bitte kommen Sie wieder.

Literatur

1. Robert, E. (1999). *Emery, marriage, divorce, and children's adjustment: Developmental clinical psychology and psychiatry* (2. Aufl.).
2. Raine, A. (2009). Psychopathy and instrumental aggression: Evolutionary, neurobiological, and legal perspectives. *International Journal of Law and Psychiatry, 32*(4), 257.
3. Jaffe, P., Lemon, N., & Poisson, S. (2003). *Child custody & domestic violence: A call for safety and accountability.*
4. Trickett, P., & Schellenbach, C. (Hrsg.). (1998). *Violence against children in the family and the community.*
5. Margolin, G. (1998). Effects of domestic violence on children. In P. Trickett & C. Schellenbach (Hrsg.), *Violence against children in the family and the community* (S. 142).
6. Appel, A., & Holden, G. (1998). The co-occurrence of spouse and physical child abuse: A review and appraisal. *Journal of Family Psychology, 12*(4), 578–599.
7. Hart, B. J. *Barbara J. Hart's Collected Writings* (S. 12). Minnesota Center Against Violence and Abuse.
8. Schecter, S., & Edleson, J. L. (Juni 1999). *Effective intervention in domestic violence & child maltreatment cases: Guidelines for policy and practice recommendations from the National Council of Juvenile and Family Court Judges Family Violence Department* (S. 2). National Council of Juvenile and Family Court Judges. https://www.rcdvcpc.org/media/greenbook/executive_summary.pdf

5

Die Kaltblütigsten unter ihnen

Aggressive und gemeingefährliche Soziopathen

》 „Ich wusste nicht, wie die Dinge laufen. Ich wusste nicht, warum Menschen Freunde sein wollen. Ich wusste nicht, was Menschen füreinander attraktiv macht. Ich wusste nicht, was der sozialen Interaktion zugrunde liegt." – Ted Bundy

Unsere Verbundenheit mit anderen Menschen strukturiert unser Leben und macht es lebenswert: Liebe zu einem Baby und die Liebe eines Kindes zu seinen Eltern; unser Platz inmitten der Traditionen, Plauderei und der liebevolle Halt von Familie und Freunden; die Beschäftigung des Jugendlichen mit dem „Hineinpassen"; später der emotionale Tsunami, sich zu verlieben, und der Traum von einer lebenslangen Partnerschaft gegenseitiger Liebe und Unterstützung. Unser Gehirn ist geschaffen für diese Bindungen, von unserer Schwäche für unsere Haustiere bis hin zu unserer starken Verbundenheit mit unserer menschlichen Gemeinschaft.

Wie wir gesehen haben, beschäftigt sich jemand, der keine liebevollen Bindungen eingehen kann, vor allem damit, raubtierhafte Macht zu erlangen und Wut, Angst und Verzweiflung zu schüren (und mitzuerleben). In einem menschlichen Geist, der nicht lieben kann, herrscht allein der Zwang, sich zu messen. So wie Ihr Leben um den Wunsch herum organisiert ist, anderen Menschen nahe zu sein, ist das Leben eines Soziopathen um das Bedürfnis organisiert, zu kontrollieren, Angst einzujagen und Gehorsam einzufordern.

© Der/die Autor(en), exklusiv lizenziert durch Springer-Verlag GmbH, DE, ein Teil von Springer Nature 2022
M. Stout, *Der Soziopath von nebenan: So überlisten Sie ihn*,
https://doi.org/10.1007/978-3-662-64193-4_5

Dies zu erreichen, heißt „gewinnen", und für den lieblosen Geist ist Gewinnen alles.

Soziopathen, die töten, sind in der Minderheit. Die meisten gewissenlosen Menschen sind destruktive Lügner und Manipulatoren, die brutale psychologische, finanzielle und politische Spiele mit unserem Leben spielen. Sie bilden die größte Gruppe derjenigen, die zu häuslicher Gewalt greifen – das heißt derer, die versuchen, ihr Gefühl von Macht und Kontrolle zu verstärken, indem sie ihre Ehepartner, Kinder und die Älteren verprügeln. Aber sie sind nur selten Mörder. Doch wenn sie jemanden umbringen, sind ihre Taten äußerst verstörend.

Fesseln, quälen, töten

Die Tatsache, dass ein Monster normal aussehen kann, macht uns Angst. Aus diesem Grund war es für die Öffentlichkeit besonders schockierend, als sie 2005 erfuhr, dass ein normal aussehender Mann namens Dennis Rader, ein städtischer Angestellter, Ehemann und Vater zweier Kinder, der berühmt-berüchtigte „BTK-Würger" (BTK für „bind, torture, kill" = fesseln, quälen, töten) war. Rader wurde festgenommen, nachdem er in Wichita, Kansas, sowie im Umkreis der Stadt zehn grausame Morde begangen hatte.

Rader war fast jedermanns schlimmster Albtraum. Er war der klassische Tölpel, der fromme Pfadfinderführer. Doch in seiner Freizeit durchtrennte er Telefonleitungen und quälte und ermordete Menschen. Seine nach außen hin ganz gewöhnlich erscheinende Existenz ermöglichte es ihm, 31 Jahre lang unentdeckt zu bleiben. Während all dieser Jahre lebte er mit seiner Frau und seinen Kindern in ein und demselben Viertel und ging mit allen möglichen gewöhnlichen Menschen zur Arbeit und zur Kirche. Als er schließlich erwischt und inhaftiert wurde, sagte fast jeder, der ihn kannte: „Ich kann es einfach nicht glauben."

Wir wollen, dass unsere Monster wie Monster aussehen. Dass wir das wollen, leuchtet ein: Wenn jeder, der Abscheuliches tut, aussehen würde wie jemand, der Abscheuliches tut, dann wüssten wir, dass wir nichts zu befürchten haben, wenn wir ganz normal aussehenden Menschen begegnen. Doch das Böse hat kein Gesicht. Pamela Smart, die sich mit Freunden zusammentat, um ihren Mann zu töten, war in der Highschool Cheerleader gewesen. Ted Bundy sah so gut aus und war so charismatisch, dass er noch in der Todeszelle Heiratsanträge von Frauen erhielt. Nikolas Cruz, der das Schulmassaker in Parkland, Florida, anrichtete, erhielt im Gefängnis romantische, mitfühlende Nachrichten von Mädchen.

Wir neigen dazu, völlig falsche Bilder heraufzubeschwören, wenn wir versuchen, uns vor denen, die Gräueltaten begehen, zu schützen. Aggressive, gewalttätige Soziopathen bilden zwar eine kleine Minderheit, stellen jedoch einen zwingenden Grund dar, unser Bewusstsein bezüglich des soziopathischen Musters zu schärfen.

So schien man im Fall der BTK-Morde allgemein der Ansicht zu sein, dass der Verdächtige ein normales Leben gelebt habe. Aber stimmte das? Rückblickend können wir sehen, dass dies keineswegs zutraf. Dennis Rader hatte, lange bevor er gefasst wurde, Symptome der Soziopathie gezeigt. Natürlich kamen seine ungeheuerlichen Täuschungen erst ans Licht, als er geschnappt wurde, doch einige andere Kennzeichen der Soziopathie waren in seinem Verhalten schon immer offenkundig gewesen. Tatsächlich war er, auf gespenstischere Weise als jeder andere, der mir in den Sinn kommt, der Soziopath von nebenan. Mr. Rader, nicht besonders intelligent und mit einem niedrigen Sozialstatus, hatte keinen Zugang zu Arenen wie denen der Hochfinanz oder der internationalen Politik, in denen sich der Wille des Soziopathen, zu dominieren und zu gewinnen, hätte entfalten können. Stattdessen wurde er zum örtlichen Hundefänger und „Kontrollbeamten" der Gemeinde. Mit seiner geringfügigen Macht, mit Fotos von ihren Häusern, mit Notizbüchern mit Registern und Querverweisen sowie mit skrupelloser Hartnäckigkeit kontrollierte er die Gewohnheiten seiner Nachbarn, ihre Rasenflächen und Haustiere, ihren Bierkonsum nach der Arbeit und ihre Sprache. Er belegte eine 96-jährige Frau mit einer Geldstrafe, weil sie ihren Hund nicht angeleint hatte, „einfach weil er das konnte" [1], wie sie es formulierte. Als er die Morde gestand, erklärte er der Polizei, dass er als Kind oft Tiere gequält habe.

Wir wissen, dass die meisten Menschen mit einem Gewissen ihr Leben nicht damit verbringen, anderen Menschen Angst einzujagen und sie dazu zu bringen, sich zu fügen. Wie oft haben Sie sich schon einen Zollstock geschnappt und eine Runde auf dem Rasen Ihrer kranken Nachbarin gedreht, um die Höhe des Grases zu messen? Wie oft haben Sie sich auf jemandes Grundstück geschlichen und die Hunde freigelassen, damit ihr Besitzer vorgeladen werden konnte? Wie oft schon haben Sie mit Ihren Freunden an einer Bar gesessen und sie jedes Mal zornig angestarrt, wenn sie geflucht haben? Dennis Rader tat sein Leben lang nichts anderes. Und auf seine bescheidene Art gelang es ihm mithilfe seiner banalen Version des für den Soziopathen typischen einstudierten Charmes, die Verärgerung der Menschen in Grenzen zu halten. Einem Nachbarn zufolge schaute er bei gesellschaftlichen Anlässen „den Menschen direkt in die Augen und sagte immer das Richtige: dass die Party wunderbar, das Essen hübsch arrangiert war".

Gewissen ist eine starke Emotion, eine Art evolutionäres Wunder. Es ist ein Gefühl der Verpflichtung, das auf unseren Bindungen zu anderen Menschen basiert und dafür sorgt, dass wir unser Verhalten kontrollieren, weil wir uns *schlecht fühlen*, wenn wir jemandem wehtun. Das heißt nicht, dass wir von Regeln besessen sind – tatsächlich veranlasst unser Gewissen uns zuweilen, uns über Regeln hinwegzusetzen –, und auch nicht, dass wir der Überzeugung sind, die eigenen Regeln und Ideologien seien die allgemein richtigen. Die meisten von uns würden sich schuldig fühlen, wenn sie das letzte Stück Torte in der Küche verputzen, und erst recht, wenn sie jemanden berauben, jemandem wehtun oder einfach aus Spaß dafür sorgen würden, dass er wegen eines kleinen Regelverstoßes ein Bußgeld aufgebrummt bekäme – oder wenn sie, wie Dennis Rader es tat, eine Fremde würgen, sie einen Moment lang atmen und Hoffnung empfinden lassen und sie dann weiter würgen würden, bis sie sich nicht länger wehren könnte.

Das Fehlen eines Gewissens – ob man es Soziopathie oder Psychopathie nennt – bedeutet die psychische Abkopplung von menschlicher Fürsorge. Was bleibt, ist der Wunsch, seine Mitmenschen herabzusetzen und zu dominieren, wobei die höchste Ausdrucksform dieses Wunsches die ist, sie zu töten. Es überrascht nicht, dass derjenige, der seine kranke Nachbarin unbarmherzig wegen der Länge ihres Rasens quält, auch derjenige ist, der – wenn ein bisschen Mordlust hinzukommt und die Telefonleitungen durchtrennt sind – herzlos töten kann. Es ist eine Geschichte so alt wie die Menschheitsgeschichte, eine grauenvolle Pointe, die so nah und alltäglich sein kann wie unser Wohnviertel und so groß und scheinbar unangreifbar wie die Höhen der politischen Macht. Wenn wir also jemanden sehen, der sich dazu getrieben fühlt, andere Menschen zu kontrollieren und zu manipulieren, ohne auch nur einen Funken Mitgefühl zu empfinden, und wir am Ende erfahren, dass es letztlich sein Ziel war, sie zu ermorden, sollten wir nicht ganz so erstaunt sein.

Die gewalttätigen Akte von Soziopathen sind keine Verbrechen aus Leidenschaft. Im Gegenteil: Soziopathische Gewalt wie Dennis Raders sorgfältig durchdachte Morde – und wie soziopathisches Verhalten im Allgemeinen – ist kalkuliert, kontrolliert und kalt. Der folgende Bericht hat zwar ein positives Ende, ist aber sehr anschaulich und verstörend, sodass manch einer ihn vielleicht überspringen möchte:

Richard und ich lernten uns in der 12. Klasse der Highschool kennen. Er war neu an der Schule, seine Familie war gerade erst dorthin gezogen. Bis dahin war er schon auf fünf verschiedenen Schulen gewesen, was er damit erklärte, dass sein Vater für ein großes Unternehmen arbeite und ständig in andere Städte versetzt werde. Später fand ich die wahre Geschichte heraus.

Er sah verdammt gut aus und war das, was wir in den 1950ern als „Traum-mann" bezeichneten. Ich war damals ziemlich naiv. Ich war ein Einzelkind und meine Eltern hatten nur bescheidene Mittel. Richard wohnte im wohlhabenden Teil der Stadt und warf gerne mit Geld um sich. Er lud mich in teure Restaurants ein und kaufte mir Kleidungsstücke in angesagten Läden. In gewisser Weise wurde der Verlust meiner Jungfräulichkeit wohl von ihm „gekauft" – mit einem richtig teuren Schmuckstück. Vier Monate später wurde ich schwanger. Ich dachte, er würde mich jetzt vielleicht verlassen, aber er war begeistert davon, dass wir ein Kind bekamen. Meine Eltern waren über unsere Mussehe nicht glücklich, ich aber war damals überglücklich.

Die Dinge änderten sich dramatisch, als wir zusammenzogen. Vorher hatte ich ihn kaum einmal Alkohol trinken sehen, doch jetzt trank er jeden Abend große Mengen. Ich schalt ihn behutsam, aber er winkte nur ab und warf mir vor, „sehr naiv" zu sein. Im Laufe der Zeit interessierte er sich immer weniger für unsere Tochter und mehr dafür, sich bei mir zu beklagen. Er lachte mich aus, wenn ich versuchte, ihre Windel zu wechseln, krümmte aber keinen Finger, um mir zu helfen. Geld war kein Problem, weil seine Eltern einen Treuhandfonds für ihn eingerichtet hatten, aber irgendwie wünsche ich mir, sie hätten es nicht getan. Er versuchte nicht einmal, Arbeit zu finden. Er verhielt sich immer so, als schulde die Welt ihm etwas, als sei er etwas Besonderes, obwohl er nicht viel tat, außer mir Schwierigkeiten zu bereiten. Und er demütigte mich immer wieder. Als wir ein-mal in einer Bar waren, zog er mich in die Herrentoilette, riss mir die Bluse und den BH weg und ließ mich dann dort stehen. Ich hörte ihn schallend lachen, als er wegging, und ich musste eine Freundin anrufen, damit sie mich rettete. Als ich später am Abend weinend mit ihm darüber redete, winkte er einfach ab und sagte, ich könne keinen Spaß vertragen.

Richard schien mich absichtlich von seiner Familie ferngehalten zu haben, doch schließlich nahm ich Kontakt mit seiner älteren Schwester auf und ver-abredete mich mit ihr zum Lunch. Sie erzählte mir, dass ihre Familie ständig umziehe, weil Richard einen so schlechten Ruf habe. Sie erhofften sich immer einen Neubeginn, der nie kam. Ich fragte mich, wo ich da hineingeraten war. Doch gerade als ich bereit war, meine Sachen zu packen und mit unserem Kind fortzugehen, schien er sich wieder in den unwiderstehlichen Mann zu verwandeln, der er gewesen war, als wir uns kennenlernten.

Zwei Jahre nach der Geburt unserer Tochter bekamen wir einen Sohn. Unserer Tochter gegenüber war Richard fast gleichgültig gewesen, doch jetzt mischte er sich total in die Erziehung ein, auf negative Weise. Er sagte mir immer wieder, dass sein Sohn niemals verweichlicht werden dürfe. Er wusch ihn, indem er ihn mit sich in die Dusche nahm, wobei er sein Schreien ignorierte, wenn das Wasser auf meinen armen Jungen niederprasselte. Er rüttelte an den Gitterstäben des

Kinderbettchens, wenn der Kleine darin lag. Er wolle ihn abhärten, sagte er mir, und schob mich weg, wenn ich versuchte, ihn zu stoppen. Je mehr ich versuchte, Richard davon abzuhalten, sich so zu verhalten, desto mehr quälte er mich. Ich war gezwungen, fast jeden Abend Sex mit ihm zu haben. Einmal riss er mir sogar das Baby von der Brust, als ich es stillte, damit er sich genau in diesem Moment über mich hermachen konnte.

Schließlich bekam Richard einen Job als Verkäufer in einem Autohaus vor Ort. Das gab mir die Gelegenheit, meine Sachen zu packen und mit meinen Kindern wegzugehen. Mithilfe meiner Eltern konnte ich eine kleine Wohnung in ihrer Nähe mieten. Er rief mich an und drohte, mir die Kinder wegzunehmen, wenn ich nicht sofort zu ihm zurückkommen würde. Schon bald fand er heraus, wo ich war, und stürzte herein, weil ich vergessen hatte, die Haustür abzuschließen. Er vergewaltigte mich auf dem Küchenboden und zerschlug Geschirr, während ich unter ihm kauerte. Er fragte nicht einmal nach den Kindern, während er da war. Bevor er ging, warf er mir Obszönitäten an den Kopf und sagte, dass er eine neue Frau gefunden hätte; im Vergleich mit ihr würde ich aussehen wie ein hässliches altes Weib.

Eines Abends brachte ich meine Kinder zu meinen Eltern und fuhr aus der Stadt hinaus. Ich erwog ernsthaft, von einer nahe gelegenen Brücke in den Fluss zu fahren. Doch ich fuhr zurück zu meinen Eltern und fragte, ob wir für ein paar Wochen bei ihnen bleiben könnten. Ich nahm an, dass Richard dort nichts versuchen würde. Und ich war so verzweifelt, dass ich mir als Mutter nicht mehr traute. Gott sei Dank haben meine Eltern mich in dieser Zeit unterstützt.

Ich ging dann zu einer Therapeutin und begann, mich besser zu fühlen. Doch mein Mann hielt währenddessen nicht still. Er erwirkte eine gerichtliche Verfügung, um mir die Kinder wegzunehmen. Ich hätte nie gedacht, dass das passieren könnte, doch er bekam sie zurück. Ich wusste, dass er mir damit nur wehtun wollte, denn unsere Kinder waren ihm völlig egal, und ich machte mir große Sorgen, wie er mit ihnen umgehen würde. Meine Therapeutin half mir sehr, dies durchzustehen. Ich fand einen Job und wurde ein bisschen stabiler. Ich wollte meine Kinder unbedingt wiederhaben, musste aber auf eine weitere Anhörung bei Gericht warten.

Dank des Verhaltens meiner Tochter bekam ich sie wieder. Richard hatte ihr Quengeln bald satt und brachte sie mir zurück. Aber er hatte immer noch meinen Sohn in der Hand. Etwa einen Monat später gab er ihn mir zurück. Er sagte, ich habe ihn verweichlicht und nun sei Hopfen und Malz verloren. Kurz danach ließen wir uns scheiden, und ich war davon überzeugt, dass ich ihn für immer los sei.

Schließlich lernte ich einen anderen Mann kennen, einen anständigen Mann, und wir heirateten. Alles lief ein oder zwei Jahre lang gut, doch dann beantragte

Richard völlig unerwartet das Besuchsrecht. Leider gewährte das Gericht es ihm und es war eine traumatische Erfahrung für meine Kinder. Sie versuchten immer, sich zu verstecken, wenn er kam, um sie fürs Wochenende abzuholen, und lagen weinend auf ihrem Bett, wenn er sie zurückbrachte. Als meine Tochter 13 war, weigerte sie sich, mitzugehen. Ich fand dann heraus, dass Richard sie bei zahlreichen Gelegenheiten gezwungen hatte, sich nackt auszuziehen und vor seinen betrunkenen Kumpels im Zimmer herumzutanzen. Er warf meinem Sohn aus kurzer Entfernung sehr schnell Baseball-Bälle zu, angeblich, um seine Reflexe zu verbessern. Mein Sohn kam dann mit blauen Flecken nach Hause und es verleidete ihm die Freude an jeder Art von Sport.

Richard heiratete irgendwann wieder und meine Kinder konnten sich seinem Einfluss teilweise entziehen. Beide profitierten von einer Therapie und machten ihren Collegeabschluss. Sie heirateten schließlich und bekamen eigene Kinder. Ich danke Gott jeden Tag dafür, dass es ihnen gelungen ist, all die Horrorjahre hinter sich zu lassen, die sie dank einem Menschen durchleben mussten, der eine Vertrauensperson hätte sein sollen.

Wenn man diesen Bericht liest, dann fragt man sich, warum die Ehefrau ihren Mann nicht schon zu einem viel früheren Zeitpunkt verlassen hat. Dass sie so lange blieb, wie sie es tat, ist ein Symptom des *Syndroms der misshandelten Frau*, eine psychisch lähmende Reaktion auf ein wiederholtes Trauma. Die angegriffene Ehefrau wird so verstört, dass sie Angst hat, zu gehen. Ein besonders lähmender Aspekt des Syndroms der misshandelten Frau ist, dass die Betroffene am Ende glaubt, dass sie selbst schuld an ihrer Misere ist – dass sie das brutale Verhalten des Missbrauchers irgendwie verdient – und es deswegen nicht verdient, zu entkommen. Der Missbraucher setzt dem Ganzen noch die Krone auf, indem er ihr versichert, dass er ihr einziger Freund und Beschützer ist und sie ohne ihn völlig allein und hilflos wäre. Nach jedem traumatischen Erlebnis macht er deutlich, dass er sie umbringen wird, wenn sie jemandem erzählt, was los ist, und dass ihr sowieso niemand glauben wird. Begünstigt durch dieses heimtückische Syndrom kann Gewalt Menschen effektiv gefangen halten.

Da soziopathische Gewalt von Kaltblütigkeit geprägt ist (das heißt auf berechnende, emotionslose Weise angewendet wird), kann der Soziopath seine Aggression relativ verborgen halten. So wie in dem vorangegangenen Bericht einer gequälten Frau und Mutter bleibt die körperliche Gewalt des Soziopathen oft verborgen – ist häuslich oder auf andere Weise „privat". Abweichend von so auffälligen Taten wie denen des BTK-Würgers spielt sich soziopathische Gewalt in der Regel dort ab, wo wir sie nicht entdecken. Entsetzliche Dinge wie die oben beschriebenen können sich jahrelang hinter verschlossenen Türen abspielen, ohne dass die Nachbarn irgendetwas davon ahnen.

Dinge geheim zu halten und dem Gesetz zu entkommen, kann auch auf andere Weise erreicht werden. Die vielen Briefe, die ich zu diesem Thema erhalte, haben mich gelehrt, dass die Kaltblütigen oft zu folgender, besonders alarmierender unsichtbarer Form des Angriffs greifen: eine ansteckende Krankheit als Waffe zu nutzen. Denn in viel zu vielen Briefen wird u. a. berichtet, dass jemand wissentlich ungeschützten Sex hatte, obwohl er mit Hepatitis oder HIV infiziert war. Zu den Faktoren, die das Risiko erhöhen, andere durch Sex zu infizieren, gehören wechselnde Sexualpartner und aggressive Sexualpraktiken, bei denen Schleimhäute reißen und es zu einem Blut-zu-Blut-Kontakt kommt. Das vielleicht Verstörendste an Psychopathen, die auf diese Weise angreifen, ist, dass ihnen das Wissen, dass sie andere mit großer Wahrscheinlichkeit mit einer schweren Krankheit infizieren werden, Befriedigung verschafft.

Menschen, die nach „verbindlicher Liebe" suchen, sind besonders anfällig für skrupellose Manipulatoren, und nur wenige sind anfälliger als jemand, der darum kämpft, sein Beziehungsleben mit seiner wahren Identität in Einklang zu bringen.

Als ich dreißig wurde, beschloss ich, endlich zu akzeptieren, wer ich war. Ich hatte immer ein heterosexuelles Leben geführt, das sich jedoch unnatürlich anfühlte. Schließlich brachte ich den Mut auf, in eine Schwulenbar zu gehen. Es dauerte nicht lange, bis ich in eine heiße Diskussion mit Matt verwickelt war. Ich gestand ihm ein, dass ich noch nie eine sexuelle Erfahrung mit einem Mann gehabt hatte. Matt schien sehr einfühlsam zu sein. Er sagte mir, dass er es verstehe und dass es okay sei. Außerdem sah er sehr gut aus und hatte eine schnelle Auffassungsgabe. Es war schwer, ihm zu widerstehen. Wir gingen zu ihm nach Hause, und ich wurde in eine Welt eingeführt, die ich mir zu lange versagt hatte.

Ich wollte Matt unbedingt wiedersehen und schickte ihm am nächsten Tag eine SMS. Auch am übernächsten und überübernächsten Tag. Ich nahm an, dass ich sein Interesse an mir als Person falsch verstanden hatte. Schließlich ging ich wieder in die Bar und fragte jemanden, ob er ihn in letzter Zeit dort gesehen habe. Der Barkeeper erzählte mir, dass man ihm Hausverbot erteilt habe. Matt hatte eine Reihe von Männern mit HIV infiziert. Er wusste offensichtlich, dass er infiziert war, belog seine Partner aber und behauptete, er sei HIV-negativ, sodass sie keine Notwendigkeit sahen, sich zu schützen. Ich sprach noch mit ein paar anderen Leuten in der Bar, und sie bestätigten mir, dass er ein unersättliches sexuelles Raubtier sei und eine Reihe von Leuten in Bezug auf seinen Gesundheitszustand belogen habe. Wie konnte er dies anderen wissentlich antun, immer und immer wieder?

Wenn Soziopathen sich physisch ausagieren, ist ihr Verhalten oft von derselben scheinbaren Sinnlosigkeit geprägt wie das Verhalten von Soziopathen, die nicht zu physischen Mitteln greifen. Normale Menschen erkennen keinen Sinn darin, können sich nicht vorstellen, warum jemand so etwas tun möchte, und haben häufig Schwierigkeiten, es auch nur zu glauben. Warum sollte man einen unschuldigen Kollegen in den Wahnsinn treiben? Warum einen Fremden quälen und ermorden? Warum jemanden absichtlich mit AIDS infizieren? Das ist für uns unbegreiflich. Bei den tätlichen Übergriffen des Soziopathen geht es wie bei anderen soziopathischen Verhaltensweisen allein ums Gewinnen um des Gewinnens willen. „Gewinnen" wird hier definiert als das Manipulieren und Kontrollieren anderer Menschen. Für den Soziopathen ist Macht über andere Unterhaltung, Belustigung und Lebensinhalt zugleich. Menschen mit einem Gewissen erleben diese Motivation nicht so unverfälscht, wie er es tut, und erkennen oft nicht, wie sie sich äußert, oder nehmen es nicht zur Kenntnis.

Kaltblütig

Ich möchte betonen, dass die meisten Soziopathen keine Mörder sind. Die meisten manipulieren und kontrollieren mithilfe von Lügen, Täuschung, Psychospielchen, Rechtsspielen, Drohungen und zwischenmenschlicher Quälerei. Doch wenn gewissenlose Menschen töten, begehen sie die Morde, die uns am meisten schockieren, und zwar aus genau dem Grund, den wir erörtert haben: Soziopathie ist eiskalt, emotionslos. Soziopathen machen nur 20 Prozent unserer Gefängnispopulation aus, doch unter diesen 20 Prozent befinden sich diejenigen Gefangenen, die die schlimmsten Taten begangen haben.

2002 veröffentlichte das *Journal of Abnormal Psychology* einen Bericht zu Daten von 125 Mördern, in dem es hieß, von Soziopathen begangene Tötungsdelikte seien „wahrscheinlich in erster Linie instrumenteller (d. h. mit Vorsätzlichkeit verbunden, motiviert durch ein externes Ziel und nicht die Folge einer mächtigen affektiven [emotionalen] Reaktion) oder ‚kaltblütiger' Natur" [2]. Im Gegensatz dazu sind die von Nichtsoziopathen begangenen Morde in der Regel „Verbrechen aus Leidenschaft" („verbunden mit einem hohen Maß an Impulsivität/Reaktivität und Emotionalität"), wie die Forscher feststellten.

Soziopathen begehen keine Verbrechen aus Leidenschaft, so wie es verzweifelte und von Gefühlen überwältigte Menschen zuweilen tun. Sie hören keine Stimmen, die ihnen das Morden befehlen, so wie es in seltenen, tragischen Fällen Menschen tun, die von einer paranoiden Psychose zu ihren Gewalttaten getrieben werden. Sie morden vielmehr, weil es zweckdienlich ist, und weil Töten für sie aufregend und unterhaltsam ist – Töten als die ultimative Form der Herrschaft und Kontrolle über ein anderes Lebewesen.

Ein Soziopath mit Mordlust kommt einem echten menschlichen Monster am nächsten. Er kann kaltblütig die befriedigendste Art zu morden planen und seinen Plan dann methodisch ausführen, egal ob es um einen völlig Fremden, einen Freund, ein Familienmitglied oder sogar sein eigenes Kind geht. Anschließend kann er rational die beste Methode ermitteln, nicht entdeckt zu werden. Wenn er erwischt wird, zeigt er während eines Gerichtsverfahrens, in dem seine verabscheuungswürdigen Taten vor anderen Menschen wieder und wieder in all ihren grauenhaften Einzelheiten beschrieben werden, in der Regel weniger Reaktionen als jemand anderer vielleicht beim Ansehen des Wetterberichts im Fernsehen.

Ironischerweise ist es eben diese eisige Rationalität, die ihn manchmal überführt. In einem Überblick über 45 Jahre Forschung zu den Entscheidungen von Geschworenen kommen die Autoren zu dem Schluss, dass der beste Anhaltspunkt für das Strafmaß die Haltung des Angeklagten während des Prozesses ist [3]. Wenn der Angeklagte den Eindruck erweckt, gleichgültig oder nonchalant, herablassend oder verächtlich zu sein, erhält er eher die Todesstrafe. Und Geschworene achten genau auf Gesichtsausdrücke und Körpersprache. In demselben Bericht heißt es auch, dass nonverbal gezeigte Reue, die nahelegt, dass der Angeklagte die Verantwortung für sein Handeln übernimmt, von den Geschworenen als glaubwürdiger erachtet wird als direkte verbale Reuebekenntnisse, die, wie die Geschworenen zu glauben scheinen, leichter erfunden werden können.

Dieser Faktor bei der Entscheidungsfindung der Geschworenen wird manchmal „Scott-Peterson-Effekt" genannt, in Anspielung auf den verurteilten Mörder Scott Peterson und die Geschworenen, die ihn 2005 für schuldig befanden. Peterson, ein Düngemittelverkäufer aus Modesto, Kalifornien, wurde des Mordes an seiner Frau Laci Peterson überführt, die im achten Monat schwanger war. Er hatte ihre Leiche an vier Zehn-Pfund-Gewichten aus Beton festgebunden und in die Bucht von San Francisco geworfen. Vier Monate nach ihrem Verschwinden fand ein Paar, das mit seinem Hund im Point Isabel Park spazieren ging, einen männlichen Fötus, der an Land gespült worden war. Am nächsten Tag wurde ganz in der Nähe von einem anderen Hundebesitzer die Leiche einer Frau entdeckt. An Laci Petersons Oberschenkeln haftete immer noch Klebeband. Ihre Rippen waren gebrochen und Hände, Füße und Kopf fehlten. Als der Leichnam der Mutter verwest war, waren ihr Bauch und ihr Uterus gerissen und der Körper des Fötus von ihrem Körper getrennt worden.

Offensichtlich hatte Scott Peterson vor, nach Mexiko zu fliehen. Die Polizei nahm ihn in San Diego fest und fand in seinem Auto 15.000 Dollar in bar, den Personalausweis seines Bruders, eine Survival-Ausrüstung, vier Handys und zwölf Viagra-Tabletten. Peterson wurde vor Gericht gestellt und schließlich des vorsätzlichen Mordes an seiner Frau und des Totschlags an seinem Sohn für schuldig befunden. Er wurde zum Tode verurteilt und ins San Quentin State Prison gesteckt, wo er, während ich dies schreibe, noch immer in der Todeszelle sitzt und auf den Ausgang seiner Berufung beim kalifornischen Obersten Gerichtshof wartet. Er behauptet beharrlich, dass er unschuldig ist.

Während seines Prozesses – während aller Diskussionen über das Schicksal der Opfer und während ihm, den Anwälten und den Geschworenen furchtbare Fotos von den Überresten seiner Frau und seines ungeborenen Kindes gezeigt wurden – wirkte Peterson unbeteiligt, ungerührt, ja, sogar gelangweilt. In deutlichem Gegensatz dazu äußerte John Guinasso, Geschworener Nr. 8, später: „Im Gerichtssaal die Autopsiefotos zu sehen, war zutiefst verstörend und ekelerregend. Von Laci, dieser wunderschönen Frau, war nichts als ein Stück schwimmenden, in der East Bay an Land gespülten Abfalls übrig. Es war sehr schwer, sich dies anzusehen. Diese Bilder haben bei mir tiefe Wunden hinterlassen" [4]. Nach dem Prozess litten einige der Geschworenen an einer posttraumatischen Belastungsstörung. Manche hatten Flashbacks, andere Albträume. Doch Scott Peterson selbst wirkte während des sechsmonatigen Prozesses unbewegt und seine gleichbleibende Gefühlskälte entging nicht der Aufmerksamkeit der Geschworenen. Hätte dieser Ehemann und Vater nicht an irgendeinem Punkt Reue zeigen sollen – oder wenn er unschuldig war, Trauer oder zumindest eine Spur von Traurigkeit?

Der Scott-Peterson-Prozess ließ unter Juristen die langjährige Debatte darüber wieder aufleben, ob das Verhalten eines Angeklagten im Gerichtssaal als gültiger Indizienbeweis berücksichtigt werden sollte oder nicht. Einige Rechtsexperten argumentieren, dass das Verhalten eines Angeklagten während des Prozesses anzeige, ob er des Verbrechens, dessen er beschuldigt wird, fähig sei, und dass es deswegen ein gültiges Beweiselement darstelle. Andere behaupten, das Verhalten im Gerichtssaal könne durch nicht zur Sache gehörige Faktoren beeinflusst werden und sollte deswegen keine Berücksichtigung finden. Man kann beide Standpunkte vertreten. Doch als Psychologin möchte ich darauf hinweisen, dass Geschworene und Richter in der Praxis von eiskalten Reaktionen beeinflusst werden, seit König Salomo sein Schwert hob und anbot, ein Kind, um das sich zwei Frauen stritten, in der

Mitte zu teilen. Entsetzt schrie die wahre Mutter „Nein", während die falsche Mutter es für einen guten Plan hielt.

Wie im Fall des BTK-Würgers ist auch das Verhalten, das gewalttätige Soziopathen *vor* der Entdeckung ihrer abscheulichsten Verbrechen an den Tag legen, häufig Gegenstand von Debatten. Ich höre oft von Lesern, ihnen sei gesagt worden, dass ein Schikaneur zwar ein „seltsames", ein „lehrbuch-mäßiges" oder ein „Warnsignal-"Verhalten zeige, dass seine Aktivitäten „besorgniserregend" seien oder dass er sich auf eine Weise verhalte, die „mög-licherweise der Beginn von etwas" sei, dass jedoch nichts getan werden könne, weil „bis jetzt nichts Illegales passiert ist". Viele Leser berichten, dass sie von Vorfällen in der Vergangenheit des Schikaneurs erfahren haben, bei denen Einschüchterung und Gewalt eine Rolle spielten – manchmal Taten, für die er festgenommen und vor Gericht gestellt worden sei –, man ihnen jedoch sage, dass dies keine für die Gegenwart relevanten „echten Beweise" seien und ihre Sorgen erst ernst genommen würden, wenn es „zu einem neuen Ver-brechen komme".

Derlei Situationen stellen „Gaslighting" seitens der Justiz- und Gesund-heitsbehörden dar, was – wenn auch unabsichlich – das bewusste Gaslighting verstärkt, dem das Opfer vielleicht schon vonseiten eines kalten und be-rechnenden Individuums ausgesetzt ist, dessen Gewaltpotenzial sehr ernst ge-nommen werden sollte.

In den letzten Jahren hat das Thema der Warnzeichen einige Aufmerksam-keit erfahren, weil eine zunehmende Zahl von Amokläufen an Schulen und Universitäten die Öffentlichkeit schockiert hat. So trat 2008, um nur eines der zahllosen Beispiele anzuführen, ein ehemaliger Soziologiedoktorand na-mens Steven Kazmierczak hinter einem Vorhang hervor auf die Bühne eines Hörsaals der Northern Illinois University, den Blick auf einen Raum voller Studenten gerichtet, die einer Vorlesung über Ozeanografie lauschten, er-öffnete mit einer abgesägten Schrotflinte Kaliber 12 und einer Pistole im Ka-liber 9 mm das Feuer, erschoss fünf Menschen und verwundete siebzehn wei-tere. Kazmierczak, von den Studenten in seinem früheren Studentenwohnheim „Strange Steve" genannt, hatte sich eingehend mit den Massakern an der Vir-ginia Tech und der Columbine High School befasst und vergötterte „Jigsaw", den sadistischen Mörder in der Horrorfilmreihe *Saw*. An seinem rechten Unterarm trug er ein Tattoo, das zeigte, wie Jigsaw mit einem Fahrrad durch eine Blutlache fuhr.

Professor David Vann von der University of San Francisco, der das Leben des Todesschützen erforschte, fand heraus, dass Kazmierczak seine Tat minu-tiös geplant und dass es in seinem Leben immer wieder Warnzeichen gegeben hatte, die darauf hinwiesen, dass er zu kühl kalkulierter Gewalt fähig war [5].

In der achten Klasse stellte er eine Rohrbombe her, deponierte sie aus Spaß in Haus eines Fremden und ließ sie explodieren. Weil er zu Hause „renitent" war, schickten seine Eltern ihn zum „Thresholds", einem psychiatrischen Zentrum in Chicago, das auf psychosoziale Rehabilitation spezialisiert ist. Wegen Zuwiderhandlungen und Täuschung wurde er aus dem Thresholds-Programm geworfen. Er ging zum Militär, wurde jedoch innerhalb von fünf Monaten entlassen, weil er in seiner Bewerbung auf die Frage, ob er eine „psychische Krankheit" habe, mit Nein geantwortet hatte. Danach schrieb er sich in der Northern Illinois University ein. Seine ehemaligen Mitbewohner im Studentenwohnheim erinnern sich, dass er von berühmt-berüchtigten Mördern wie Adolf Hitler und Ted Bundy besessen war. In seinem Buch über Kazmierczak schreibt Vann, dass es in den E-Mails, die der junge künftige Mörder in der Zeit vor den Schüssen an Bekannte schickte, um das Thema Massenmord und Weltherrschaft ging. 2009 sagte er in einem am ersten Jahrestag des NIU-Amoklaufs geführten Nachrichteninterview über Kazmierczak: „Der am Ende erreichte Grad an Selbstzerstörung und antisozialem Verhalten, wirklich beängstigendem Verhalten, war wirklich phänomenal. Und wenn man sich all diese Akten anschaut, muss man sich irgendwann einfach fragen: Was muss ein Massenmörder alles tun, um beachtet zu werden?"[1]

Kaltblütige Gewalt und Mord sind nicht nur die vollkommenste Form der Herrschaft; sie stellen auch die ultimative soziopathische Manipulation der Gesellschaft dar. Sie machen uns allen Angst. Nach einem Massenmord ist die schlimmste öffentliche Reaktion genau die, die wir normalerweise zeigen: Wir verbreiten in allen vorhandenen Medien den Namen des Mörders sowie alles andere, was unsere fähigen Journalisten über ihn herausfinden können. Aufgrund unserer kollektiven Angst und unserer krankhaften Neugier erhält der Mörder so große Aufmerksamkeit wie kaum ein anderer, mit detaillierten und sogar filmischen Darstellungen seiner erstaunlichen Macht über normale menschliche Wesen. Aus Sicht des gemeingefährlichen Soziopathen ist dies ein Henkersmahl, für das es sich lohnt, die Todesstrafe zu riskieren, und ein Sieg, um den jene, deren Namen noch nicht bekannt sind, ihn gierig beneiden – und den sie vielleicht nachahmen werden.

Wie diejenigen, die sich in Sorgerechts- und Arbeitsplatz-Albträumen wiederfinden, müssen wir als Gesellschaft aufhören, Soziopathen dabei zu helfen, uns zu ihrer Unterhaltung und Befriedigung gewaltige Emotionen zu entlocken. Medienschaffende und die Gesellschaft im Allgemeinen müssen herausfinden, wie wir mit Informationen über soziopathische Gewalt auf eine

---

[1] Interview mit David Vann, ausgestrahlt von CNN am 14. Februar 2009, http://edition.cnn.com/TRANSCRIPTS/0902/14/cnr.07.html

Weise umgehen können, die es uns ermöglicht, unsere Aufmerksamkeit auf das Problem und seine Opfer zu richten statt auf gewissenlose Täter, die versuchen, auf diese entsetzliche Art zu „gewinnen". So wurde den Medien unter anderem vorgeschlagen, in ihren Sendungen den Namen des Täters so wenig wie möglich zu nennen und Einzelheiten über einen Mörder nur dann zu liefern, wenn diese Informationen wichtig und absolut relevant für das Ereignis sind – also keine zu Berühmtheit verhelfenden Spitznamen oder Akronyme: keine Schwarze Witwe, kein Jack the Ripper, kein BTK-Würger. Im Gegensatz dazu sollten Informationen über die Opfer, einschließlich Namen und Bildern, respektvoll bereitgestellt werden.

Doch Soziopathen steht nun eine Möglichkeit zur Verfügung, Leben zu zerstören, ohne ihren Opfern auch nur irgendwie nahe zu kommen.

Cyberangriffe

Zum ersten Mal in der Menschheitsgeschichte können wir jemanden, ohne mit ihm in direkten Kontakt zu treten, quälen und schikanieren. Wir bringen Cyberangriffe nicht mit Mord in Zusammenhang – obwohl sie zu Selbstmorden geführt haben. Sie sind eine moderne Form der Gewissenlosigkeit, bei der der Angreifer sich nicht die Hände blutig macht. Aus der Ferne und manchmal anonym verübt, verschaffen sie dem Soziopathen dieselbe Schadenfreude, dasselbe Glücksgefühl, dass er jemandes Leben ruiniert, wie ein direkter Angriff und das direkte Schikanieren.

Die Computerwissenschaft und andere Technologien entwickeln sich so schnell, dass wir oft nicht in der Lage sind, emotional, moralisch oder gar rechtlich mit ihnen mitzuhalten. Diese rasanten Veränderungen haben uns unzählige neue Möglichkeiten der Kreativität und des Informationsaustauschs beschert – aber erschreckenderweise unbeabsichtigt auch neue und fast vollständig unkontrollierte Spielfelder für die Gewissenlosen geschaffen. Bestimmte Aktivitäten auf diesen Spielfeldern zeigen, dass ein Leben zerstört werden kann, ohne das Opfer auch nur zu berühren und ohne irgendwelche traditionellen Waffen zu benutzen: ohne Pistolen, ohne Messer – nur mit vernichtenden Worten und Bildern auf elektronischen Bildschirmen. Zu den herzzerreißendsten Illustrationen der soziopathischen Gefühlskälte gehören Berichte von Cybermobbing durch Jugendliche und junge Erwachsene. Im Cyberspace sind der Täuschung und dem räuberischen Verhalten nur durch die Fantasie des Täters Grenzen gesetzt. Hier ein Beispiel:

Ihr Buch hat mich sehr berührt, weil mein Sohn von einem Soziopathen an seiner Schule schikaniert wurde. Es begann, kurz nachdem wir in das Viertel gezogen waren. Ein zwei Jahre älterer Junge, der nebenan wohnte, griff meinen zwölfjährigen Sohn über seinen Twitteraccount fast täglich massiv an. Er schickte Nachrichten wie „Du solltest aufhören, deine eigene Kacke zu essen, du ekelhaftes Schwein" und „Welchen Sinn hat es, dass du überhaupt am Leben bist?". Er konnte sehr gut zeichnen und bildete meinen Sohn in erniedrigenden Situationen ab, die sehr real wirkten. Wir speicherten einige dieser Tweets und zeigten sie den Behörden, um sie darauf aufmerksam zu machen, doch es wurde nichts unternommen.

Ich erwähnte diese Vorfälle gegenüber einigen Eltern anderer Kinder und auch sie hatten Geschichten über den Peiniger meines Sohnes zu erzählen. Dieser Junge war für seine Gemeinheiten bekannt. Später lernte ich seine Eltern kennen. Sie gaben zu, dass ihr Sohn Ärger verursacht hatte. Sie hatten alles mit ihm versucht. Ihn zu Therapeuten gebracht und das Problem bei Gesprächen mit Lehrern zum Thema gemacht. Er spielte dann immer den Unschuldigen und ließ es so aussehen, als würden alle anderen überreagieren oder als seien sie überfürsorglich.

Als der Junge schließlich auf die Highschool ging, während mein Sohn noch immer die Mittelschule besuchte, seufzte unsere Familie erleichtert auf. Doch das Mobbing hörte nicht auf. Er machte damit weiter, online falsche Gerüchte über meinen Sohn zu verbreiten, eines boshafter als das andere. Wir sagten es seinen Eltern, doch sie wussten nicht, was sie dagegen unternehmen sollten. Niemand schien bereit oder in der Lage zu sein, der Sache ein Ende zu setzen.

Unser Sohn wurde paranoid. Er verbrachte die meiste Zeit in seinem Zimmer, wo er zwanghaft alles ordnete. Er rang jedes Mal nach Luft, wenn jemand sein Zimmer betrat, immer auf der Hut vor Gefahr. Schließlich begannen wir, eine andere Schule zu suchen.

Doch es war zu spät. Er brachte sich an seinem 14. Geburtstag um.

Selbstmord gehört weltweit zu den häufigsten Todesursachen bei Jugendlichen. Eine große in den Niederlanden durchgeführte Metastudie (die eine Reihe existierender Studien verglich und ihre Ergebnisse analysierte) entdeckte bei 70.102 von 284.375 schikanierten Jugendlichen eine Verbindung zwischen Cybermobbing und Selbstmordgedanken [6]. Die Forscher stellten auch fest, dass diese Verbindung beim Cybermobbing noch stärker war als beim traditionellen Mobbing, möglicherweise weil „durch das Internet ein größeres Publikum erreicht und das Material online gespeichert werden kann, sodass die Opfer die erniedrigende Erfahrung öfter durchleben".

Leider ist der derzeitige Status der Anti-Cybermobbing-Gesetzgebung – die strategisch sogar noch größere Schwierigkeiten birgt als die Arbeitsplatzgesetzgebung – nicht ermutigend. 2008 brachte die US-Kongressabgeordnete Linda Sánchez, eine Demokratin aus Kalifornien, den „Megan Meier Cyberbullying Prevention Act" ein, benannt nach der 13-jährigen Megan Taylor

Meier aus Missouri, deren Selbstmord durch Erhängen im Jahre 2006 auf wiederholtes Cybermobbing über das soziale Netzwerk MySpace zurückgeführt wurde. Gemäß diesem Gesetzentwurf sollte jede Art von elektronischer Kommunikation mit der Absicht, „beträchtliches emotionales Leid" zu verursachen, eine Straftat sein. Der Entwurf wurde vom zuständigen Ausschuss abgelehnt.

Unsere Gesetzgeber müssen sich mehr Mühe geben.

Zu dem Vorschlag, dass wir Kindern beibringen müssen, wie sie mit permanentem Drangsaliertwerden umgehen können, hat sich Parry Aftab, eine auf das Internet-Sicherheitsrecht spezialisierte Anwältin und Geschäftsführerin von Wired Safety, folgendermaßen geäußert: „Ich will nicht, dass die Kinder widerstandsfähiger werden. Ich will, dass die Kinder, die so etwas tun, damit aufhören. Ich möchte, dass die Freunde der Kinder, die gemobbt werden, aufstehen und sagen: ,Ich bin bei dir.' Die beliebten Kinder, die klugen Kinder, die großen Kinder müssen aufstehen und sagen: ,Stop.'"[2]

Wenn Sie helfen möchten oder jemanden kennen, der online gemobbt wird, dann ist Aftabs Website WiredSafety.com eine nützliche Informations- und Kontaktquelle.

Was nun? Ein Leitfaden, um sich vor einem Cybermobber zu schützen

- Machen Sie sich klar, dass absolut niemand es verdient, gemobbt oder missbraucht zu werden. Mit anderen Worten: Es ist nicht Ihre Schuld. Die Situation ist das Ergebnis einer Persönlichkeitsstörung des Mobbers und hat nichts damit zu tun, wer Sie sind oder was Sie getan haben könnten. Er oder sie ist einfach ein Allerweltstäter, möglicherweise ein gewissenloser, der sich zufällig online ausagiert.
- Behalten Sie es nicht für sich; sprechen Sie mit jemandem darüber – einem guten Freund, einem Familienmitglied, einem Therapeuten.
- Ändern Sie die Datenschutzeinstellungen auf Ihren Social-Media-Accounts; teilen Sie das, was Sie mitteilen möchten, nur mit Freunden.
- Brechen Sie jeglichen Kontakt ab, den Sie mit dem Mobber hatten. Blockieren Sie seine Telefonnummer, sein Profil in den sozialen Medien und seine E-Mail-Adresse.

---

[2] Parry Aftab, zitiert in: Ron Kemp, „They Wore Blue", Blogbeitrag, https://ronskemp.wordpress.com/tag/baltimore-sun/

- Speichern Sie Beweise für das Online-Mobbing auf Ihrem Computer, und installieren Sie Apps auf Ihrem Smartphone, die Ihnen das Speichern ermöglichen. Sie sollten auch Kopien aller E-Mails aufbewahren, die der Online-Mobber Ihnen geschickt hat, und zwar von Anfang an bis heute. Sie können all diese Beweise der Polizei zeigen, sollten Sie diese einbeziehen.
- Abgesehen vom Sammeln der Beweise sollten Sie den Mobber wenn möglich ignorieren. Versuchen Sie nicht, mit ihm abzurechnen. Das Ärgerlichste, was Sie aus Sicht des Mobbers tun können, ist, die Ruhe zu bewahren. Er wird aufhören, wenn Sie und Ihre offenkundige Gelassenheit ihn langweilen. Vor allem aber: Schießen Sie nicht zurück. Denn damit werden Sie nur eines erreichen: dass der Mobber überglücklich ist, weil Sie die Nerven verlieren und auf seine Schikane reagieren. Lassen Sie sich durch den Mobber so wenig wie möglich innerlich aufwühlen.
- Wenn Sie sich jedoch auf irgendeine Weise physisch bedroht fühlen, selbst wenn es nur ein ganz kleiner Verdacht ist, sollten Sie Ihre Beweise nehmen und zur Polizei gehen. Sie wird wissen, wie am besten vorzugehen ist. Auf diese Weise missbraucht zu werden, kann zuweilen dazu führen, dass die Betroffenen sich so schlecht fühlen, dass sie sterben möchten. Wenn Sie anfangen, über Selbstmord nachzudenken, oder den Wunsch verspüren, sich auf andere Weise etwas zuleide zu tun, sollten Sie unverzüglich mit Ihrer Familie und Ihren Freunden darüber sprechen. Lassen Sie sich von ihnen helfen. Sie lieben Sie. Lassen Sie nicht zu, dass dieser Mobber „gewinnt".

Ich habe mich entschieden, diese Kapitel vier verschiedenen Situationen mit Soziopathen zu widmen – Störung des Sozialverhaltens bei Kindern, Soziopathie am Arbeitsplatz und soziopathische Fachleute, Ex-Gatten, die um das Sorgerecht kämpfen, sowie Soziopathen, die Morde und Körperverletzungen begehen –, weil ich jede Menge Briefe und eine Flut von E-Mails erhalte, in denen es genau um diese Themen geht. Im nächsten Kapitel stelle ich zehn Grundregeln vor, die Ihnen helfen sollen, sich gegen diese und alle anderen Fälle von Soziopathie zu wappnen.

Literatur

1. Davey, M. (6. März 2005). Suspect in 10 Kansas murders lived an intensely ordinary life. *New York Times*.
2. Woodworth, M., & Porter, S. (2002). In cold blood: Characteristics of criminal homicides as a function of psychopathy. *Journal of Abnormal Psychology, 111*(3), 436–445.

3. Devine, D. J., Clayton, L. D., Dunford, B. B., et al. (2000). Jury decision making: 45 years of empirical research on deliberating groups. *Psychology Public Policy and Law, 7*(3), 622–727.
4. Beratlis, G., Marino, T., Belmessieri, M., et al. (2006). *We, the Jury: Deciding the Scott Peterson case* (S. 54 f.). Beverly Hills.
5. Vann, D. (2013). *Last day on earth: A portrait of the NIU school shooter.*
6. van Geel, M., Vedder, P., & Tanilon, J. (10. März 2014). Relationship between peer victimization, bullying, and suicide in children and adolescents: A meta-analysis. *JAMA Network*. https://jamanetwork.com/journals/jamapediatrics/fullarticle/1840250

6

Über den Umgang mit Soziopathen
Zehn wichtige Grundregeln

» „Wir stehen ganz am Anfang der Zeit des Menschengeschlechts: Es ist nicht verwunderlich, dass wir mit Problemen ringen. Eine Zukunft von Zehntausenden von Jahren liegt vor uns. Unsere Verantwortung ist, zu tun und zu lernen, was wir können, die Lösungen zu verbessern und sie weiterzugeben." – Richard Feynman, „Der Wert der Wissenschaft"

Im Jahr 1959 veröffentlichte ein Psychologe der Brown University namens Russell Church einen Fachaufsatz mit dem merkwürdigen Titel „Emotionale Reaktionen von Ratten auf den Schmerz anderer" [1]. Im Rahmen der darin beschriebenen Studie hatte man festgestellt, dass Ratten, die darauf trainiert wurden, Futter zu bekommen, indem sie einen Hebel drückten, ihr Hebeldrücken unterbrachen, wenn gleichzeitig einer Ratte in einem Nachbarkäfig ein Elektroschock verabreicht wurde. Diese kleinen Tiere schienen einigen Forschern zufolge das zu zeigen, was man als *Empathie* bezeichnen könnte (die Fähigkeit, zu verstehen oder zu fühlen, was ein anderes Wesen fühlt), eine Fähigkeit, von der man bis dahin geglaubt hatte, dass nur Menschen sie besitzen. Andere Psychologen vermuteten, dass der Anblick eines anderen von Schmerzen geplagten Tieres bei der hebeldrückenden Ratte eine Angstreaktion hervorrufe und bewirke, dass sie „erstarre". Doch 2006 offenbarte

© Der/die Autor(en), exklusiv lizenziert durch Springer-Verlag GmbH, DE, ein Teil von Springer Nature 2022
M. Stout, *Der Soziopath von nebenan: So überlisten Sie ihn*,
https://doi.org/10.1007/978-3-662-64193-4_6

eine an der McGill University durchgeführte Studie, dass Mäuse nur auf das Leid ihrer Käfiggefährten „empathisch" reagieren und ihr Verhalten nicht ändern, wenn sie mit dem Leid von Mäusen konfrontiert werden, die ihnen fremd sind [2]. Dieses differenziertere Verhalten sieht weniger nach einer einfachen Angstreaktion aus, sondert ähnelt eher unserer eigenen Neigung, automatisch auf Familienmitglieder und Freunde zu reagieren und weitaus weniger automatisch auf Menschen, die wir nicht kennen.

Haben Nagetiere also Mitgefühl?

Ja und nein, sagt der Verhaltensforscher Frans de Waal [3]. Nagetiere und andere „niedere" Tiere sind nicht fähig zu starken empathischen Reaktionen, besitzen aber die grundlegende Basis für Mitgefühl – die relativ einfache Fähigkeit, den emotionalen Zustand anderer mittels der reflexartigen Aktivierung ihrer eigenen neurologischen und körperlichen Reaktionen zu verstehen. Wenn ein Tier den heftigen Gefühlszustand eines anderen Tieres beobachtet, spiegeln seine automatischen und motorischen Reaktionen (Atmung, Herzfrequenz, Körperhaltung, Bewegungen und so weiter) die des miterlebten Gefühlszustands. Dieses rudimentäre Teilen der Gefühle eines anderen korrespondiert mit den zunehmenden Beweisen dafür, dass sogar auf der zellulären Ebene eine Verbindung zwischen Wahrnehmung und Handeln besteht: die „Spiegelneuronen", Nervenzellen, die feuern, egal ob ein Tier eine Handlung ausführt oder eben diese Handlung bei einem anderen Tier beobachtet.

Laut de Waal besteht die Empathie aus drei unterschiedlichen, aufeinander aufbauenden Schichten. Die erste und universellste dieser Schichten ist die oben beschriebene physische, reflexartige Übernahme des emotionalen Zustands anderer – eine grundlegende Komponente, die er *Gefühlsansteckung* nennt. Diese erste Schicht der Empathie ist dafür verantwortlich, dass sowohl Nichtmenschen als auch Menschen (manchmal sogar Narzissten) die Emotionen anderer „einzufangen" scheinen. Beim Menschen ist vielleicht folgendes Beispiel am augenfälligsten: Wenn ein Baby zu weinen beginnt, fangen andere Babys, die sich in Hörweite befinden, ebenfalls an zu weinen. Die meisten, wenn nicht alle sozialen Säugetiere, unter ihnen Ratten und Mäuse, scheinen anfällig für diese Art der automatischen emotionalen Wirkung zu sein. Je ähnlicher und vertrauter das seinen Gefühlen Ausdruck verleihende Individuum seinen Beobachtern ist, desto größer ist die Wahrscheinlichkeit, dass es zur Gefühlsansteckung kommt.

Die zweite Schicht der Empathie, eine Komponente, die de Waal *kognitive Empathie* nennt, befähigt uns, die Situation und die Gründe für die Emotion eines anderen einzuschätzen. Kognitive Empathie ermöglicht eine Reaktion, die darauf abzielt, die spezifischen Bedürfnisse anderer zu berücksichtigen. Schimpansen, die anderen Menschenaffen und die meisten Menschen besitzen diese höhere kognitive Fähigkeit. Vermutlich sind auch bestimmte große Vögel zu kognitiver Empathie fähig. Zu seinen Lebzeiten lieferte uns Alex, der berühmte intelligente, von der Tierpsychologin Irene Pepperberg trainierte Graupapagei, viele Hinweise darauf, dass dies der Fall ist. Hier eins von vielen rührenden Beispielen: Als eine traurige Dr. Pepperberg ihren geliebten Alex zur Behandlung zum Tierarzt gebracht hatte und sich gerade zum Gehen wandte, soll der Papagei gesagt haben: „Komm her. Ich liebe dich. Es tut mir leid."

Höchstwahrscheinlich hatte die kognitive Empathie Alex dazu veranlasst, Dr. Pepperbergs Verhalten zu bewerten und anzunehmen, dass sie ihn verlassen wollte, weil er sie verärgert hatte. Aufgrund dieser Vermutung und in der Hoffnung, dass Dr. Pepperberg umkehren würde, sagte er, dass es ihm leidtue (obwohl er sich – wie auch sehr viele Menschen, die sich entschuldigen – offensichtlich nicht ganz sicher war, was ihm leidtat). Die kognitive Empathie ermöglicht es uns, zu erkennen, dass jemand eine Emotion erlebt, doch sie liefert uns keine spezifischen Informationen über die Art der Emotion. Wie Alex bleibt uns nichts anderes übrig, als Vermutungen anzustellen.

Die dritte und am stärksten entwickelte Schicht der Empathie ist die Fähigkeit, *Zuschreibungen mentaler Zustände* vorzunehmen – die Fähigkeit, die Perspektive eines anderen vollständig zu übernehmen. Die Zuschreibung mentaler Zustände ermöglicht es, uns emotional in die Lage eines anderen zu versetzen, und befähigt uns zu dem, was Psychotherapeuten als „empathische Akkuratheit" bezeichnen, das heißt zu einem manchmal ziemlich präzisen Verständnis des Gefühlszustands anderer. Was die Beherrschung dieser höchsten Form der empathischen Reaktion angeht, gibt es zwischen uns Menschen gewaltige Unterschiede. Jemand, der eine besondere Begabung für die Zuschreibung mentaler Zustände hat, kann zuweilen den Eindruck erwecken, als habe er telepathische Kräfte. Doch hier geht es nicht um Telepathie; denn der begnadete Empathiker vollführt den emotional akrobatischen Sprung in den Kopf eines anderen Menschen nicht, um dessen „Gedanken zu lesen", *sondern um zu verstehen, wie dieser die Welt deutet.* Die Perspektive eines anderen Menschen akkurat einzunehmen, kann eine empathische Person nicht nur darüber informieren, dass dieser ein Gefühl erlebt, sondern auch, welcher Art dieses Gefühl ist und warum er es hat. Ein emotionaler Empathiker ist zwar nicht hellsichtig, kann die Welt jedoch klar durch die Augen eines anderen Menschen sehen.

Empathie basiert wie das Gewissen auf unserer Fähigkeit, eine emotionale Beziehung zu anderen aufzubauen. Ein Mensch, der nicht in der Lage ist, sich emotional zu binden, kann weder ein Gewissen noch Empathie besitzen. Bei

Soziopathen fehlt die Empathie vollkommen. Die Fehlfunktion tritt auf der rudimentärsten Ebene der Empathie auf, der Ebene der Gefühlsansteckung. Soziopathen spüren im Unterschied zu ihren Mitmenschen wie auch zu Affen, Graupapageien und Mäusen in ihrem Gehirn und Körper keine Reaktionen auf die starken Emotionen anderer. 2008 führten Forscher des National Institute of Mental Health eine Metaanalyse von 20 Studien zum soziopathischen Defizit durch, Gefühle in Gesichtern zu erkennen, und stellten fest, dass es eine verlässliche Verbindung gibt zwischen antisozialem Verhalten und spezifischen neurologischen Defiziten in der Erkennung ängstlicher Gesichtsausdrücke, nämlich eine Dysfunktion der Amygdala [4].

Auch das Gefühl der Dankbarkeit basiert auf der Fähigkeit, Bindungen einzugehen. 1908 führte der Soziologe Edvard Westermarck Dankbarkeit als eine der „retributiv freundlichen Emotionen" auf, die die erforderlichen Bausteine der menschlichen Moral darstellen [5]. Dankbarkeit ist ein lang anhaltendes Gefühl und normalerweise ein freudvolles. Denken Sie einen Moment lang an jemanden, demgegenüber oder *für* den Sie Dankbarkeit empfinden: an Ihr Kind, einen Elternteil, einen Freund, einen Mentor oder sogar einen Fremden, der einen Unterschied bewirkt hat, jemanden, der durch sein Dasein einen kleinen Beitrag zu Ihrem Leben geleistet oder Ihr Leben als Ganzes beeinflusst hat. Versuchen Sie, sich vor Ihrem inneren Auge ein Gesicht vorzustellen. Wie fühlen Sie sich, wenn Sie an diese Person denken – diese Erinnerung heraufbeschwören?

Stellen Sie sich vor, Sie hätten kein Gefühl der Dankbarkeit, und begreifen Sie, dass die wahrhaft Skrupellosen eine lebenslange Haftstrafe in einem freudlosen Gefängnis der Undankbarkeit absitzen. Begreifen Sie auch, dass Soziopathen aus dem gleichen Grund – der Unfähigkeit, emotionale Beziehungen aufzubauen – kein emotionales Empfinden für Fairness und Gerechtigkeit haben. Da ein Soziopath andere Menschen als emotional bedeutungslos erlebt, ist er völlig ungerührt, wenn sie ungerecht behandelt werden. Emotionale Investition in Fairness und Gerechtigkeit, Dankbarkeit, höhere Empathie und Gewissen – all diese emotionalen Reaktionen scheinen auf der höchsten Stufe in der Evolution von Gehirn und Verstand aufgetreten zu sein. Im traurigen Gegensatz dazu ist das Böse ein Loch – ein Rückschlag –, ein Leerraum, dort, wo sich die Fähigkeit, zwischenmenschliche Beziehungen zu knüpfen, befinden sollte, und dieser Mangel erzeugt weitere fundamentale Mängel. Das Böse reduziert das Leben mit all seinen großartigen Möglichkeiten auf ein bloßes Spiel und den Drang, nur um des Gewinnes willen zu gewinnen. Es verhöhnt das menschliche Bedürfnis nach Sinnhaftigkeit, das in Werten wie Gewissen, Dankbarkeit, Gerechtigkeit und Liebe zu finden ist.

Die Soziopathie zu bezwingen – und Verbundenheit und Liebe eine Vor-
rangstellung einzuräumen –, ist eine große menschliche Mission und eine
nicht abergläubische Interpretation des alten Kampfes zwischen Gut und
Böse, zwischen Liebe und Leere. Egal, gegen wen Sie in Ihrem Leben kämpfen – sei es ein Kollege, Ihr Partner oder auch Ihr Kind –, ich möchte Ihnen
das Rüstzeug an die Hand geben, sich dauerhaft zur Wehr setzen zu können.
Betrachten Sie sich, wenn Sie sich mit den folgenden Grundregeln zur Über-
windung der Wirkungen der Soziopathie befassen, als Teil dieser menschlichen
Mission, als jemand, der sich in diese positive Richtung bewegt, nicht nur im
Sinne einer philosophischen Haltung, sondern als Möglichkeit, das eigene
Menschsein und Wohlergehen zu verbessern. Und vergegenwärtigen Sie sich,
dass andere dasselbe tun, denn ich versichere Ihnen, dass es andere gibt – Hun-
derte Millionen andere, die sich auf diesem Weg mit Ihnen befinden.

Die beste Art, mit einem Soziopathen umzugehen, ist, ihn zu meiden und
jeglichen Kontakt und jede Art von Kommunikation mit ihm abzulehnen. Die
einzig völlig sichere Art, sich zu schützen, ist, ihn ganz aus Ihrem Leben auszu-
schließen. Soziopathen leben vollkommen außerhalb des Gesellschaftsvertrags
und sind, ob gewalttätig oder nicht, immer destruktiv. Leider ist es jedoch
nicht immer möglich, den Soziopathen zu meiden, selbst nachdem er identifiziert worden ist. Manchmal ist der Soziopath ein Eltern- oder Geschwister-
teil, ein skrupelloser Ex-Ehepartner, vor dem die Kinder geschützt werden
müssen, oder ein Arbeitgeber oder Kollege, mit denen Sie zurechtkommen
müssen, weil Ihr Job zu wertvoll ist, um ihn aufzugeben. In manchen Situationen mag es traurigerweise ausgeschlossen sein, einfach wegzukommen.

Hier sind zehn Grundregeln für Situationen, in denen es unmöglich ist,
den Soziopathen in Ihrem Leben zu meiden. Es handelt sich um die strategi-
schen Prinzipien, die den in den vorangegangenen vier Kapiteln beschriebenen
Taktiken zugrunde liegen. Die ersten neun Grundregeln sind vor allem für
den Umgang mit Soziopathen gedacht, die nicht zu physischer Aggression
neigen und keinen Anlass zu der Befürchtung gegeben haben, dass Gewalt zu
erwarten ist. Die zehnte Grundregel enthält wichtige Anweisungen zum Umgang mit Soziopathen, die Ihnen oder anderen gegenüber gewalttätig geworden sind, mit physischer Gewalt gedroht oder andere Anzeichen dafür
gezeigt haben, dass sie zu physischer Aggression neigen. Sie sollten derlei Anzeichen sehr ernst nehmen. Wenn Sie einen Grund haben, anzunehmen, dass
die gewissenlose Person, mit der Sie es zu tun haben, Gewalt anwenden
könnte, dann beginnen Sie sofort mit Grundregel Nr. 10 und beschäftigen Sie
sich erst mit den anderen neun Prinzipien, nachdem Sie so gut wie möglich
für Ihre Sicherheit gesorgt haben. Für Ihre Sicherheit zu sorgen, hat absolute
Priorität.

Zehn wichtige Grundregeln, wenn Sie sich gegen einen Soziopathen wehren müssen

Grundregel Nr. 1: Verstehen Sie die Person, mit der Sie es zu tun haben

Soziopathie ist das völlige Fehlen eines Gewissens. Ein Soziopath kann alles tun ohne das leiseste Gefühl von Schuld, Scham, Reue oder auch nur Verlegenheit. Er hat kein Mitgefühl und wird nicht in authentischer Weise auf Ihre Verzweiflung oder die eines anderen reagieren. Außerdem fehlt ihm jegliches Gefühl der Dankbarkeit, Gegenseitigkeit, Fairness oder Gerechtigkeit. Insgesamt lässt sich sein psychischer Status nur sehr schwer verstehen. Tatsächlich scheint die Soziopathie aus der emotionalen Perspektive eines normalen Menschen ein Ding der Unmöglichkeit zu sein, solange man nicht unmittelbar mit ihr konfrontiert ist. Deswegen gilt: *Beim Umgang mit jemandem, der kein Gewissen hat, werden Sie eher Ihren Intellekt als Ihre Emotionen nutzen müssen.* Ihre Gefühle auszuschalten ist umso zwingender, als ein Soziopath außergewöhnlich charmant und schmeichlerisch sein oder ein vertrauliches Verhalten an den Tag legen kann, um Ihnen zu vermitteln, dass er „einfach wie Sie" ist.

Vergessen Sie eines nie: Ob er für Sie eine physische Bedrohung darstellt oder nicht, psychisch wird er immer gefährlich sein. Er wird immer lügen, um zu gewinnen, und wenn er es auf Sie abgesehen hat, bedeutet „gewinnen", Sie irgendwie auf irgendeine Weise zu kontrollieren – Sie nach seiner Pfeife tanzen zu lassen –, egal wie vehement er behauptet, dass dies nicht sein Bestreben ist. Er wird dafür sorgen, dass Sie Ihr Urteilsvermögen, Ihre Wahrnehmungen und vielleicht sogar Ihre geistige Gesundheit anzweifeln. Sie werden sich oft an das, was Sie über Soziopathie gelernt haben, erinnern müssen.

Grundregel Nr. 2: Begreifen Sie, dass Sie auf der Seite des Guten stehen; betrachten Sie Ihren Kampf als Mission

Überprüfen Sie Ihre eigenen Vorstellungen von der Natur des Bösen und definieren Sie das Böse dann auf objektivere und weniger abergläubische Weise neu. Das *Böse* resultiert aus dem Fehlen einer Fähigkeit, normale emotionale Bindungen zu anderen einzugehen. Im Gegensatz dazu – und gemäß allen großen Weltreligionen, vielen anderen alten Quellen der Weisheit und auch den Implikationen des modernen evolutionären Denkens – existiert das *Gute* dort, wo diese Fähigkeit vorhanden ist. Kurz gesagt, das Gute entspringt der Macht der Liebe. Wenn Sie diese Fähigkeit besitzen – wenn Sie emotional gesund sind –, dann ist Ihr Konflikt mit einem skrupellosen Individuum Teil eines viel größeren Kampfes, eines Kampfes, der so alt ist wie die Menschheit selbst.

Gute, liebevolle Menschen sind seit jeher in einen Kampf gegen einen zutiefst destruktiven biologischen, psychologischen und spirituellen Defekt verstrickt – eine Leere, dort, wo menschliche Verbundenheit sein sollte. Bei Ihrem persönlichen Kampf befinden Sie sich auf einer Mission, die älter, größer und wichtiger ist, als Sie es sich vielleicht vorgestellt haben. Behalten Sie diese Vorstellung von einer Mission immer im Kopf. Die Konzentration darauf, sich einer größeren Mission guter Menschen überall auf der Welt anzuschließen, kann Sie bei Ihrem individuellen Kampf stützen, selbst wenn der Verzweiflung nachzugeben, den Müden ein süßes, aber falsches Versprechen der Ruhe bietet.

Grundregel Nr. 3: Verändern Sie das Spiel

Bei jedem Kampf kann selbst angesichts einer drohenden Niederlage ein Sieg oder zumindest ein Unentschieden erzielt werden, wenn eine der beiden Parteien einseitig und im Stillen das Ziel des Spiels ändert. So besteht zum Beispiel bei einem normalen Damespiel das Ziel darin, dem Gegner sämtliche Spielsteine abzunehmen; doch was ist, wenn ein Spieler insgeheim das Ziel ändert? Nehmen wir einmal an, da ist eine kluge neue Spielerin, deren persönliches Ziel darin besteht, ihrem Gegner genauso viele Spielsteine abzunehmen wie er ihr. Mit diesem unangekündigten neuen Ziel wird sie sich bei diesem Spiel wahrscheinlich erfolgreich behaupten, bevor ihr Gegner all ihre Steine vom Brett räumen kann, egal wie geschickt er das Spiel beherrscht, das er zu spielen glaubt, weil sie lediglich eines tun muss: zwei seiner Damesteine überspringen.

Das Ziel des Soziopathen wird immer darin bestehen, zu gewinnen, und er wird Gewinnen ausnahmslos als das Manipulieren und Kontrollieren anderer definieren. Das völlige Fehlen eines Gewissens verhilft ihm dazu, dieses Ziel gekonnt zu erreichen – viel besser, als Sie es je vermögen werden –, sodass Sie insgeheim die Prämisse ändern müssen. Wenn Sie zum Beispiel in einen Sorgerechtsstreit mit einem Soziopathen verwickelt sind, der fest entschlossen ist, die Kontrolle über Sie zu behalten, und die Kinder dazu benutzt, dieses Ziel zu erreichen, dann versuchen Sie nicht zu „gewinnen", sondern *die Kinder zu schützen*. Natürlich beinhaltet dieses Ziel, dass Sie versuchen, das Sorgerecht für sie zu bekommen oder zu behalten, doch die Neukonzeptualisierung des Ziels bedeutet, dass Sie nur einen Teil Ihrer Energie darauf verwenden, bei Gericht zu gewinnen. (Wie wir gesehen haben, bietet ein Gericht ohnehin nur selten Chancengleichheit.)

Die Perspektive zu ändern, ermöglicht es Ihnen, mehr Energie in Maßnahmen zu stecken, die Sie unter Kontrolle haben: mit den Kindern, wenn sie alt genug sind, über Problemlösungsfertigkeiten zu sprechen, ihnen zu helfen zurechtzukommen, wenn sie nicht bei Ihnen sind, sich die Hilfe von Menschen zu sichern, die vielleicht in der Nähe sind, wenn Sie es nicht sind, und – das ist entscheidend – Ihr eigenes Verhalten zu ändern, damit dem Soziopathen das Spiel, das er mit Ihnen treibt, „weniger Spaß macht". Wenn Sie sich nicht mehr so leicht Angst einjagen lassen und weniger bereit sind, all Ihre Zeit und Ihren letzten Cent darauf zu verwenden, vor Gericht gegen ihn zu kämpfen, dann hat er bereits einiges an Kontrolle über Sie verloren und wird dieses Spiels schneller müde. Und wenn Sie es mit einem soziopathischen Arbeitgeber oder Kollegen zu tun haben, sollten Sie nicht versuchen, zu „gewinnen", indem Sie die Oberhand gewinnen oder Rache üben. Versuchen Sie stattdessen, den Einfluss des Soziopathen in Ihrem Berufsalltag zu minimieren.

In vielen Situationen kann das Ändern der Prämisse den entscheidenden Unterschied machen – für Sie, die Menschen, die Ihnen am Herzen liegen, und Ihre geistige Gesundheit. Denken Sie daran, dass Sie nie vorhatten, ein Spiel um Dominanz zu spielen, und dass das Gewinnen um des Gewinnens willen im Allgemeinen nie der bedeutungsvollste Aspekt in Ihrem Leben gewesen ist. Im Gegensatz dazu ist Ihr soziopathischer Gegner der festen Überzeugung, dass Gewinnen durch Beherrschen das Wichtigste überhaupt ist. Er kann sein Ziel nicht ändern. Wenn es Ihnen gelingt, Ihres zu ändern, werden Sie einen gewaltigen Vorteil haben.

Grundregel Nr. 4: Fokussieren Sie sich klar auf Ihr eigenes Ziel

Fokussieren Sie sich auf das Ziel, das Sie sich gemäß der vorhergehenden Grundregel gesetzt haben. Erstellen Sie eine Liste der Ziele, die Ihnen wichtiger sind als zu gewinnen (die Kinder zu schützen, sich selbst zu schützen, Stress mit dem soziopathischen Kollegen oder Vorgesetzten zu vermeiden, den Frieden in Ihrem Leben wiederherzustellen und so weiter). Halten Sie diese Punkte schriftlich fest, weil Sie sich die Liste von Zeit zu Zeit wieder ansehen müssen, um sich daran zu erinnern, was Sie sich vorgenommen haben. Die Konzentration auf Ihre Liste wird Ihnen helfen, sich und Ihre Lieben zu schützen, und Sie zu einem viel wichtigeren und bedeutungsvolleren Sieg führen, als einfach nur aggressiv auf den Soziopathen zu reagieren es getan hätte.

Grundregel Nr. 5: Geben Sie dem Soziopathen nicht, was er will

Der Soziopath möchte Sie manipulieren und kontrollieren – das heißt großen Einfluss auf Sie haben –, sodass Sie ihn jedes Mal belohnen und ermutigen, wenn Sie es ihm erlauben, Ihren Zorn, Ihre Verwirrung oder Ihren Schmerz zu sehen. Streben Sie danach, sich in seiner Gegenwart von dem, was er sagt und tut, ungerührt zu geben. Üben Sie ein Pokerface aufzusetzen und die Kunst, ganz ruhig zu sprechen. Auch diese Strategie liefert Ihnen einen bedeutenden Vorteil, weil das Gehirn des Soziopathen emotionale Hinweise weitaus weniger spontan verarbeitet als das normale Gehirn.

Der Soziopath wünscht sich eine große, unmissverständliche Reaktion. Erfüllen Sie ihm diesen Wunsch nicht.

Grundregel Nr. 6: Gewinnen Sie die Unterstützung anderer

Wenn gute Menschen zusammenkommen und sich wohl dabei fühlen, ihre Ideen und Erfahrungen auszutauschen, wird das seltsame Verhalten eines gemeinsamen soziopathischen Bekannten schließlich irgendwann zum Gesprächsthema. Vielleicht stellen Sie überrascht fest, dass Sie nicht der Einzige sind, der ins Visier genommen wird. Nicht jeder mag den Begriff *Soziopath* verstehen oder dessen Anwendung akzeptieren, doch die meisten Menschen haben kein Problem mit Wörtern wie „manipulativ", „zu glatt" und „Lügner". Bestehen Sie nicht auf Ihrem eigenen Vokabular oder auf den in diesem Buch verwendeten Begriffen. Sprechen Sie öfter über bestimmte Verhaltensweisen als über Diagnosen. Die Wörter sind nicht wichtig. Verbündete sind es. Zu mehreren ist man stärker, und je mehr Verbündete Sie haben, desto besser.

Grundregel Nr. 7: Begreifen Sie, dass diese Mission nur ein Teil Ihres aktuellen Lebens ist

Die Erkenntnis, dass man von jemandem ohne ein Gewissen ins Visier genommen wird, erzeugt oft ein Gefühl der Panik, gefolgt von dem zwanghaften Bedürfnis, anderen die Falschheit des Soziopathen zu offenbaren und seinen Machenschaften umgehend ein Ende zu setzen. Eine solche Reaktion ist zwar verständlich, kann aber die Frage, wie Sie mit dem Soziopathen fertigwerden sollen, zu etwas machen, was Sie rund um die Uhr beschäftigt. Das kann dazu führen, dass Sie andere, sinnvollere Aktivitäten sowie Menschen in Ihrem Leben vernachlässigen, während Sie im Treibsand Ihrer Obsession versinken. Ziehen Sie sich dort heraus. Vielleicht haben Sie das Gefühl, dass Sie in unbekannten Dimensionen gelandet sind, aber das sind Sie nicht. Es handelt sich hier einfach nur um einen Soziopathen, ein kaltes, gefühlloses Individuum, das beschlossen hat, Sie ins Visier zu nehmen.

Obwohl es kein ungewöhnlicher Kampf ist, kann er lange dauern. Sie müssen mit Ihren Kräften haushalten. Ihr Leben – die gesunden und positiven Teile Ihres Lebens – muss weitergehen. Verbieten Sie es sich, Ihre gesamte Existenz einem Spiel zu widmen, das ein Soziopath entworfen hat.

Ich erhalte Briefe, in denen von Menschen berichtet wird, die ihren Job, ihre Freunde, ja sogar ihren Ehepartner verloren haben – nicht direkt wegen der Intrigen des Soziopathen, sondern aufgrund der Tatsache, dass sie sich völlig in diesem Kampf verloren und alles und jeden vernachlässigt haben. Lassen Sie nicht zu, dass es Ihnen genauso ergeht. Disziplinieren Sie sich, über andere Dinge als die jüngsten unbegreiflichen Aktionen des Soziopathen nachzudenken und zu sprechen. Verscherzen Sie es sich nicht mit Ihren Freunden und Ihrer Familie. Dies zu tun, heißt dem Soziopathen den ultimativen „Sieg" zu bescheren.

Seien Sie geduldig. Unterteilen Sie Ihre Mission in machbare Aufgaben und schließen Sie dann mit sich selbst einen Vertrag, *nicht* mehr als eine dieser Aufgaben pro Tag – oder sogar pro Woche – zu erledigen. Machbare Aufgaben könnten zum Beispiel sein:

- Ihre Chefin zu kontaktieren und ihr ruhig mitzuteilen, dass Sie das gestrige Meeting verpasst haben, weil John Ihnen gesagt hat, dass es abgesagt wurde.
- Auf dem Computer eine Datei zu erstellen, die Ihnen als Tagebuch dient, in dem Sie die beängstigenden Verhaltensweisen Ihres Ex/Ihrer Ex festhalten, wenn er/sie die Kinder mit zu sich nach Hause nimmt.
- Eine Liste möglicher Anwälte zu erstellen, die sich um die falschen Anschuldigungen kümmern, die Ihnen gegenüber erhoben wurden.

Grundregel Nr. 8: Verfallen Sie nicht in Panik
Seien Sie selbst in Situationen wie hässlichen Sorgerechtsstreits realistisch in Bezug auf das Ausmaß des Schadens, der am nächsten Tag, im nächsten Monat oder im nächsten Jahr auftreten wird. Möglicherweise können Sie schon erhebliche Schadenskontrolle betreiben, bevor der Streit vorbei ist (wie in Grundregel 3 „Verändern Sie das Spiel"), wenn es Ihnen gelingt, pragmatisch und halbwegs ruhig zu bleiben. Wenn Sie ständig über Worst-Case-Szenarios nachdenken, werden Sorge und Angst Sie völlig lähmen.

Es gibt noch einen wichtigen Zusatz zu dieser Grundregel: *Erwarten Sie nicht, dass andere sich mit derselben Leidenschaft wie Sie auf dieses Problem stürzen oder an ihm arbeiten.* Es ist äußerst unwahrscheinlich, dass andere Ihr Gefühl der Dringlichkeit oder Ihre Entrüstung teilen, und wenn Sie sie davon überzeugen wollen, dies zu tun, riskieren Sie ihre Unterstützung gänzlich zu verlieren. Andere werden Ihnen eher helfen, wenn Sie sie nicht mit Ihrer Panik und Angst konfrontieren.

Grundregel Nr. 9: Achten Sie auf Ihre Gesundheit

Zur Zielscheibe eines Raubtiers, sogar oder vor allem eines menschlichen, zu werden, ruft bei Tieren und Menschen eine Kampf-oder-Flucht-Reaktion hervor. Diese im Grunde adaptive Antwort ist von der Natur als kurzzeitige Reaktion gedacht – das Tier flieht entweder oder setzt sich gegen das Raubtier zur Wehr. Beide Aktionen erfordern, dass alle Körpersysteme in Alarmbereitschaft sind, um das Überleben zu garantieren. Wird die Raubtier-Beute-Situation jedoch über einen längeren Zeitraum aufrechterhalten, wie es oft in der Soziopathie der Fall ist, wird die Kampf-oder-Flucht-Reaktion in die Länge gezogen. Das Ergebnis ist: Blutdruck und Puls steigen und bleiben hoch; gespeicherte Fett- und Zuckerreserven werden fortwährend umgewandelt und in den Blutkreislauf freigesetzt (um extra Energie für den Kampf oder die Flucht bereitzustellen); sämtliche Muskeln sind angespannt; die Verdauung verlangsamt sich und die Magensäure nimmt zu; aus der langsamen und entspannten Zwerchfellatmung wird eine schnelle und flache Brustatmung; und beginnend im Hypothalamus stimuliert eine unentwegte Kette hormoneller Reaktionen die Nebennierenrinde, ungesund große Mengen an Stresshormonen wie Cortisol freizusetzen. Eine Weile lang versucht der Körper, sich anzupassen, doch wenn der Stress weiter andauert, werden schließlich Erschöpfung, Immunschwäche und Krankheiten die Folge sein. Mit anderen Worten: Von einem Soziopathen ins Visier genommen zu werden, kann Sie langfristig sehr krank machen.

Die beste Methode, mit dieser Abwärtsspirale (manchmal als *chronisches Stresssyndrom* bezeichnet) fertigzuwerden, ist, erst gar nicht in sie hineinzugeraten. Wenn Sie zur Zielscheibe eines Soziopathen geworden sind, sollten Sie als zentralen Teil Ihres Bewältigungsplans ein Stressmanagementprogramm in Betracht ziehen. Je eher Sie mit einem solchen Programm beginnen, desto besser. Lernen Sie die Tiefenmuskelentspannung oder praktizieren Sie Meditation oder Yoga. Konzentrieren Sie sich mehr auf Bewegung oder Sport. Erwägen Sie eine unterstützende Therapie. Lassen Sie nicht zu, dass jemand, der Ihr Leben in hohem Maße beeinträchtigt, Sie auch Ihrer körperlichen und geistigen Gesundheit beraubt.

Ich werde oft nach Therapeuten gefragt, die sich auf die Behandlung von Menschen spezialisiert haben, die zum Opfer eines Soziopathen geworden sind. Leider gibt es dieses Spezialgebiet derzeit noch nicht. *Suchen Sie stattdessen nach einem Therapeuten, der auf die Behandlung von Überlebenden psychischer Traumata spezialisiert ist.* Solche Therapeuten sind gewöhnlich daran zu erkennen, dass sie die Behandlung von Missbrauchsopfern und/oder Menschen mit einer posttraumatischen Belastungsstörung (PTBS) anbieten. Ein geschickter Traumatherapeut kann Ihnen in der Zeit, in der Sie es mit einem

Soziopathen zu tun haben, und vor allem auch danach Unterstützung und einen Weg zur Heilung bieten. Der Kampf mit einem Soziopathen gilt oft als psychisches Trauma, und Sie sollten sich einen Therapeuten suchen, der dieses Problem behandelt. Falls der Traumatherapeut sich umfassend mit den Wirkungen der Soziopathie auskennt, ist dies ein netter Bonus, doch es ist eher ungewöhnlich und auch nicht nötig, um Ihnen eine bedeutende Hilfe sein zu können.

Grundregel Nr. 10: Schützen Sie sich vor Gewalt
Typischerweise wird der Soziopath jedwedes Verlangen nach physischer Aggression befriedigen, indem er Familienmitglieder in der Privatheit seines Zuhauses missbraucht, in der das Risiko, entdeckt zu werden, gering ist. In anderen Situationen, in denen es Zeugen geben mag und/oder offensichtliche Gründe, ihn zu verdächtigen, kompensiert die äußere Kontrolle (die Polizei und die Gefahr, inhaftiert zu werden) in der Regel das Fehlen der inneren Kontrolle (Gewissen und Schuldgefühle). Es gibt jedoch Ausnahmen. Falls Sie sich wegen jemandes Gewaltneigung Sorgen machen, sollten Sie Ihre Befürchtungen sehr ernst nehmen.

Halten Sie Ihre Vorahnung nicht geheim. Egal ob Sie sich Sorgen um sich selbst oder um andere machen, ob es um ein häusliches oder ein öffentliches Problem geht, erzählen Sie unbedingt geeigneten Freunden und Familienmitgliedern davon, und informieren Sie sie über alles, was Sie diesbezüglich wissen. Mit Bezug auf Statistiken zur Gewalt gegen Frauen verweist der Bedrohungsanalytiker Gavin de Becker in seinem Buch *The Gift of Fear: And Other Survival Signals That Protect Us from Violence* auf folgende erschreckende Tatsache: „Bevor wir das nächste Mal frühstücken, werden weitere elf Frauen getötet werden … Fast jedes Mal war die Gewalt, die dieser finalen Gewalt vorausging, ein von mehreren Menschen gehütetes Geheimnis" [6].[1]

Wenn Sie unverhohlen bedroht werden, informieren Sie die Polizei. Statt einfach dort anzurufen oder sich schriftlich zu melden (was möglicherweise nicht zu der schnellen Reaktion führt, die Sie definitiv brauchen), sollten Sie zu Ihrer örtlichen Polizeiwache gehen und die Beamten persönlich über die Einzelheiten der Drohung unterrichten. Sie brauchen keine Beweise zu haben. Möglicherweise wird man den Soziopathen beobachten lassen. Zumindest aber wird man Kenntnis von Ihrer Situation haben und vorgewarnt sein, sollten Sie die Polizei im Ernstfall rufen müssen.

---

[1] Gavin de Becker, *The Gift of Fear: And Other Survival Signals That Protect Us from Violence,* 1997 [6]: Dieses Buch wird Ihnen helfen, Ihre Angst zu interpretieren und Ihre persönliche Sicherheit zu verbessern.

Machen Sie Ihr Zuhause zu einem sicheren Hafen. Überprüfen Sie, ob alle Türen funktionierende Schlösser haben und sich alle Fenster fest schließen lassen, und achten Sie stets darauf, dass alles verschlossen ist. Und vor allem: *Öffnen Sie Ihre Tür nicht,* wenn der Soziopath davorsteht. Das kann sehr schwierig sein, denn unser internalisiertes Verbot, unhöflich zu sein, ist überraschend mächtig. Seien Sie unhöflich! Sagen Sie dem Betreffenden, dass er gehen soll, und geben Sie ihm nur eine Chance, dies zu tun. Sollte er nach der ersten Warnung nicht gehen, rufen Sie die Polizei. (Vielleicht müssen Sie die Aktion im Kopf üben, bevor es zu diesem Krisenmoment kommt, denn die Polizei wegen eines „Besuchers" zu rufen, ist für die meisten von uns etwas sehr Ungewöhnliches.) In dieser Situation versucht der Soziopath vielleicht, Sie mittels eines Mitleidsspiels umzustimmen – „Bitte, ich bin so durcheinander. Ich möchte nur reden" oder „Oh Gott, bitte ruf nicht die Polizei! Das ist mir so peinlich". Lassen Sie sich nicht von den unaufrichtigen Emotionen eines Soziopathen manipulieren. Öffnen Sie nicht die Tür. Rufen Sie die Polizei.

Äußerst wichtig sind auch die Sorgen, die Sie sich um andere machen. Melden Sie Kindesmissbrauch und die Misshandlung älterer Menschen stets den zuständigen Behörden. Tun Sie dies, egal ob der Missbrauch in Ihrer eigenen Familie stattfindet oder Sie einen Grund haben, anzunehmen, dass er in einer anderen Familie geschieht. Es gibt nichts Wichtigeres, was Sie für die größere Menschenfamilie tun können.

Der Soziopath gewinnt jedes Mal, wenn Sie

- sein wahres Wesen nicht verstehen
- nach seinen Regeln spielen
- Ihre wahren Ziele aus den Augen verlieren
- ihn Ihre Wut, Ihre Verwirrung oder Ihren Schmerz sehen lassen
- sich isolieren und versuchen es allein zu schaffen
- all Ihre Zeit und Energie darauf verwenden, mit ihm fertigzuwerden oder über ihn nachzugrübeln
- Ihr Gleichgewicht verlieren und sich unmöglich große Aufgaben stellen
- Ihre Geduld verlieren (die eine Tugend ist, die Sie entwickeln)
- es zulassen, dass Sie in Panik geraten oder schwarzmalen (sich Resultate vorstellen, die viel schlimmer sind, als sie es wahrscheinlich sein werden)
- es zulassen, dass Sie so gestresst bleiben, dass Ihre Gesundheit beeinträchtigt wird oder Sie richtig krank werden
- das richtige Gespür für die Bedeutung, die Geschichte und die mit anderen geteilte Erfahrung (Ihre „Mission") verlieren

Umgekehrt betrachtet werden *Sie* jedes Mal gewinnen, wenn Sie

- sich an das erinnern, was Sie über Soziopathen gelernt haben
- über die Tatsache nachdenken, dass Ihr Konflikt mit diesem skrupellosen Individuum Teil eines viel größeren und älteren Kampfes zwischen menschlicher Verbundenheit und Leere ist
- das Spiel des Soziopathen verändern (Gewinnen neu definieren)
- sich auf Ihr eigenes Ziel statt auf sein Ziel konzentrieren
- Ihre Gefühle vor dem Soziopathen verbergen
- die Beziehungen mit Menschen festigen, die ein Gewissen und Mitgefühl haben
- Ihre Mission in machbare Schritte unterteilen
- rational und pragmatisch bleiben
- auf Ihre Gesundheit achten, indem Sie eine stressreduzierende Technik praktizieren

Denken Sie daran, dass der Soziopath bei dem Kampf, den er mit Ihnen führt, zwei große miteinander zusammenhängende Nachteile hat:

1. Er ist völlig unfähig, „Gewinnen" als etwas anderes als Manipulation und Kontrolle zu begreifen, und verliert schnell das Interesse an jedem Unterfangen, bei dem er nicht auf diese Weise gewinnen kann. Sie sind anpassungsfähiger, da Sie für sich entscheiden können, was Gewinnen heißt.
2. Er nimmt die Gefühle anderer nicht automatisch wahr – ist nicht fähig, auch nur ansatzweise Empathie zu empfinden –, sondern ist darauf beschränkt, diese Gefühle intellektuell zu ermitteln, so wie ein normaler Mensch vielleicht Antworten auf mathematische Probleme ermittelt. Deswegen können Sie mit ein bisschen Selbstkontrolle vor ihm verbergen, welche Gefühle er bei Ihnen auslöst, und damit das Aufkommen dessen beschleunigen, was er am meisten fürchtet – Langeweile. Soziopathen berichten Therapeuten, der Familie und anderen ständig, dass sie oft gelangweilt sind und sich fast immer nach zusätzlicher Stimulation sehnen. (Einige benutzen das Wort *süchtig*, wie bei *süchtig* nach dem Nervenkitzel, *süchtig* nach Risiken, *süchtig* danach, bei anderen Reaktionen hervorzurufen.) Die Langeweile des Soziopathen ist ein Leben lang sein lauernder Gegner – und Ihr bester Freund beim Umgang mit ihm.

Im nächsten Kapitel werde ich noch ein weiteres der Themen behandeln, das in den Briefen, die ich erhalte, immer wieder angesprochen wird: wie man den Unterschied zwischen einem Narzissten und einem Soziopathen erkennt.

Literatur

1. Church, R. (1959). Emotional reactions of rats to the pain of others. *Journal of Comparative and Physiological Psychology, 52*(2), 132 ff.
2. Ganguli, I. (30. Juni 2006). Mice show evidence of empathy. *The Scientist.*
3. de Waal, F. B. M. (1989). Food sharing and reciprocal obligations among chimpanzees. *Journal of Human Evolution, 18*(5), 433–459.
4. Marsh, A. A., & Blair, R. J. R. (2008). Deficits in facial affect recognition among antisocial populations: A meta-analysis. *Neuroscience & Biobehavioral Reviews, 32*(3), 454–465.
5. Westermarck, E. (2008). *The origin and development of the moral ideas* (2. Aufl., Bd. 1).
6. de Becker, G. (1997). *The gift of fear: And other survival signals that protect us from violence* (S. 185).

7

Soziopath oder Narzisst?
Erkennen der narzisstischen Persönlichkeitsstörung

» „Aber du musst wissen, dass solche Regeln – wie gut sie für kleine Jungen, für Bedienstete und für die Leute ganz allgemein auch sein mögen – keinesfalls für Wissenschaftler, für große Denker und Weise gültig sein können." – C. S. Lewis, *Das Wunder von Narnia* [1]

Warum gilt eine ausgeprägte Fähigkeit, die Emotionen anderer Menschen zu verstehen, als wünschenswertes psychologisches Merkmal? Wäre es nicht wunderbar, immun gegen die sich ständig ändernden Gefühle, die irrationalen Hochs und die Schuldgefühle hervorrufenden Tiefs anderer zu sein? Wie viel menschliche Energie könnten wir sparen, wenn wir nicht mit den komplizierten Stimmungen unserer Freunde, den schwankenden Emotionen unserer Lebenspartner oder den unberechenbaren psychologischen „Phasen" unserer Kinder umgehen müssten? Oft scheinen wir ohnehin nichts tun zu können, um anderen mit ihrem Gefühlsleben zu helfen.

Natürlich wäre es nicht erstrebenswert, kein Gewissen und keine Liebesfähigkeit zu haben, denn das würde uns zu kaltblütigen Soziopathen machen. Doch was wäre, wenn wir unser Gewissen, die Fähigkeit, Schuld zu empfinden, sowie unsere Fähigkeit, zu lieben und Bindungen einzugehen, behalten würden, aber frei davon wären, ständig die Gefühle *anderer* wahrzunehmen?

© Der/die Autor(en), exklusiv lizenziert durch Springer-Verlag GmbH, DE, ein Teil von Springer Nature 2022
M. Stout, *Der Soziopath von nebenan: So überlisten Sie ihn*,
https://doi.org/10.1007/978-3-662-64193-4_7

Wie viel müssen wir wirklich vom Gefühlsleben anderer Menschen verstehen, um sie zu lieben und zu umsorgen?

Wie würde unser Leben aussehen, wenn wir von dieser belastenden Empathie befreit wären? Und wie würde sich ein Zustand emotionaler Ignoranz anfühlen? Wie Sie gleich erfahren werden, ist die Sache bei Weitem nicht so einfach und friedvoll, wie Sie vielleicht glauben.

Um Ihnen ein Verständnis von einer vollständig fehlenden emotionalen Wahrnehmung zu vermitteln – denn solch ein Zustand existiert –, lade ich Sie ein, sich einen Moment lang vorzustellen, Sie würden sich im Kopf von jemandem befinden, dessen Denkweise zwar nicht soziopathisch ist, sich aber radikal von Ihrer eigenen unterscheidet. Stellen Sie sich vor, dass Sie absolut unfähig sind, Gefühle, Wünsche und Motivationen anderer Menschen wahrzunehmen, und dass dies schon immer der Fall gewesen ist. Tatsächlich haben Sie selten mitbekommen, dass andere überhaupt Gefühle *haben*. Infolgedessen sind Gesichtsausdrücke, Körpersprache und Tonfälle im besten Fall Fremdsprachen für Sie. Diese zwischenmenschlichen Signale, für die die meisten Menschen unerträglich empfänglich sind, bekommen Sie so gut wie nie mit. Emotionale Signale, die einfach zu auffällig sind, um sie zu übersehen – zum Beispiel die Tränen anderer Menschen –, machen Sie nervös und manchmal wütend. Sie verwirren Sie völlig.

Und da die emotionalen Reaktionen anderer – Reaktionen, die Sie überhaupt nicht interpretieren können – vieles von dem enthalten, was normale Menschen nutzen, um Schlüsse übereinander zu ziehen, können Sie keine völlig wirklichkeitsgetreue Einschätzung anderer vornehmen. Ihnen fehlt ein Großteil der Informationen – der emotionale Teil. Aufgrund dieser eingeschränkten Wahrnehmung werden andere Menschen für Sie in erschreckendem Maße zu Erfindungen Ihres Geistes. Wenn *Sie* glauben, dass jemand brillant und eine führende Autorität zu einem Thema ist, dann ist er es. Wenn *Sie* glauben, dass sie eine Göttin und die Frau ist, mit der zu leben Ihnen vorherbestimmt ist, dann ist sie in Ihrer emotional abgeschotteten Welt genau das – unabhängig von ihrem wahren Wesen und davon, wie sie selbst die Sache sieht. Sie werden völlig von Ihren eigenen Ideen und Wünschen in Bezug auf andere Menschen verführt und sind absolut unempfänglich für deren reale emotionale Reaktionen, die Ihre vorgefassten Schlüsse infrage stellen könnten.

Die einzigen echten Gefühle, die Sie wahrnehmen können, sind Ihre eigenen. Wie die meisten Menschen sind Sie fähig, Verlangen und Angst, brodelnden Hass, überwältigende Liebe und quälende Schuld zu empfinden. Sie kennen Wut, Eifersucht und Wollust – aber nur Ihre eigene. Wenn andere Menschen diese Gefühle zeigen, sind Sie ihnen gegenüber genauso blind, wie

Sie es für die Seiten dieses Buches in einem stockdunklen Raum wären, und wenn diese Menschen wiederholt versuchen, Ihnen ihre Gefühle zu erklären, sind Sie taub. Obendrein kennen Sie Ihre eigenen Grenzen nicht und merken nicht, dass Ihre Art, Ihre Mitmenschen wahrzunehmen und Beziehungen zu ihnen herzustellen, zu wünschen übrig lässt.

Die Ironie Ihres Lebens ist, dass Sie sich noch viel mehr als emotional gesunde Menschen wünschen, anderen nahe zu sein, und vor allem, von ihnen anerkannt und geschätzt zu werden. Sie neigen dazu, äußerst niedergeschlagen zu sein, wenn Sie allein gelassen werden, und werden manchmal innerhalb weniger Stunden melancholisch. Sie möchten Teil eines Paares sein oder wünschen sich, wenn Sie bereits verpartnert sind, dass dies so bleibt, bis dass der Tod sie scheidet. Wenn Sie Kinder haben, wollen Sie von ihnen bewundert werden. Sie stellen sich vor, dass Ihre Kollegen und Mitarbeiter Sie als außergewöhnliche Person sehen, mit der sie liebend gern Zeit verbringen, und Sie betrachten sich selbst als jemanden, der das Ziel verfolgt, dauerhafte Freundschaften zu schließen. Doch für derlei zwischenmenschliche Erfolge sind Sie emotional überhaupt nicht ausgerüstet – was Sie allerdings nicht wissen. Wenn Sie überhaupt langfristige Beziehungen haben, liegt dies nur an der Langmut anderer Menschen, an deren mangelndem Selbstwertgefühl oder daran, dass sie sich resigniert mit Ihrer Ahnungslosigkeit abgefunden oder, wenn Sie einen hochrangigen Posten bekleiden, Interesse an Ihrer Macht haben.

Die vielen verlorenen Beziehungen in Ihrem Leben sind Ihnen ein Geheimnis, das Sie zum Verzweifeln bringt. Es ist Ihnen beim besten Willen nicht gelungen, eine rationale Erklärung dafür zu finden, warum so viele Menschen Sie im Lauf der Jahre verlassen haben. Warum schreien die Menschen Sie an und behaupten oft, Sie seien ein schlechter Mensch, wo Sie ihnen doch gar nichts getan haben? Sie sind stolz auf Ihre Loyalität und Ihre Vernunft, sodass Sie sich fragen, wieso Sie immer wieder an Menschen geraten, die launisch und vorwurfsvoll sind. Und es ist Ihnen völlig unverständlich, dass diese während des Trennungsprozesses alles umdrehen und *Sie* destruktiv nennen. Einmal hat ein ehemaliger Geliebter oder eine ehemalige Geliebte Ihnen sogar an den Kopf geworfen, dass Sie das Leben anderer ruinieren. Wenn Sie dahinterkommen könnten, was andere Menschen dazu veranlasst, Sie auf diese Weise anzugreifen, so verrückte Dinge zu sagen, würden Sie das Problem zweifellos lösen. Doch wenn Sie sie fragen, was los ist, geben sie rätselhafte, unlogische Antworten. Bislang können Sie sich das Ganze allein dadurch erklären, dass Sie einfach Pech hatten. Vielleicht haben Sie ja nur die falschen Leute kennengelernt. Oder die Leute sind einfach unfähig, zu erkennen, wie besonders Sie sind.

Dies ist die innere Welt des *Narzissten*, seine Art, sein zwischenmenschliches Versagen und den oft massiven Schaden zu interpretieren, den er anderen zufügt, vor allem jenen, die ihm am meisten bedeuten. Da ihm der Zugang zu einer äußerst wichtigen Informationskategorie fehlt – den Gefühlen anderer Menschen –, steckt der Narzisst in einer Art Zeitschleife fest: Sein Verhalten führt dazu, dass es wieder und wieder zu denselben zwischenmenschlichen Katastrophen kommt und so gut wie keine seiner engsten Beziehungen von Dauer ist. Tragischerweise ist er nicht fähig, den Grund dafür zu erkennen. Aufgrund seiner Ichbezogenheit sowie seiner Blindheit und Taubheit gegenüber dem, was seine Mitmenschen bewegt, verbringt er die meiste Zeit seines Lebens in einer inneren Welt der Verunsicherung, Qual und oft Wut.

Die *narzisstische Persönlichkeitsstörung* ist ein Leiden ohne den amoralischen Beigeschmack der Soziopathie, doch es ist wichtig, sich der Unterschiede und Ähnlichkeiten zwischen den beiden Störungen bewusst zu sein. Der Schaden, den ein Narzisst einem engen Freund, einem Geschäfts- oder Lebenspartner zufügt, kann gleichermaßen verheerend sein, sodass die Betroffenen sich irgendwann verzweifelt wünschen, dass er aus ihrem Leben verschwindet. Der Narzisst kann seine Kinder lieben, doch traurigerweise wird er ihnen wahrscheinlich auch lebenslange emotionale Wunden zufügen. Einige der Verhaltensweisen und spezifischen Formen der Destruktivität, die mit dem extremen Narzissten in Verbindung gebracht werden, können praktisch identisch mit denen des Soziopathen sein.

Ich habe viele Nachrichten wie die folgende erhalten.

Niemand mag meinen Chef besonders. Früher habe ich gedacht, er sei ein Narzisst, doch jetzt bin ich mir da nicht mehr sicher. Widerspricht ihm jemand, hasst er den Betreffenden von Stund an und macht ihn bei jeder Gelegenheit nieder. Er hat sogar einige deshalb feuern lassen. Er spricht auch über viele persönliche Dinge in seinem Leben. Ich kann Ihnen gar nicht sagen, wie oft ich in seinem Büro festgehalten wurde, während er sich in qualvollen Einzelheiten erging. Er ist anscheinend unfähig, zu erkennen, wenn jemand nicht interessiert ist. Und je besser man seinen Job macht, umso mehr scheint man Gefahr zu laufen, dass er sich gegen einen wendet.

Seine Verliebtheit in sich selbst ist schon schlimm genug, aber sein Mangel an Mitgefühl macht ihn absolut grausam. Als sich eine Kollegin wegen einer Chemotherapie freinehmen musste, hat er darüber gespottet, als wolle sie sich damit nur vor der Arbeit drücken. Als sie mit beträchtlichem Haarverlust wiederkam, witzelte er, dass man im Büro Geld sammeln würde, um ihr ein Toupet zu kaufen. Ich habe den Versuch, mit dieser Person eine Verbindung herzustellen, aufgegeben, es sei denn, es ist wichtig für die Arbeit.

Die Lügen dieses Vorgesetzten sowie seine Kälte gegenüber einer Krebs-patientin und denjenigen, deren Kündigung er veranlasst, sind Verhaltens-weisen, die an die Soziopathie erinnern. Doch seine Gewohnheit, Menschen, die ihm im besten Fall seinen Willen lassen, unerträglich detaillierte Ge-schichten über sein Leben zu erzählen, könnte auf Narzissmus hindeuten. Welches Etikett, wenn überhaupt eines, ist also korrekt?

Der fundamentale Unterschied zwischen Soziopathie und Narzissmus ist ein wichtiger, kann jedoch in der realen Welt erstaunlich irrelevant sein: *Wäh-rend dem Soziopathen sowohl das Gewissen als auch das Mitgefühl fehlt, fehlt dem Narzissten „nur" das Mitgefühl.* Mit anderen Worten: Der Soziopath kann weder Gefühle der Verbundenheit mit anderen entwickeln noch direkt ihre Emotionen wahrnehmen. Auch der Narzisst kann die Emotionen anderer nicht wahrnehmen, ist aber auf seine Weise *fähig,* zwischenmenschliche Be-ziehungen aufzubauen. *Da er in der Lage ist, Bindungen einzugehen, kennt der Narzisst auch Gewissensregungen. Doch seine Fähigkeit, dem Gewissen ent-sprechend zu handeln, ist stark beeinträchtigt durch seine völlige Ignoranz der Gefühle und Bedürfnisse anderer.*

Wir alle brauchen ein gewisses Maß an normaler Selbstachtung („gesun-dem Narzissmus"), um uns normal entwickeln zu können und als Erwachsene erfolgreich zu sein, doch wenn dieses Gefühl überhandnimmt und alle ande-ren Gefühle erdrückt, leiden wir an Narzissmus. Wenn der Narzissmus so groß wird, dass er Beziehungspartnern und anderen Menschen schadet, be-zeichnen einige Fachleute ihn als *pathologischen, schädlichen* oder *bösartigen* Narzissmus. Wird jemand einfach nur als *narzisstisch* beschrieben, meint man damit üblicherweise, dass er seinen Beziehungspartnern und den anderen Menschen in seinem Leben schadet und dass das Wort *pathologisch* zutrifft.

Ist es Narzissmus oder Soziopathie?

Laut dem *Diagnostischen und Statistischen Manual Psychischer Störungen DSM-IV* der American Psychiatric Association ist das Hauptmerkmal der narzisstischen Persönlichkeitsstörung „ein tiefgreifendes Muster von Groß-artigkeit, dem Bedürfnis nach Bewunderung und Mangel an Einfühlungsver-mögen. Der Beginn liegt im frühen Erwachsenenalter, und die Störung zeigt sich in verschiedenen Situationen" [2]. Weiterhin heißt es, dass für die Diag-nose narzisstische Persönlichkeitsstörung mindestens fünf der folgenden neun Kriterien erfüllt sein müssen:

1. hat ein grandioses Gefühl der eigenen Wichtigkeit (z. B. übertreibt die eigenen Leistungen und Talente; erwartet, ohne entsprechende Leistungen als überlegen anerkannt zu werden),
2. ist stark eingenommen von Fantasien grenzenlosen Erfolgs, Macht, Glanz, Schönheit oder idealer Liebe,
3. glaubt von sich, „besonders" und einzigartig zu sein und nur von anderen besonderen oder angesehenen Personen (oder Institutionen) verstanden zu werden oder nur mit diesen verkehren zu können,
4. verlangt nach übermäßiger Bewunderung,
5. legt ein Anspruchsdenken an den Tag, (d. h. übertriebene Erwartungen an eine besonders bevorzugte Behandlung oder automatisches Eingehen auf die eigenen Erwartungen)
6. ist in zwischenmenschlichen Beziehungen ausbeuterisch (d. h. zieht Nutzen aus anderen, um die eigenen Ziele zu erreichen)
7. zeigt einen Mangel an Empathie: ist nicht willens,[1] die Gefühle und Bedürfnisse anderer zu erkennen oder sich mit ihnen zu identifizieren,
8. ist häufig neidisch auf andere oder glaubt, andere seien neidisch auf ihn/sie,
9. zeigt arrogante, überhebliche Verhaltensweisen oder Haltungen [2].

Mit der Veröffentlichung des *DSM-5* im Jahr 2013 änderte sich die Herangehensweise an die Diagnose der Narzisstischen Persönlichkeitsstörung. Als Teil dieser neuen Konzeptualisierung heißt es, diese Störung beinhalte die folgenden „Beeinträchtigungen der zwischenmenschlichen Beziehungen".

- *Empathie:* „Eingeschränkte Fähigkeit, die Gefühle und Bedürfnisse anderer Personen zu erkennen oder sich mit ihnen zu identifizieren; übertriebene Ausrichtung auf die Reaktionen anderer, jedoch nur, wenn diese als wichtig für die eigene Person betrachtet werden; Über- oder Unterschätzung der eigenen Wirkung auf andere."
- *Nähe:* „Zwischenmenschliche Beziehungen sind weitgehend oberflächlich und dienen der Selbstwertregulation; die Gegenseitigkeit ist eingeschränkt durch geringes echtes Interesse an den Erfahrungen anderer und durch das vorherrschende Bedürfnis nach persönlichem Gewinn" [3]

---

[1] Beachten Sie, dass es „nicht willens" heißt. Es gibt eine Debatte darüber, ob es „unfähig" heißen sollte (was es wohl sollte). Dies zeigt, dass selbst Fachleute von Narzissten enttäuscht sind und wütend auf sie werden.

Die narzisstische Persönlichkeitsstörung ist laut dem *DSM-5* außerdem durch die folgenden „pathologischen Persönlichkeitsmerkmale" gekennzeichnet:[2]

- *Grandiosität (**eine Facette der Domäne Antagonismus**):* „Anspruchshaltung, entweder offenkundig oder verborgen; Selbstbezogenheit; starkes Festhalten an der Überzeugung, besser zu sein als andere; herablassende Haltung gegenüber anderen"
- *Suche nach Aufmerksamkeit (**eine Facette der Domäne Antagonismus**):* „Übermäßiges Bestreben, aufzufallen und im Zentrum der Aufmerksamkeit anderer zu stehen; Verlangen nach Bewunderung" [3]

Die eisige Kälte der Soziopathie resultiert in hohem Maße aus einem angeborenen Defizit im Gehirn, nämlich seiner mangelnden Fähigkeit, emotionalen und zwischenmenschlichen Input verarbeiten zu können. Der für den Narzissmus kennzeichnende Mangel an Empathie resultiert, wie man annimmt, in erster Linie aus einem Defizit in der emotionalen Beziehung zwischen einem kleinen Kind und seiner primären Bezugsperson, die auch gewalttätig und/oder narzisstisch sein kann. In diesem Fall wird die normale Entwicklung derjenigen Bereiche des limbischen Systems, die an der Entstehung von Empathie und Mitleid beteiligt sind, durch das Versagen einer dysfunktionalen Bezugsperson gestört, einem kleinen Kind die Gefühle, die es empfindet, zu spiegeln (wie in: „Du scheinst wütend zu sein"). Die emotionale Regulationsstörung, die zu pathologischem Narzissmus führt, entwickelt sich zwischen der Geburt und dem dritten Lebensjahr. Demgegenüber ist das Emotionsverarbeitungsdefizit des Soziopathen teilweise genetisch bedingt. Der Unterschied in Bezug auf das Empathieempfinden besteht also darin, dass der Narzisst, bildlich gesprochen, in der frühen Kindheit eine schwere Verletzung seines Arms erlitten hat, der Soziopath hingegen ohne einen Arm geboren wurde.

Soziopathen fehlt die Empathie vollständig. Sie erleben nicht einmal die grundlegende Reaktion der *Gefühlsansteckung* (das reflexartige Erfassen der starken Gefühle anderer), die andere Menschen und andere soziale Tiere zeigen. Selbst ein Baby schreit, wenn es andere Babys schreien hört. Beim Narzissten kommt es demgegenüber manchmal zur Gefühlsansteckung, obwohl er weniger empfänglich dafür ist als der Rest von uns. Seine Ichbezogenheit schirmt ihn in der Regel selbst vor dieser rudimentären Form der Empathie

---

[2] Mit Genehmigung vom Hogrefe Verlag Göttingen aus dem Diagnostic and Statistical Manual of Mental Disorders, Fifth Edition, © 2013 American Psychiatric Association, dt. Version © 2015 und 2018 Hogrefe Verlag.

ab. Interessanterweise haben einige Kliniker, ich selbst eingeschlossen, jedoch beobachtet, dass Narzissten es besser als die meisten von uns vermögen, eine Gefühlsansteckung bei anderen Menschen hervorzurufen. Wie Wasser, das in einem Topf mit dicht abschließendem Deckel kocht, können ihre grandiosen Emotionen und Vorstellungen von sich selbst – abgeschottet von Input vom Rest der Welt – so intensiv, so umfassend werden, dass sie überfließen und andere beeinflussen.

In *The Destructive Narcissistic Pattern* schreibt die Klinikerin Nina Brown, dass einige Menschen anfälliger als andere für die Gefühlsansteckung durch Narzissten sind: „Feinfühlige Menschen neigen dazu, sich mit den Gefühlen anderer zu befassen, statt sie zu ignorieren, und sich selbst als in Wechselbeziehung mit anderen stehend statt als unabhängig wahrzunehmen. Sie sind geschickt darin, nonverbales emotionales Verhalten oder Mitteilungen wie Stimmen und Gesten zu deuten, neigen dazu, die Körpersprache anderer zu übernehmen, wenn sie mit ihnen sprechen, sind emotional selbstbewusst und emotional reaktiv" [4].[3] Anders ausgedrückt: Die extrem Empathischen verstehen am ehesten die Emotionen des Narzissten – und werden vielleicht am ehesten von ihnen überwältigt.

Wenn Sie außergewöhnlich empathisch sind und erst recht, wenn es einen oder mehrere Narzissten in Ihrem Leben gibt, sollten Sie Folgendes beachten: Sind empathische Menschen über einen längeren Zeitraum einem extremen Narzissten ausgesetzt, kann dieser sie mit seinen narzisstischen Fantasien „infizieren" – seinen großen Visionen von unbegrenztem Erfolg, Macht, Brillanz, Schönheit oder idealer Liebe – und besonders empfängliche Menschen in geschäftliche, politische, rechtliche und beziehungsmäßige Desaster hineinziehen, in die sie normalerweise nicht geraten würden. Die emotionale Radioaktivität des Narzissmus verschafft narzisstischen politischen Führern, Ideologen und eigennützigen „großen Denkern und Gelehrten" oft eine beträchtliche Anzahl von leidenschaftlichen Anhängern und Glaubenden. Tatsächlich besteht auf der Gruppenebene folgender technischer Unterschied zwischen einem soziopathischen und einem gefährlich narzisstischen Führer: Der Soziopath beeinflusst durch Lügen, Manipulation und Drohungen, der Narzisst durch Lügen, Manipulation und Gefühlsansteckung.

Wenn Menschen mich nach Soziopathie, Narzissmus und Politikern fragen, so antworte ich, dass ich keine Diagnosen vornehme, solange ich nicht von Angesicht zu Angesicht Zeit mit dem Betreffenden verbracht habe. Doch wenn ein Patient zu mir käme, der die Persönlichkeitsmerkmale aufweisen würde, die wir bei Donald J. Trump als Präsidenten der USA gesehen haben –

---

[3] Siehe auch [5].

das grandiose Gefühl der eigenen Wichtigkeit, das völlige Fehlen von Empathie, das exzessive Bedürfnis nach Aufmerksamkeit und Bewunderung –, würde ich lange und gründlich über Narzissmus nachdenken.

Die Hauptmotivation des bösartigen Narzissten ist sein Bedürfnis, von anderen bewundert zu werden, von der Außenwelt Anerkennung und Auszeichnungen und von den Menschen um ihn herum nur positive Beachtung und Lob zu erhalten. Um seine innere Welt intakt halten zu können, braucht er Menschen, die seiner Überzeugung beipflichten, dass er von Natur aus überlegen ist und deswegen einen Freifahrtschein hat, wie auch immer er sich verhalten mag. Er fühlt sich getrieben, ständig nach Bewunderung und Zustimmung zu suchen, und bewertet andere Menschen nach ihrer Fähigkeit und Bereitschaft, ihm dieses Bedürfnis zu erfüllen. Der Narzisst tut dies weniger bewusst als der Soziopath, doch sein Bedürfnis ist wesentlich ausgeprägter als bei den meisten Menschen. Den Soziopathen verlangt es nach Macht, den Narzissten nach Lob.

Der Psychoanalytiker Otto Fenichel erklärte 1938: Der Narzisst „benötigt von seiner Umwelt eine ‚narzisstische Bestätigung', so wie ein Kind von seiner Umwelt mit Nahrung versorgt werden muss" [6]. Wenn eine andere Person oder die Welt im Allgemeinen mit Kritik oder Bedenken aufwartet, ist dies so, als würde ihm das zugefügt, was Psychoanalytiker als „narzisstische Kränkung" bezeichnen – eine psychische Bedrohung seiner fragilen, aber hochwichtigen inneren Welt. Typischerweise reagiert der Narzisst auf einen solchen Affront, selbst einen scheinbar leichten, mit Urwut – einer scheinbar unerklärlichen rasenden Wut, die sich für andere zunächst beängstigend anfühlt.

Im Gegensatz zur klinischen Welt ist der Hauptunterschied zwischen Narzissmus und Soziopathie in der realen Welt der zwischen *Emotionalität und Gefühlskälte.* Der Soziopath nutzt andere Menschen mithilfe von kalten, emotionslosen, berechnenden Verhaltensweisen aus, einschließlich (in den meisten Fällen) eines einstudierten Charmes. Auch der Narzisst nutzt Menschen aus, doch er tut es mithilfe von emotionalen Verhaltensweisen, die aus dem eisernen Glauben an seine eigene Überlegenheit sowie der Gewissheit erwachsen, dass er unbegrenzten Erfolg, Macht, Brillanz, Schönheit und ideale Liebe verdient. Wenn ihn die Kritik anderer Menschen oder die Nichtbeachtung seiner Wünsche frustriert, wird der Narzisst hitzig, wütend, gehässig. Der Soziopath hingegen kehrt einfach zurück an das Reißbrett, verändert seinen Plan und versprüht noch mehr Charme oder verstärkt seine Drohungen. Der Narzisst kann ein leidenschaftlicher, unwiderstehlicher und äußerst destruktiver Ideologe sein. Der Soziopath hat überhaupt keine Ideologie. Sein destruktives Verhalten ist gekennzeichnet durch eisige Logik und zielt nur darauf ab, beim Herrschafts-„Spiel" zu gewinnen. Er gefährdet sein Spiel nur selten dadurch, dass er die Kontrolle verliert, und nie, indem er hartnäckig ein emotionales „Schloss im Himmel" bewacht.

Wenn ein Soziopath Ihr Leben beeinträchtigt, werden Sie absichtlich von jemandem ins Visier genommen, der keinerlei Schuld oder Scham empfindet, was immer er auch tun mag. Wenn Ihr Leben von einem Narzissten beeinträchtigt wird, sind Sie das Opfer eines Menschen, der gefühlswärmer ist, Ihre Beziehung jedoch unausweichlich in eine Quelle der narzisstischen Bestätigung verwandelt hat (oder verwandeln wird), die er unweigerlich anzapfen wird, bis sie versiegt. Er ist jemand, der bei seinem Bemühen, seine falsche innere Welt intakt zu halten, *alles* tun kann, ohne auch nur annähernd zu verstehen, welchen Schmerz und Schaden er verursacht.

Sowohl Soziopathen als auch Narzissten sind ausbeuterisch und der hier erläuterte Unterschied mag gering erscheinen. Zweifellos kann der Schaden in beiden Fällen gleichermaßen groß sein. Aber normale Menschen reagieren in der Regel unterschiedlich auf diese beiden Persönlichkeitstypen. Mit Soziopathen wie auch Narzissten gibt es zu Anfang einer Beziehung normalerweise eine Flitterwochenphase, während der die gestörte Person einem als „zu gut, um wahr zu sein" erscheint. Doch üblicherweise beschleicht das Opfer in einer Beziehung mit einem Soziopathen dann irgendwann das Gefühl, dass etwas nicht stimmt, was es nicht ganz in Worte fassen kann. Es fängt dann vielleicht an, Fragen zu stellen, die der Soziopath mit verdoppeltem verführerischem Charme oder Drohungen oder beidem beantwortet. Das Opfer fühlt sich schlecht, ist verwirrt und *verängstigt*. Nach der Flitterwochenphase mit einem Narzissten kommt bei dem Opfer zu Recht das Gefühl auf, dass es in dieser Beziehung inzwischen nur gibt, aber nichts bekommt. Es initiiert dann zahllose Gespräche, um dem Narzissten zu erklären, dass er seine emotionalen Bedürfnisse nicht erfüllt. Diese Gespräche sind Atemverschwendung. Das Opfer fühlt sich schlecht, ist verwirrt und *wütend*.

Normalerweise endet eine Beziehung mit einem Soziopathen, wenn dieser das Opfer derart getäuscht hat, dass sich die Sache weder ignorieren noch umdeuten lässt. Das ist vielleicht der Moment, in dem das Opfer dem Soziopathen in die Augen schaut und, wie viele Patienten mir erzählen, schockiert erkennt, dass sie „raubtierhaft" oder „unheimlich" sind: die Augen eines Fremden – was es leichter macht, ihn zu verlassen. Eine Beziehung mit einem Narzissten kann schwieriger zu beenden sein; das Opfer versucht zuweilen Jahre oder Jahrzehnte, den Narzissten von seinem narzisstischen Verhalten abzubringen, indem es schreit, weint und erklärt, was der Narzisst tun muss, um den Schaden wiedergutzumachen, den er verursacht. Es verliert in der

Regel allen Respekt vor dem Narzissten und empfindet ihn irgendwann als lächerlich, schwach – als „großes Kind".

Die Opfer von Narzissten haben Angst vor Kontamination und empfinden allgemeine Abscheu (wie jenes Opfer eines Narzissten, das mir sagte, es müsse sich vielleicht eine „Hochleistungsdusche" kaufen), während die Opfer von Soziopathen normalerweise die Gefahr wahrnehmen, dass ihnen physisch oder auf andere Art ein direkter Schaden zugefügt wird.

Ich erhalte Briefe, in denen ich gefragt werde, ob Soziopathen vielleicht „ein kleines bisschen Gewissen" haben. Einige der Briefeschreiber flehen mich geradezu an, Ja zu sagen, ihnen einen Funken Hoffnung zu geben. Sie führen Fälle auf, in denen ein Soziopath sich auf eine Weise verhielt, die gewissensgesteuert zu sein schien. Leider haben Soziopathen per definitionem kein Gewissen. Ich vermute, dass einige von denen, die mir diese Frage stellen, es nicht mit Soziopathen, sondern mit Narzissten zu tun haben, die in der Tat „ein kleines bisschen Gewissen" haben. Dies mag auf dem Papier gut aussehen und Anlass zu Hoffnung geben, führt leider jedoch oft einfach nur dazu, dass man sich noch schwerer von dem Narzissten löst.

Wenn Menschen über die Zeit nachdenken, die sie mit einem Soziopathen verbracht haben, verwenden sie häufig Wörter wie *kalt, raubtierhaft* und *kriminell*. Sprechen sie rückblickend über den Narzissten, benutzen sie gern Wörter wie *unerträglich, Loser* und *Idiot*. (Interessanterweise verwenden die Menschen sowohl für den Soziopathen als auch den pathologischen Narzissten Wörter wie *destruktiv* und sogar *Monster*.) Früher oder später ruft der Soziopath Unbehagen und Angst hervor. Im Gegensatz dazu wirkt der Narzisst schon nach kurzer Beziehungszeit sehr ratlos, was seinen Partner zum Wahnsinn treibt. Die Opfer erzählen, sie hätten ihn angeschrien oder bei den Schultern gepackt und zur Vernunft bringen wollen. Selbst erfahrene Kliniker werden oft wütend auf den Narzissten und müssen während der Sitzungen mit ihm auf der Hut sein [7–9].

Im Prinzip sind alle Soziopathen narzisstisch. In der im *DSM-5* enthaltenen Beschreibung der antisozialen Persönlichkeitsstörung sind u. a. als Beeinträchtigungen im zwischenmenschlichen Bereich „fehlende Anteilnahme an den Gefühlen, Bedürfnissen und dem Leiden anderer" und „Abneigung gegenüber wechselseitigen nahen Beziehungen" aufgeführt [10]. Bei genauer Untersuchung können wir sehen, dass von den sieben pathologischen Persönlichkeitsmerkmalen der in Kap. 1 besprochenen antisozialen Persönlichkeitsstörung – Neigung zur Manipulation, Unehrlichkeit, Gefühlskälte, Feindseligkeit, Verantwortungslosigkeit, Impulsivität und Neigung zum riskanten Verhalten – nur drei (Feindseligkeit, Impulsivität und Neigung zum riskanten Verhalten) nicht leicht durch den Narzissmus des Soziopathen begründet werden können. Das bedeutet, dass wir bei unserem Versuch, mithilfe dieser klinischen Methode den Soziopathen vom Narzissten zu unterscheiden, in erster Linie nach Folgendem suchen: nach *Feindseligkeit* („gemeines, gehässiges oder rachsüchtiges Verhalten"), *Impulsivität* („Handlungen erfolgen Hals über Kopf als unmittelbare Reaktion auf einen Auslöser") und *Neigung zum riskanten Verhalten* („Ausübung gefährlicher, risikoreicher und potenziell selbstschädigender Tätigkeiten ohne äußere Notwendigkeit und ohne Rücksicht auf mögliche Folgen" [10]) als zusätzliche Charakteristika einer voll ausgeprägten Soziopathie.

Ein Narzisst ist grausam unempfänglich für die emotionalen Bedürfnisse seiner Kinder, seiner Freunde und Geliebten und hinterlässt oft bleibende Narben. Im Gegensatz dazu studiert der Soziopath – der auch bleibende Narben hinterlässt – die Emotionen anderer Menschen, so wie Sie oder ich Mathematik oder eine Fremdsprache studieren würden. Er weiß genau, wie er reagieren muss. Das macht es in zwischenmenschlichen Beziehungen oft schwieriger, einen Soziopathen von einer normalen Person zu unterscheiden als einen Narzissten, weil der Soziopath so wie die normale Person mitfühlend auf das Leid eines Familienmitglieds oder eines Freundes zu reagieren scheint. Mit anderen Worten: In vielen Situationen, in denen der Narzisst ratlos, unempfänglich und vielleicht verärgert ist, *wird der Soziopath empfänglich sein*, oft sogar auf charmante Weise, und damit eine bessere Tarnung schaffen, als der Narzisst es getan hat. Normalerweise ist ein Soziopath nur dann nicht empfänglich, wenn er versucht jemanden durch Schweigen in den Wahnsinn zu treiben und, wenn er damit fertig ist, mit jemandem zu „spielen".

Stellen Sie sich zwei Liebende vor, die an einem Wintertag eine steile, vereiste Straße entlanggehen. Er passt darauf auf, dass sie nicht ausrutscht, fällt dabei selbst und bricht sich den Arm. Vor Schmerzen füllen sich seine Augen mit Tränen, und er bittet sie, ihn ins Krankenhaus zu bringen. Sie ist eine Narzisstin. Sie hat sich nicht den Arm gebrochen, und so gibt es in ihrem Kosmos keinen Schmerz – nur eine Unannehmlichkeit.

Sie sagt: „So schlimm sieht es doch gar nicht aus. Lass uns weitergehen. Wahrscheinlich geht es dir gleich besser."

Erst nach einem zehnminütigen Wortwechsel ruft sie schließlich ein Taxi und bringt ihn zu einer Notaufnahme, beklagt sich auf dem Weg dorthin jedoch unablässig über die Schererei.

Stellen Sie sich nun ein zweites Paar auf einer ähnlich vereisten Straße vor. Er fällt, bricht sich den Arm und bittet darum, ins Krankenhaus gebracht zu werden. Doch die Begleiterin dieses Mannes ist, abgesehen von ihrem Narzissmus, eine Soziopathin.

Sie sagt: „Oh mein Gott, du Armer! Wir müssen dich *sofort* in eine Notaufnahme bringen!"

Scheinbar voller Mitgefühl ruft sie ein Taxi und hilft ihm vorsichtig hinein. Als sie im Krankenhaus ankommen, ist sie ihm bei der Anmeldung behilflich und gibt sich besorgt, bis er zum Röntgen gerufen wird. Ein Arzt gibt ihm im Untersuchungszimmer ein Schmerzmittel und schient den Arm, sodass er sich schon ein bisschen besser fühlt. Doch als er ins Wartezimmer zurückkehrt, ist sie verschwunden. Er schafft es, nach Hause zu kommen, und sieht sie vier Tage lang nicht mehr. Als sie schließlich auftaucht, ist sie völlig besorgt und entschuldigt sich überschwänglich. Sie sagt, dass sie im Wartezimmer einen Anruf von ihrer Schwester erhalten habe, die sehr krank sei. Sie sei zu ihr in eine andere Stadt geeilt und so aufgelöst gewesen, dass sie vergessen habe, ihn anzurufen.

Tatsächlich verbrachte sie diese vier Tage mit einem anderen Mann, einem, der nicht durch einen gebrochenen Arm lahmgelegt war. Sie hatte gedacht, dieser neue Lover wäre vielleicht reich, fand dann aber heraus, dass dies nicht der Fall war.

Oder stellen Sie sich folgende Situation vor:

Das Paar lebt zusammen bei ihr. Er ist arbeitslos, weil er es sich mit seinen Boss verscherzt hat und entlassen wurde. Sie sorgt für ihrer beider Unterhalt. Er hat ein romantisches Dinner für sie gekocht und macht ihr einen Heiratsantrag. Er sagt, sie sei die einzige Frau auf der Welt, die ihn je verstanden habe. Doch dann erwähnt sie, dass sie sich gerade ein neues Kostüm für die Arbeit gekauft hat. Er wird wütend, weil sie ihn vorher nicht gefragt hat, ja, so wütend, dass sie Angst bekommt, sich schämt und verspricht, ihn, wenn sie verheiratet sind, bei großen Ausgaben immer um Erlaubnis zu fragen.

Sein Verhalten deutet stark auf Narzissmus hin.

Stellen Sie sich nun ein zweites Paar vor, das auch bei ihr wohnt. Dieser Mann ist seit Jahren arbeitslos, weil er „zu sensibel und kreativ ist, um einer geregelten Arbeit nachzugehen". Sie sorgt für ihrer beider Unterhalt. Er hat ein romantisches Dinner für sie gekocht und ihr einen Heiratsantrag gemacht. Er sagt ihr, dass sie die schönste Frau ist, die er je gesehen hat. Sie erwähnt, dass sie gerade Geld für ein neues Kostüm ausgegeben hat. Er findet das völlig in Ordnung und verkündet, dass „sie" bald in einem hübschen Restaurant die Korken knallen lassen sollten, damit sie die neuen Kleidungsstücke tragen kann.

Sie werden zwei Jahre verheiratet sein, bevor sie merkt, dass er ein Soziopath ist.

Weitere Ähnlichkeiten und Unterschiede

Einige der anderen Ähnlichkeiten und Unterschiede zwischen Soziopathie und Narzissmus zu kennen, wird Ihnen zu einem umfassenderen Verständnis beider Störungen verhelfen.

Lügen und Unehrlichkeit bilden das Kernstück sowohl der Soziopathie als auch des destruktiven Narzissmus. Der Soziopath lügt, um Dinge zu verschleiern, andere so zu manipulieren, dass sie sich seinem Willen beugen, oder einfach nur aus Spaß. Der Narzisst lügt, um seine falsche Welt aufrechtzuerhalten und andere so zu manipulieren, dass sie zu Quellen der narzisstischen Bestätigung (das heißt der ständigen Bewunderung und Zustimmung) werden. Im Volksmund werden beide manchmal als „pathologische Lügner" bezeichnet, und bei beiden Störungen ist die Unehrlichkeit das primäre Werkzeug, mit dem andere ausgebeutet werden. Der Soziopath ist ein Hochstapler und der Narzisst hat sich ein falsches Selbst erschaffen. In beiden Fällen ist ständiges Lügen erforderlich.

Sowohl Soziopathen als auch Narzissten sind äußerst konkurrenzbetont. Der Soziopath giert nach Kontrolle und Macht. Er ist zielstrebig darauf fokussiert, um des Gewinnens willen zu gewinnen. Der Narzisst fühlt sich getrieben, alle anderen auszustechen, um seine Überlegenheit zu beweisen, und ist pathologisch eifersüchtig auf die Stärken und Leistungen anderer.

Beide können Verhaltensweisen an den Tag legen, die ein grandioses Gefühl der eigenen Wichtigkeit, ein anormales Selbstbewusstsein und ein überhöhtes Gefühl der Selbstherrlichkeit verraten.

Beide kennen keine Scham und oft nicht einmal Verlegenheit. Im Fall des Soziopathen liegt dies daran, dass er, egal was er tut, buchstäblich keine Scham oder Schuld empfindet, weder bewusst noch unbewusst. Der Narzisst kann Scham empfinden, wird seine Psyche jedoch mit jeder Faser seines Seins davor schützen, weil Scham die unheilvollste Bedrohung seiner falschen inneren Welt darstellt. Sein sorgfältig kultiviertes Gefühl der Überlegenheit und seine Weigerung, jegliches Gefühl der Scham in sein Bewusstsein dringen zu lassen, sind die Wurzeln der für ihn typischen Arroganz.

Sowohl Soziopathen als auch Narzissten glauben, über allen Gesetzen, sozialen Konventionen und moralischen Prinzipien zu stehen. Beim Narzissten liegt dies an seinem allgemeinen Anspruchsdenken.[4] Für den Soziopathen sind alle Gesetze und Erwartungen Spiele, die es zu spielen gilt.

---

[4] Siehe John Murrays klassischen Aufsatz zur „narzisstischen Triade" (narzisstische Anspruchshaltung, Enttäuschung und Desillusionierung, wenn die narzisstischen Bedürfnisse nicht erfüllt werden, und narzisstische Wut): „Narcissism and the ego ideal" [11].

Wenn sie jemanden kennenlernen, an dem sie Interesse haben, drängen beide manchmal auf „sofortige Intimität". Der Narzisst mag es eilig haben, jemanden in seine falsche Welt mit einzubeziehen (will zum Beispiel ihn oder sie nach dem ersten Date heiraten). Der Soziopath will vielleicht jemandes anfängliche Ahnungslosigkeit von seinem wahren Wesen ausnutzen. Beide hassen bei einem Opfer die Zeichen normaler Autonomie. Beide versuchen vielleicht, das Opfer von seiner Familie zu entfremden, darauf zu bestehen, dass es seine Freunde nicht trifft und so weiter.

Beide pathologischen Persönlichkeiten begehen zwischenmenschliche „Verbrechen", indem sie das Wort *Liebe* als Verhandlungsargument oder Waffe benutzen.

Beide neigen dazu, Menschen, die ihnen nahestehen, in den Wahnsinn zu treiben (das heißt ihnen das Gefühl zu geben, dass sie den Verstand verlieren). Der Soziopath tut dies absichtlich und böswillig. Der Narzisst tut es – weniger bewusst – einfach dadurch, wie er sich gibt. Er erlebt andere Menschen in erster Linie als Fortsätze seiner selbst (wie es auch das menschliche Kind tut). Und sein Verhalten in einer engen Beziehung – sein Glaube, dass er in diesem Leben mehr leidet als andere Menschen und dass sein Opfer sein unverzichtbarer Beschützer und Wächter ist, die Projektion sowohl seiner grandiosen Fantasien als auch seiner Selbstverachtung auf sein Opfer sowie die Idealisierung des Opfers und das gleichzeitige unentwegte Lamentieren und Kritisieren – können bewirken, dass die Person in der Beziehung mit ihm die eigenen psychischen Grenzen verliert. Schließlich fühlt sich das Langzeitopfer des Narzissten vielleicht nicht mehr in der Lage, den Geiselnehmer seiner Psyche zu verlassen oder andere selbstschützende Grenzen zu setzen.

Beide versuchen manchmal, ein Opfer, nachdem es die Beziehung beendet hat, noch monate- oder sogar jahrelang zu manipulieren – der Narzisst, weil er getrieben ist, seine innere Scheinwelt aufrechtzuerhalten (in der das Opfer keine von ihm getrennte Existenz hat), und der Soziopath, weil er das Opfer als sein Eigentum betrachtet. Nicht immer muss es dazu kommen, doch wenn, dann kann dieses Verhalten so frustrierend oder beängstigend sein wie die vorangegangenen ausbeuterischen Verhaltensweisen.

Soziopathen besitzen jedoch keine höheren Gefühle. Narzissten haben zwar Gefühle, doch ihr Mangel an Empathie verfälscht deren Ausdruck derart, dass ihr Vorhandensein im besten Fall nutzlos und im schlimmsten Fall destruktiv ist.

Soziopathen tun ohne Rücksicht auf andere immer, was für sie am besten ist, weil sie kein Gewissen haben. Narzissten tun immer, was für sie am besten ist, weil ihrer Vorstellung nach das, was für sie am besten ist, für die Welt am besten ist.

Kommt man dem Soziopathen auf die Schliche, wird er immer die Verantwortung leugnen, weil unverblümtes Leugnen oft funktioniert (vor allem, wenn er schon die ganze Zeit Gaslighting betrieben hat). Der Narzisst leugnet normalerweise auch die Verantwortung, doch er tut es, weil er keine Erklärung von Ereignissen ertragen kann, die im Widerspruch zu der mentalen Konstruktion seines Selbst- und Weltbildes steht. Er deutet alle Situationen so um, dass sie in dieses falsche Bild passen, und tut dies, wenn nötig, auf komplizierte, verrückt klingende Art. Der Narzisst konfabuliert, der Soziopath leugnet einfach und tut dies normalerweise cleverer und charmanter ("aalglatt").

Gelegentlich übernimmt der Narzisst die Verantwortung, wenn er glaubt, *seiner eigenen Weltsicht* nicht gerecht geworden zu sein oder sich auf eine Weise verhalten zu haben, die *seine eigene Auslegung* von Gut und Böse missachtet. Der Soziopath liebt es, zu manipulieren, und es kümmert ihn nicht, dass er jemanden verletzt hat. Der Narzisst möchte andere nicht verletzen, ist jedoch psychisch blind gegenüber ihren Gefühlen (und oft gegenüber der Realität), was heißt, dass er genauso viel Schaden anrichten kann wie der Soziopath und in einer Beziehung häufig auf dieselbe schmerzliche Weise destruktiv ist.

Der Narzisst kann arbeitsam, sehr tüchtig, extrovertiert und exhibitionistisch sein und ob seines übertriebenen Eigendünkels seine Ansichten sehr lautstark kundtun – er kann aber *auch* schwach wirken und sozial isoliert sein (um nicht an seine mangelnde Bedeutung in der realen Welt erinnert zu werden und ungestört seinen Gedanken nachhängen zu können, dass er besser ist als andere Menschen). Der Soziopath ist selten darauf aus, etwas zu erreichen, außer andere zu manipulieren und zu beherrschen, und er ist ganz gewiss nicht erfreut, wenn er einfach allein gelassen wird, um seinen Gedanken nachhängen zu können.

Im Allgemeinen liebt der Narzisst es, aus der Masse herauszustechen, während der Soziopath nicht auffallen möchte.

Für den Narzissten sind Anerkennung und Berühmtheit von großer Bedeutung, für den Soziopathen Kontrolle und Macht. Der Narzisst lebt, um bewundert zu werden; der Soziopath muss nicht unbedingt bewundert werden, es sei denn, diese Bewunderung erleichtert ihm die Kontrolle über andere.

Der Narzisst schwankt bekanntermaßen, oft ganz plötzlich, in seinem Urteil und sieht dieselbe Person im einen Moment als vollkommen guten und im nächsten als vollkommen schlechten Menschen an. Der Soziopath befasst sich nicht groß damit, ob andere Individuen gut oder schlecht sind; für ihn sind sie nur Spielsteine. Manchmal beendet er eine Beziehung abrupt, aber nicht, weil er seine Meinung über das wahre Wesen des Betreffenden geändert, sondern weil er beschlossen hat, dass dieses Individuum im Kontext seines

Spiels für ihn keinen Wert mehr hat und deswegen nicht länger seine Aufmerksamkeit verdient.

Im Endeffekt ist der Unterschied einmal mehr der zwischen Emotionalität und Gefühlskälte. Der Narzisst hat ein Gewissen, kann starke Gefühle für seine Familie und Freunde haben und zweifellos seine Kinder lieben. (Es ist jedoch möglich, dass er sie nicht völlig als von ihm getrennte Menschen sieht, was sich destruktiv auf sie auswirkt.) Dieser Unterschied – eine rudimentäre Fähigkeit, Bindungen einzugehen und zu lieben im Gegensatz zur kalten Abwesenheit dieser Fähigkeit – ist der Grund dafür, dass dem Soziopathen nicht geholfen werden kann, dem Narzissten jedoch mitunter schon, was natürlich ein wichtiger Gesichtspunkt ist. Der Soziopath begibt sich nur in Therapie, wenn diese vom Gericht angeordnet wird, oder vielleicht wenn es andere motivierende Umstände gibt – Umstände, die natürlich nicht mit dem Streben nach psychischer Veränderung zu tun haben –, und wird so bald wie möglich wieder damit aufhören. Der Narzisst hingegen begibt sich manchmal freiwillig in Therapie und hält sie auch eine Weile lang durch – weil er sich wirklich schlecht fühlt, normalerweise wegen des (für ihn) unerklärlichen Verlusts einer oder mehrerer Beziehungen.

Der Kälte-Faktor und das Mitleidsspiel

Aus der Vielzahl der spezifischen Charakteristika, die eine Differenzialdiagnose zwischen Soziopathie und Narzissmus ermöglichen, sollten Sie sich unbedingt die folgenden beiden merken:

1. *Beim Soziopathen dreht sich alles um den Kitzel, kalt mit Menschen zu „spielen", wie es ein Raubtier mit seiner Beute tut.* Ein Narzisst hingegen beeinträchtigt unbeabsichtigt das Leben anderer, oft in hohem Maße, doch er ist kein kalt berechnendes Raubtier, das Menschen aus purem Vergnügen quält. Ein Narzisst ist nicht eiskalt. Ein Soziopath ist es.
2. *Soziopathen sind viel geschickter als Narzissten – oder sonst jemand – in der Kunst des „Mitleidsspiels".* Der Narzisst mag ein Hypochonder sein (und tatsächlich glauben, dass er nicht existierende medizinische Probleme hat), doch er spielt selten absichtliche Mitleidsspielchen. In der Tat wehrt er sich aufgrund seines Bedürfnisses, sich überlegen zu fühlen, vehement dagegen, bemitleidenswert zu erscheinen.

Die folgende Geschichte beschreibt die Viktimisierung des Freundes eines jungen Mannes durch einen Soziopathen:

Ich bin immer noch fassungslos, wenn ich an Jim denke, einen Mann, mit dem mein Mitbewohner Kevin eine Freundschaft einging. Schon nach einer Woche lud er Jim ein, bei uns zu wohnen, ohne dies mit mir zu besprechen. Kevin ist sehr mitfühlend, und wie sich herausstellte, war es genau das, was für Jim am meisten zählte.

Viel von dem, was Jim sagte, schien einzig und allein dem Zweck zu dienen, uns zu schocken. Er erzählte uns, sein älterer Bruder sei zu einer lebenslänglichen Haftstrafe verurteilt worden, weil er seinen eigenen Großvater umgebracht habe. Er sagte, er schreibe für einen großen New Yorker Verlag einen Roman, für den er bald einen Vorschuss von hunderttausend Dollar erhalten würde. Er ging so weit zu sagen, er würde auf Lesereise gehen und die Talk-Show-Runde machen. Er behauptete sogar, dass er vor ein paar Jahren von Darmkrebs im Stadium IV genesen sei. Ein paarmal gelang es ihm mit seinen Geschichten Leuten, die wir zu Besuch hatten, Lob und Mitgefühl zu entlocken.

Selbst nachdem wir wussten, dass Jim ein chronischer Lügner war, fiel es Kevin schwer, loszulassen. Jim tat ihm leid, und er nahm an, dass dessen Eltern ihm etwas zuleide getan hatten, weil er so verzweifelt nach Aufmerksamkeit heischte. Schließlich sah Kevin jedoch ein, dass wir Jim nicht länger bei uns wohnen lassen konnten. Als er Jim sagte, dass er gehen müsse, meinte der, wir könnten ihn mal. Das war vor zwei Jahren, und wir haben seitdem nichts mehr von ihm gehört. Ich frage mich oft, ob er sich an jemand anderen gehängt hat und dieses Szenario einfach immer nur wiederholt.

Aus einer kalten psychologischen Distanz beobachtete der soziopathische Jim, wie die Menschen auf seine erfundenen Geschichten reagierten – ihrem Gewissen verpflichtete Menschen, die höchstwahrscheinlich nicht vermuteten, dass jemand log, wenn es um Dinge wie die oben genannten ging. Er kontrollierte die Menschen um ihn herum, indem er sich einen wichtigen gesunden Aspekt von ihnen zunutze machte, der nie Teil seiner eigenen beeinträchtigten emotionalen Veranlagung gewesen war: die Fähigkeit, Bindungen einzugehen. Dass er seine Wirkung auf diese Menschen nicht verstand, lag nicht am Narzissmus. Es lag daran, dass ihm dies völlig egal war.

Literatur

1. Lewis, C. S. (2002). *Das Wunder von Narnia* (S. 21).
2. (2001). *Diagnostisches und Statistisches Manual Psychischer Störungen DSM-IV* (S. 743 ff.).
3. (2013). *Diagnostisches und Statistisches Manual Psychischer Störungen DSM-5* (S. 1054 f.).

4. Brown, N. W. (1998). *The destructive narcissistic pattern* (S. 121).

5. Hatfield, E., Cacioppo, J. C., & Rapson, R. L. (1993). *Emotional contagion: Studies in emotion and social interaction.*

6. Fenichel, O. (1938). The drive to amass wealth. *Psychoanalytic Quarterly, 7*(1), 69–95.

7. Gabbard, G. O. (1998). Transference and countertransference in treatment of narcissistic patients. In E. F. Ronningstam (Hrsg.), *Disorders of narcissism: Diagnostic, clinical, and empirical implications* (S. 125–146).

8. Lynn, G. L., & Jortner, S. (1976). The use of countertransference as a way to understand and treat patients. *Journal of Contemporary Psychotherapy, 8*(1), 15–18.

9. Betan, E. J., & Westen, D. (2010). Countertransference and personality pathology: Development and clinical application of the countertransference questionnaire. In R. A. Levy & J. S. Ablon (Hrsg.), Vorwort von G. O. Gabbard, *Handbook of evidence-based psychodynamic psychotherapy: Bridging the gap between science and practice* (S. 179–198).

10. (2013). *Diagnostisches und Statistisches Manual Psychischer Störungen DSM-5* (S. 1050).

11. Murray, J. (1964). Narcissism and the ego ideal. *Journal of the American Psychoanalytic Association, 12*(3), 477–511.

8

Soziopathie auf institutioneller Ebene
Unternehmen und Regierungen

> **»** „Das Gerechte ist überall dasselbe, nämlich das dem Überlegenen Zuträgliche." – Platon, *Politeia*

Ich habe in diesem Buch bislang von Soziopathen als Individuen gesprochen. Doch abgesehen von ihrem neurologischen Aspekt ist Gewissenlosigkeit nicht auf Individuen beschränkt. Gruppen, Institutionen, Unternehmen und Regierungen können sich ebenfalls soziopathisch verhalten.

Es wäre von unschätzbarem Wert, wenn man Individuen, die zu Soziopathie neigen, identifizieren könnte, bevor sie Schaden anrichten. Zu diesem Zweck hat sich das Rechtssystem an Experten für psychische Gesundheit gewandt, in der Hoffnung, dass sie ihnen eine Möglichkeit aufzeigenkönnen, Kriminelle mit einem Gewissen von Kriminellen ohne zu unterscheiden. Robert Hares Psychopathie-Checkliste (PCL-R) ist ein diagnostisches Tool und hochangesehenes Forschungsinstrument, das in den vergangenen Jahren vom Strafrechtssystem eifrig übernommen wurde, vor allem um die Wahrscheinlichkeit zukünftiger Gewalt bei einzelnen Straftätern und die Möglichkeit (oder Unmöglichkeit) einer Resozialisierung einzuschätzen. Die zwanzig Items auf der PCL-R beurteilen Faktoren wie Lebensstil, kriminelles Verhalten und Eigenschaften wie Wortgewandtheit, oberflächlicher Charme, übersteigertes Selbstwertgefühl, Stimulationsbedürfnis, pathologisches Lügen, betrügerisches manipulatives Verhalten, Mangel an Gewissensbissen, Gefühlskälte, unzureichende Verhaltenskontrolle, Impulsivität, Verantwortungslosigkeit und mangelnde Bereitschaft, Verantwortung für das eigene Handeln

© Der/die Autor(en), exklusiv lizenziert durch Springer-Verlag GmbH, DE, ein Teil von Springer Nature 2022
M. Stout, *Der Soziopath von nebenan: So überlisten Sie ihn*,
https://doi.org/10.1007/978-3-662-64193-4_8

zu übernehmen. Jedes Item wird anhand einer 3-Punkte-Skala (0, 1, 2) gemäß Kriterien eingestuft, die mithilfe eines halbstrukturierten Interviews, der Akte des Individuums und zusätzlichen Informationen bewertet werden. Maximal kann bei diesen 20 Items eine Punktzahl von 40 erreicht werden. Üblicherweise gilt jemand, dessen Wert bei 30 oder mehr liegt, als „Psychopath" und die Wahrscheinlichkeit seiner Resozialisierung als gering.

Alles in allem deuten Forschungsergebnisse darauf hin, dass Hares Psychopathie-Checkliste unter adäquaten Bedingungen verlässlich angewendet werden kann und dass sie einen gewissen Wert bei der Einschätzung der Möglichkeit zukünftiger Verbrechen und zukünftiger Gewalt hat, vor allem bei der Population erwachsener weißer männlicher Täter, mit denen der Test ursprünglich entwickelt wurde [1–3]. Es bleiben jedoch noch Fragen hinsichtlich der Interrater-Reliabilität des Tests in gerichtlichen Situationen und seiner Gültigkeit, wenn er auf Bevölkerungsgruppen angewendet wird, die von der Wissenschaft vernachlässigt werden (Frauen und ethnische Minderheiten). Diese wichtigen Fragen werden weiterhin erforscht.

Und was tun wir, wenn der Soziopath kein Individuum, sondern eine Gruppe ist – ein Unternehmen oder eine Regierung?

Soziopathische Unternehmen

Laut Joel Bakan, Professor für Rechtswissenschaft an der University of British Columbia und Autor von *The Corporation: The Pathological Pursuit of Profit and Power,* ist das moderne Unternehmen „außerordentlich eigennützig und unfähig, in irgendeinem Zusammenhang echte Sorge um andere zu empfinden" [4]. Er stellt heraus, dass ein Unternehmen als juristische Person den Auftrag hat, einem und nur einem Ziel zu dienen: für seine Aktionäre Profit zu generieren. Tatsächlich ist ein Unternehmen weder rechtlich noch moralisch verpflichtet, das Wohlergehen seiner Angestellten, der Menschen im Allgemeinen oder der Umwelt zu berücksichtigen. Seine Rolle als Profitmaximierer mag vielmehr erfordern, dass es rücksichtslos über hinderliche Erwägungen wie Moral, Sicherheit und Zufriedenheit von Menschen hinweggeht, sie untergräbt oder ignoriert. Das kommt Ihnen bekannt vor? Die meisten von uns würden eine solche „Persönlichkeit" bei einem Menschen als soziopathisch einstufen, doch in der Geschäftswelt wird sie oft akzeptiert.

Natürlich sollen Unternehmen Geld verdienen und auf das Feedback der Aktionäre hören. Doch wenn niemand sie aufhält, ist dem soziopathischen Verhalten Tür und Tor geöffnet. Ein Unternehmen muss nicht von Soziopathen geführt werden, um soziopathische Neigungen zu zeigen.

Es kann erbarmungslos destruktiv und verantwortungslos sein, selbst wenn ihm psychisch normale CEOs vorstehen, die jeden Abend nach Hause gehen und sich ihrer Familie und ihren Freunden gegenüber liebe- und verantwortungsvoll verhalten. Wenn sich im Laufe der Zeit Möglichkeiten für größere Gewinne ergeben, schraubt die Führungsetage der Unternehmen vielleicht nach und nach ihre Moralansprüche herunter. Schließlich kann diese Haltung zum Ethos des gesamten Unternehmens werden. Die Angestellten erkennen vielleicht nicht einmal, dass sie die Öffentlichkeit, der zu dienen sie behaupten, gefährden.

Laut Bakan ist das Unternehmen so „geblieben, wie es Mitte des 19. Jahrhunderts zur Zeit seiner Ursprünge als moderne Wirtschaftsorganisation war, nämlich eine juristische ‚Person', dazu bestimmt, das Eigeninteresse hoch zu schätzen und moralische Bedenken außer Kraft zu setzen". Er fügt hinzu: „Allein pragmatische Bedenken hinsichtlich der eigenen Interessen und der Gesetze des Landes zügeln die räuberischen Instinkte des Unternehmens, und oft genügt das nicht, um es davon abzuhalten, Leben zu zerstören, Gemeinschaften zu schädigen und den Planeten als Ganzen in Gefahr zu bringen" [4].

Enthüllungsberichte über Unternehmen, die das Wohlergehen von Kunden in diesem Maße opfern, sind in den vergangenen Jahren Thema vieler Zeitungsartikel und Rechtsstreits gewesen. Das Verhalten dieser Unternehmen demonstriert anschaulich, dass sie sich über moralische Bedenken bis zu einem Punkt hinweggesetzt haben, an dem ein erhöhtes Krankheits-, Verletzungs- und sogar Todesrisiko Teil der Gleichung wurde – ein akzeptabler Preis für das Geschäftemachen.

Ein Paradebeispiel für ein soziopathisches Unternehmen ist Monsanto. Die Abkehr dieses Konzerns von seiner Integrität begann in den 1920er-Jahren mit der Einführung von polychlorierten Biphenylen *(PCB),* die in den 1970er-Jahren von der Umweltschutzbehörde EPA verboten wurden [5]. Eine Reihe von Dokumenten zeigen, dass Monsanto von den Gesundheitsrisiken dieser Substanzen wusste – auch von denen von Agent Orange, dem Herbizid, das im Vietnamkrieg eingesetzt wurde und das der Konzern gemeinsam mit dem Chemieunternehmen Dow Chemical produzierte. Schätzungen zufolge war Agent Orange für eine halbe Million Todesfälle und ebenso viele mit Geburtsfehlern geborene Babys verantwortlich. Gerichtsdokumente zeigten, dass Monsanto von diesen potenziell tödlichen Wirkungen wusste, sie aber nicht bekannt machte, als man Agent Orange an die Regierung verkaufte.

In jüngster Zeit ist das Pestizid „Roundup", das auch von Monsanto hergestellt wird, in die Kritik geraten. Forschungen haben gezeigt, dass seine Hauptkomponente, Glyphosat, möglicherweise krebserregend ist – eine

Erkenntnis, die Monsanto mit allen Mitteln zu diskreditieren versucht hat. Interne Monsanto-E-Mails zeigen, dass das Unternehmen die Forschungen unabhängiger Experten und deren Warnungen vor den Gefahren seines Produkts stets zurückgewiesen hat. Als zum Beispiel ein Genotoxizitäts-Experte Bedenken wegen der potenziellen Folgen von Roundup für Menschen äußerte, suchte Monsanto einen anderen Experten und veröffentlichte eine Pressemitteilung, in der es hieß, dass das Produkt keine Risiken darstelle [6].

Einige der verstörendsten soziopathischen Verhaltensweisen sind gang und gäbe in einer Industrie, die behauptet, die Gesundheit des Menschen zu schützen: in der Pharmaindustrie. Pharmazeutische Unternehmen finanzieren in der Regel ihre eigene Forschung und zahlen Ärzten riesige Summen, um günstige Daten präsentieren und weniger ungünstige Daten bei Medizinkongressen und -symposien herunterspielen zu können. Gerichtsverfahren, die Zahlungen in Milliardenhöhe nach sich ziehen, zeugen von der Soziopathie von Unternehmen, die vorsätzlich Daten verheimlicht und die Profile von Medikamenten geschönt haben, um ihren Marktanteil zu vergrößern.

Eine der schlimmsten Krisen im Bereich der öffentlichen Gesundheit, die wir heute in den USA haben, ist zum Teil auf das Verhalten von Pharmaunternehmen zurückzuführen, deren Schmerzmittel zu Drogenabhängigkeit und sogar zum Tod führen. Aufgrund der massiven Zunahme von Opioidabhängigkeit wurde ein nationaler Gesundheitsnotstand ausgerufen, allein im Jahr 2017 war sie für rund 47.000 Überdosistote in den USA verantwortlich [7]. Das Unternehmen Purdue Pharma, das Oxycontin produziert, spielte die Abhängigkeitsrisiken dieses Medikaments herunter und drängte Ärzte dazu, hohe Dosen zu verschreiben, um die Profite zu maximieren. Als mehr Oxycontin verschrieben wurde, stieg tragischerweise auch die Zahl der Abhängigen und Drogentoten.

Zunehmende Beweise für unethische Marketingpraktiken führten dazu, dass gegen den Konzern Klage erhoben wurde. 2007 mussten Purdue und drei seiner Spitzenmanager insgesamt 634,5 Millionen Dollar Strafe zahlen, nachdem sie sich schuldig bekannt hatten, die Gefahren von Oxycontin falsch dargestellt zu haben [7]. Vor Kurzem wurde bekannt, dass McKinsey & Company, die Unternehmensberatung von Purdue Pharma, Ratschläge dazu gegeben hatte, wie man den Verkauf von Oxycontin „auf Touren bringen", Bemühungen, den Opioidkonsum zu verringern, blockieren und sogar die emotionalen Klagen der Mütter von Teenagern, die eine Überdosis des Mittels genommen hatten, bagatellisieren könne [8]. Purdue hatte offensichtlich keine Skrupel, diesen Empfehlungen zu folgen und dem Profit Vorrang vor Menschenleben einzuräumen.

Die Gefahren von Medikamenten herunterzuspielen, ist leider oft Teil der Werbestrategie. Dies ist hinreichend dokumentiert im Fall von Unternehmen, die Antidepressiva produzieren. Bei einer Neubewertung veröffentlichter Forschungsberichte über Paroxetin, ein Produkt von GlaxoSmithKline (GSK), stellte man fest, dass das Mittel in Studien nicht besser gewirkt hatte als ein Placebo. Schlimmer noch: Daten über ein erhöhtes Selbstmordrisiko für Jugendliche, die das Mittel nehmen, wurden weitgehend verheimlicht [9].

Pharmaunternehmen können uns jedoch auch mit Produkten versorgen, die die Gesundheit verbessern und Leben retten. Genau das Gegenteil trifft auf Tabakhersteller zu, die alles dafür getan haben, ihren Kundenstamm zu behalten und zu vergrößern. In den USA ist der Zigarettenkonsum unter Erwachsenen zwar seit 1964 um 50 Prozent zurückgegangen, doch Rauchen tötet noch immer fast eine halbe Million Amerikaner pro Jahr [10].

Als 1964 in einem Bericht des Leiters der obersten US-Gesundheitsbehörde der Zusammenhang zwischen Zigarettenrauchen und Lungenkrebs sowie Herzkrankheiten dargelegt wurde, behauptete die Tabakindustrie, es gebe keine wissenschaftlichen Beweise dafür, dass Rauchen die Gesundheit gefährde. Sie hielt an dieser Behauptung fest, obwohl der Bericht auf mehr als 7000 Artikeln über Rauchen und Erkrankungen basierte [11]. Bis vor Kurzem behaupteten die größten Unternehmen der Tabakindustrie immer noch, dass Zigarettenrauchen nicht abhängig mache. Interne Dokumente verraten jedoch, dass sie die chemische Abhängigkeit als Schlüssel sahen, ihren Markt zu behalten, und dass sie wussten, dass Nikotin Gesundheitsrisiken birgt. Die Dokumente zeigen auch, dass Angestellte von Tabakunternehmen ausdrücklich angewiesen wurden, keine Erkenntnisse zu den Gesundheitsrisiken des Rauchens zu veröffentlichen oder zu verbreiten [12].

Während Zigaretten den Menschen im Laufe der Zeit umbringen können, kann ein unsicheres Auto ihn in einem einzigen Moment zum Krüppel machen oder töten. In den 1970er-Jahren wurde bekannt, dass beim Ford Pinto aufgrund eines defekten Kraftstoffsystems das erhöhte Risiko bestand, dass er bei einem Zusammenprall explodierte. Eine Designänderung hätte dieses Risiko verringern können, doch Ford lehnte sie auf der Basis einer Risiko/Nutzen-Analyse ab, die zeigte, dass es mit dem neuen Design zwar 180 Todesfälle weniger geben, pro Auto jedoch ein Kostenmehraufwand von elf Dollar entstehen würde [13]. Insgesamt würde die Designänderung 137 Millionen Dollar kosten, die Todesfälle, Verletzungen und Autoschäden ohne die Designänderung jedoch schätzungsweise nur 49,5 Millionen Dollar. (Ja, das Unternehmen wartete mit einer monetären Größe für jeden Todesfall und jede Verletzung auf.) Ford rechtfertigte die Ablehnung des neuen Designs mit der Behauptung, dass die finanziellen Kosten größer seien als der Nutzen für die Gesellschaft. Die Sorge um das Wohlergehen der Verbraucher schien keine Rolle zu spielen. Unfallopfer klagten und erhielten hohe Entschädigungen von dem gewissenlosen Unternehmen.

Es ist ermutigend, dass Menschen, die menschliche Bindungen und Verantwortungsbewusstsein schätzen, heutzutage eher gegen Verfehlungen von Unternehmen vorgehen. In einer Reihe von Prozessen, die in den Medien große Beachtung fanden, wurden die unrühmlichen Praktiken von Pharmaunternehmen, Autofirmen und einer Reihe anderer Unternehmen erfolgreich angefochten. Wie Bakan sagt: „Die Skandale sind da und das Misstrauen der Menschen gegenüber den Unternehmen ist groß, vielleicht so groß, wie es während der Weltwirtschaftskrise in den 1920er-Jahren war" [4].

Ein aus dem Ruder geratenes Profitdenken scheint bestimmte Industrien in soziopathische Institutionen verwandelt zu haben. Doch es können Schritte unternommen werden, um diesen entsetzlichen Trend umzukehren. Bakan schlägt mehrere Möglichkeiten vor, die Rücksichtslosigkeit von Unternehmen einzudämmen: die Strafverfolgungsbehörden mit genügend Personal auszustatten, Geldstrafen so hoch anzusetzen, dass reiche Unternehmen davon abgehalten werden, Verbrechen zu begehen, die Haftung der Führungsriege für illegale Verhaltensweisen ihres Unternehmens zu verschärfen, mit Wiederholungstätern keine Regierungsverträge mehr abzuschließen und Unternehmen, die beharrlich die Öffentlichkeit ausbeuten und schädigen, die Konzession zu entziehen. Die traurige Wahrheit ist, dass Unternehmen oft ungeschoren mit diesem Verhalten davonkommen. Das Ziel besteht darin, dies zu verhindern.

Was bringt vermeintlich rechtschaffene Menschen dazu, ein soziopathisches Ziel zu unterstützen, wenn ein Unternehmen oder ein Land sich auf die dunkle Seite begibt? Das berühmte Experiment von Stanley Milgram zum Gehorsam gegenüber Autoritäten hat gezeigt, dass mindestens sechs von zehn Menschen die Befehle einer vermeintlichen Autoritätsperson befolgen, wenn sie sich in deren Gegenwart befinden [14–16]. Dies gilt selbst dann, wenn die Autoritätsperson die stärksten Verbote des Gewissens missachtet und zum Beispiel den Befehl erteilt, Menschen, die man nicht kennt, Schaden zuzufügen.

In besagtem Experiment wurden zwei männlichen Testpersonen die Rolle des „Lehrers" bzw. des „Schülers" zugewiesen. Der Schüler wurde dann in einem Nebenraum an einen Stuhl gefesselt und an seinem Handgelenk eine Elektrode befestigt. Man erklärte ihm, dass er eine Liste mit Wortpaaren lernen müsse (blaue Schachtel, schöner Tag usw.) und dass ihm jedes Mal, wenn er einen Fehler mache, ein Elektroschock verabreicht werde. (Der Schüler war in Wirklichkeit ein Schauspieler und erhielt während des Tests keine

Elektroschocks.) Die Aufgabe des Lehrers bestand darin, den Test durchzuführen, die Elektroschocks zu verabreichen und bei jeder neuen falschen Antwort die Voltzahl zu erhöhen. Während des Tests stand der Versuchsleiter hinter dem Lehrer. Als die Schmerzens- und Verzweiflungsrufe angesichts der angeblich steigenden Voltzahlen lauter wurden, forderte der Versuchsleiter den Lehrer zur Fortführung des Experiments auf. Das Ergebnis: 26 von Milgrams 40 Probanden hörten nicht auf, dem Schüler Elektroschocks zu verabreichen, bis die höchste Voltzahl erreicht war, selbst nachdem der Schüler gebeten hatte, aus dem Experiment aussteigen zu können [14]. Bei einer Folgestudie mit weiblichen Testpersonen waren die Resultate ähnlich [17].

Das oft replizierte Ergebnis seiner Gehorsamsstudie veranlasste Milgram zu einer Aussage, die diejenigen, die sich mit der menschlichen Natur befassen, zugleich beunruhigt und motiviert hat. „Ein Großteil der Menschen wird ungeachtet der Art der Handlung und ohne durch ihr Gewissen daran gehindert zu werden, tun, was man ihnen sagt, solange sie glauben, dass der Befehl von einer legitimen Autorität stammt" [18]. Milgram glaubte, dass Autorität das Gewissen einschläfern kann, weil die gehorsame Person eine „Anpassung des Denkens" vollzieht und sich *als nicht verantwortlich für ihr eigenes Handeln* wahrnimmt.

Soziopathische Regierungen

In manchen Situationen können böse Taten und der mit ihnen verbundene Schmerz schon allein aus der Nähe der Soziopathie resultieren. In Kriegszeiten, in Gefängnissen sowie im Kontext von tief verwurzeltem ethnischem Hass und sogar normalem angstgesteuertem Fanatismus untergraben wir unser Gewissen mittels der *moralischen Exklusion*. Dieser Begriff wurde von Ervin Staub in *The Roots of Evil: The Origins of Genocide and Other Group Violence* geprägt [19]. Er beschreibt den psychologischen Prozess, durch den eine Person oder Gruppe einer menschlichen, für jeden anderen moralisch vorgeschriebenen Behandlung für unwürdig erachtet wird. Gemäß dieser Sichtweise sind andere „Dinge" und keine Menschen. Das Verhalten ihnen gegenüber ist nicht durch das Gewissen, das heißt durch ein Gefühl der Verpflichtung gegenüber unseren Mitmenschen, gebunden. Viel zu oft sind Menschen von den Gewissenlosen und Mächtigen dazu angestachelt worden, die moralische Exklusion der Fremdgruppe oder des „Feindes" zu betreiben.

Bei der *moralischen Inversion* wird eine „böse" Situation überzeugend als gut umdefiniert. Die Verwaltungswissenschaftler Guy Adams und Danny Balfour erklären: „Normale Menschen handeln vielleicht einfach entsprechend ihrer Rolle innerhalb einer Organisation und tun einfach das, was von ihnen erwartet wird, während sie bei dem mitmachen, was ein kritischer Beobachter (normalerweise erst lange nach dem Vorfall) als böse bezeichnen würde. Unter den Bedingungen der sogenannten moralischen Inversion können normale in Verwaltungen tätige Menschen Böses begehen, während sie glauben, dass das, was sie tun, nicht nur verhaltensmäßig korrekt, sondern in der Tat gut ist" [20].

Wie das soziopathische Böse lässt sich auch das administrative Böse nur schwer genau definieren. Adams und Balfour schreiben: „Da das administrative Böse normalerweise verschleiert wird, muss niemand eine offene Einladung akzeptieren, eine böse Tat zu begehen, weil eine solche Einladung fast nie ausgesprochen wird. Sie erfolgt eher in Form der Zuweisung einer Experten- oder technischen Rolle, in angemessener Sprache formuliert, oder sogar als gutes und achtbares Projekt verpackt (moralische Inversion)" [20].[1] So wie die moralische Exklusion unser Gewissen sabotiert, so beeinträchtigt die moralische Inversion unsere Fähigkeit, mitfühlend gegenüber jenen zu sein, denen durch unser Handeln Schaden zugefügt werden mag.

Böse Taten können für jene, die unter dem Einfluss von Soziopathen in Leitungspositionen stehen, akzeptabel werden, weil wir fähig sind, mit moralischer Exklusion, Hass und Fanatismus zu reagieren, und weil wir in Systeme eingebunden sind, die aus Gier oder ganz einfach durch Leugnen der menschlichen Zusammengehörigkeit und des Gewissens beraubt wurden. Egal ob das Böse von zutiefst gestörten Menschen, von unter deren Einfluss stehenden Menschen oder von destruktiven Unternehmen oder Regierungen ausgeübt wird: Es ist das Produkt eines Mangels, einer Leere dort, wo Verbundenheit, Empathie und ein Gewissen sein sollten.

Wir haben gesehen, was in Unternehmen geschehen kann. Eine noch größere Gefahr stellt das Böse dar, wenn es innerhalb von Regierungen auftritt, weil viel mehr Menschen von deren Politik betroffen sein können. Wir hören fast jede Woche Berichte über einen weiteren persönlichen oder finanziellen Skandal in unserer Regierung. Wir beobachten, dass der Kongress in einem Treibsand von Richtungskämpfen und Angstpolitik stecken bleibt, und beginnen laut darüber nachzudenken, ob unsere Regierung zum Teil nur aus nominellen Führern besteht, deren einziges wahres Ziel darin liegt, an den Schalthebeln der Macht sitzen zu bleiben. Von anderen Teilen der Welt wird uns Imperialismus vorgeworfen, und wenn Vorherrschaft das wichtigste Ziel

---

[1] Siehe auch G. B. Adams, D. L Balfour und G. E. Reed, "Abu Ghraib, administrative evil, and moral inversion: The value of 'putting cruelty first'", 2006 [21] und G. Adams und D. Balfour, *Unmasking Administrative Evil*, 2009 [22].

unseres Landes ist, so fragen wir uns, wer dieses Ziel wann und warum gewählt hat. Wenn diese Situation überhaupt einen positiven Aspekt hat, dann den, dass unsere Gesellschaft zu verstehen beginnt, dass der *Charakter* eines politischen Führers – das Maß, in dem er sich anderen Menschen verbunden fühlt und Tugenden wie Empathie, Verantwortungsbewusstsein und Ehrlichkeit besitzt – äußerst wichtig ist. Wir suchen zunehmend nach moralischen Führern in der Regierung und achten auf Zeichen, die Antisozialität verraten – chronisches Lügen, ein Mangel an Empathie und ein Muster, der Macht Vorrang vor dem Wohlergehen der Menschen einzuräumen.

Sie werden sich an meine Aussage im vorangegangenen Kapitel erinnern, dass ich, zu einer Einordnung gedrängt, geneigt wäre, jemanden, der sich so verhält wie Präsident Trump, der Kategorie Narzissmus zuzuordnen. Doch in der Menschheitsgeschichte – ja, allein im 20. Jahrhundert – hat es keinen Mangel an Diktatoren gegeben, die einen soziopathischen Schatten auf ihre Nation geworfen und ihr Volk einer Politik unterworfen haben, die enormes Leid verursacht hat. In dieser Kategorie kommt einem wahrscheinlich als Erstes Adolf Hitler in den Sinn. Im Unterschied zu anderen Diktatoren, die in gnadenlosen Säuberungsaktionen nur gegen ihre Feinde vorgegangen sind, versuchte Hitler, eine ganze Religion auszumerzen. Er nutzte die moralische Exklusion, um seine militaristischen Ambitionen zu rechtfertigen, und behauptete, dass die Länder Osteuropas von „Untermenschen" bevölkert würden und Deutschland deswegen das Recht habe, sie zu annektieren.

Lügen war eine Hauptkomponente von Hitlers Propaganda, die Täuschung in großem Stil ermöglichte. Er hatte ein wichtiges Prinzip, die Wahrheit zu umgehen, entdeckt: dass große Lügen oft effektiver sind als kleine. Sein Selbstbild von einem gottähnlichen Führer, gepaart mit seiner Paranoia, erlaubte es ihm, zu glauben, dass all seine Gedanken und Verhaltensweisen unantastbar seien, und zwang ihn gleichzeitig dazu, alles, was seine Macht gefährden konnte, zu eliminieren. Derweil umgab er sich mit Kriechern, die er mit seinem fanatischen Nationalismus infiziert hatte. Auf diese Weise wurde das soziopathische Regime aufrechterhalten.

Wenn wir die Karriere von Joseph Stalin betrachten, tauchen Parallelen zu der von Hitler auf. Auch Stalin war extrem paranoid und hatte ein starkes Minderwertigkeitsgefühl. Er lehnte jegliche Ideen, die seinen Vorstellungen widersprachen, vehement ab, und selbst die Diagnose eines Psychiaters, dass er eine schwere Paranoia habe, akzeptierte er nicht [23]. Er erklärte, dass seine Persönlichkeit seine Regierungsfähigkeit nicht beeinträchtige. Wenn Stalins Politik scheiterte, wartete er mit Erklärungen auf, die deren Gültigkeit nicht gefährdeten, und schob, wem immer er konnte, die Schuld zu. Er kontrollierte durch Angst – Angst vor dem Tod, Angst vor Folter, Angst vor dem

Exil – und festigte seine Macht noch dadurch, dass er die Existenz eines Gottes leugnete und damit ausschloss, dass er einer höheren Macht unterstand.

Mao Tse-tung, der von seinem Gefühl von Macht überwältigt war und dem jegliches Mitgefühl für menschliches Leid fehlte, gehörte zu den schlimmsten soziopathischen Diktatoren. Die schiere Kraft seiner Persönlichkeit und das Erzeugen von Angst ermöglichten es ihm, weitgehend nutzlose Maßnahmen auf den Weg zu bringen, die das Land zugrunde richteten. Er beschuldigte jeden, der gegen seinen Plan, ein schnelles Wachstum zu erreichen, Einwände erhob, ein Konterrevolutionär zu sein – eine Haltung, die an Stalins Grundprinzip erinnert, Neinsager auszurotten. Der sogenannte „Große Sprung nach vorn", ein Programm, das China laut Mao zum führenden Getreideproduzenten der Welt machen würde, führte dazu, dass die Lagerhäuser der Regierung von Getreide überflossen, Millionen chinesische Bauern jedoch verhungerten. Diese moralische Inversion stürzte das Land in eine Katastrophe.

Die Schreckensherrschaft der von Pol Pot angeführten Roten Khmer in Kambodscha war in gewisser Weise noch entsetzlicher als das, was unter Hitler, Stalin oder Mao geschah. Ende der späten 1970er-Jahre kostete die Politik dieser Regierung einigen Schätzungen zufolge in nur vier Jahren mehr als drei Millionen Menschenleben [24]. Die Maxime der Roten Khmer: „Dich zu behalten, ist kein Gewinn; dich zu verlieren, ist kein Verlust", brachte Pol Pots Gleichgültigkeit gegenüber dem menschlichen Leben zum Ausdruck. Seine mit Unmoral gepaarte extreme Egozentrik gebar grausame Taktiken, mit denen das große Ziel erreicht werden sollte, Kambodscha mächtiger zu machen. Die Roten Khmer kontrollierten praktisch alle Aspekte des Lebens. Es galt jetzt als Verbrechen, Eigentum oder Schmuck zu besitzen, Bücher zu lesen und eine Religion auszuüben. Eine Politik der „Umerziehung" zwang öffentliche Angestellte, Ärzte, Lehrer und andere Akademiker zur Feldarbeit. Kinder wurden von ihren Eltern getrennt und zum Militärdienst herangezogen. Alles war streng geregelt: von der Wahl der Kleidung bis zu sexuellen Aktivitäten.

Viele Diktatoren haben eine allzu simple Vorstellung vom Regieren und werden oft abgesetzt, wenn sie ihr Land mit ihren grandiosen Plänen und ihrer rigiden Herrschaft in die Katastrophe führen. Bedauerlicherweise wird manchmal ein Despot einfach nur durch einen anderen ersetzt. Russland zum Beispiel liquidierte den Zaren, hatte es dann aber schließlich mit Stalin zu tun. Wenn eine Revolution nicht wie geplant verläuft, öffnet sie einem neuen Führer mit charismatischen Fähigkeiten die Tür, der sich dann vielleicht als bestechlich und gewissenlos entpuppt.

Wird die Menschheit je den Punkt erreichen, an dem soziopathische Diktatoren nicht länger Fuß fassen? Es ist nicht leicht, optimistisch zu sein, wenn man die Welt betrachtet und all die grausamen Regime auflistet, die nach wie vor gedeihen. Leider ziehen wir nicht immer die richtigen Lehren aus der Geschichte und vergangene Gräueltaten können von Revisionisten „entschärft" oder sogar geleugnet werden. In China zum Beispiel hat man große Anstrengungen unternommen, Maos Ruf zu wahren. So behaupteten dortige Historiker, die Zahl der Todesopfer, die Maos Politik zugeschrieben werde, sei „durch schlechte statistische Arbeit in die Höhe getrieben worden". Sun Jingxian, Mathematiker an der Universität Shandong und der Jiangsu Normal University, behauptete, die Hungersnot während des Großen Sprungs nach vorn habe nur 3,66 Millionen Menschen das Leben gekostet. Seine Behauptung „steht im Widerspruch zu fast allen anderen ernsthaften Bemühungen, die Folgen der von Mao vorgenommenen Veränderungen zu erfassen", bei denen man auf eine Zahl von zig Millionen kam [25]. Ein anderes Beispiel für den Versuch, das Ausmaß allgemein bekannter Katastrophen zu verharmlosen oder abzustreiten, dass sie überhaupt stattgefunden haben, liefern uns u. a. die Holocaustleugner. Das Internet macht es Randgruppen leichter denn je, sich mit Gleichgesinnten zusammenzutun und Lügen zu verbreiten.

Die Soziopathie zu verstehen, kann uns Folgendes lehren: In Zeiten, in denen wir uns nur auf uns selbst und unsere Gruppe fokussieren und unser intrinsisches Bedürfnis, Bindungen einzugehen, ignorieren – in denen wir die Augen vor der Wichtigkeit des Wohlergehens aller verschließen –, kommen selbst diejenigen von uns, die ein Gewissen haben, schließlich vom Weg ab, und der Schatten des Bösen rückt bedrohlich nahe. Das Gute liegt in dem Gespür für unsere Bindungen zu anderen; das Böse geschieht, wenn dieses Gespür, aus welchem Grund auch immer, betäubt wird. So wie wir als Individuen unsere egoistischeren Impulse steuern, müssen wir lernen, die Menschheit als Ganzes zu steuern. Dies ist eine gewaltige Aufgabe. Doch eine andere Wahl haben wir nicht.

Es ist interessant, über eine vielleicht nicht allzu ferne Zukunft zu spekulieren, in der wir endlich einen validen und verlässlichen Test für Gewissenlosigkeit entwickelt haben werden, der über Robert Hares Psychopathie-Checkliste hinausgeht, eine Zukunft, in der wir genauso hartnäckig auf der Veröffentlichung der entsprechenden Testergebnisse politischer Kandidaten bestehen wie auf der Offenlegung ihrer Einkommensteuererklärung. Wie würde sich die Gesellschaft verändern, wenn es ein solches Tool gäbe? Oder ein noch schwindelerregenderer Gedanke: Wie anders wäre die Geschichte der Menschheit vielleicht verlaufen, wenn es eine solche Ressource schon vor langer Zeit gegeben hätte?

Literatur

1. Edens, J. F., Skeem, J. L., & Kennealy, P. (2009). The psychopathy checklist in the courtroom: Consensus and controversies. In J. L. Skeem, K. S. Douglas, & Scott O. Lilienfeld (Hrsg.), *Psychological science in the courtroom: Consensus and controversy,* 175–201.
2. Hare, R. D. (2003). *Manual for the revised psychopathy checklist* (2. Aufl.).
3. Hare, R. D., & Neumann, C. S. (2006). The PCL-R assessment of psychopathy: Development, structural properties, and new directions. In C. J. Patrick (Hrsg.), *Handbook of psychopathy,* 58–88.
4. Bakan, J. (2005). *The corporation: The pathological pursuit of profit and power* (S. 56, 28, 60, 42).
5. *Monsanto's Dirty Dozen: Twelve products that Monsanto has brought to market.* Global Research, Centre for Research on Globalization, 25. Juli 2016. https://www.globalresearch.ca/monsantos-dirty-dozen-twelve-products-that-monsanto-has-brought-to-market/5537809
6. Hooker, B. S. (5. September 2018). Rounding up glyphosate. *Focus for Health.* https://www.focusforhealth.org/rounding-up-glyphosate/
7. Meier, B. (15. Januar 2019). Sacklers directed efforts to mislead public about OxyContin, new documents indicate. *New York Times.*
8. Forsythe, M., & Bogdanich, W. (1. Februar 2019). McKinsey advised Purdue Pharma how to ,turbocharge' opioid sales, lawsuit says. *New York Times.*
9. Le Noury, J., Nardo, J. M., Healy, D., et al. (2015). Restoring Study 329: Efficacy and harms of paroxetine and imipramine in treatment of major depression in adolescence. *British Medical Journal, 351,* h4320.
10. *Cigarette smoking remains high among certain groups.* Centers for Disease Control and Prevention, Pressemitteilung, 18. Januar 2018, S. 2. https://www.cdc.gov/media/releases/2018/p0118-smoking-rates-declining.html
11. U.S. Department of Health and Human Services. (2014). *The health consequences of smoking – 50 years of progress: A report of the surgeon general.* Executive summary, S. 5. https://www.surgeongeneral.gov/library/reports/50-years-of-progress/full-report.pdf
12. Lewan, T. (1998). Dark secrets of tobacco company exposed. *Tobacco Control, 7*(3), 315–318.
13. Lee, M. T., & Ermann, M. D. Pinto ,madness' as a flawed landmark narrative: An organizational and network analysis. *Social Problems, 46*(1), 38.
14. Milgram, S. Behavioral study of obedience. *Journal of Abnormal and Social Psychology, 67*(4), 371–378.
15. Milgram, S. (1983). *Obedience to authority: An experimental view.*
16. Blass, T. (Hrsg.). (2000). *Obedience to authority: Current perspectives on the milgram paradigm.*

17. Blass, T. (1999). The Milgram paradigm after 35 years: Some things we now know about obedience to authority. *Journal of Applied Social Psychology, 29*(5), 968.
18. Milgram, S. (1965). Some conditions of obedience and disobedience to authority. *Human Relations, 18*(1), 57–76.
19. Staub, E. (1989). *The roots of evil: The origins of genocide and other group violence.*
20. Adams, G., & Balfour, D. (2004). Human rights, the moral vacuum of modern organisations, and administrative evil. In T. Campbell & S. Mille (Hrsg.), *Human rights and the moral responsibilities of corporate and public sector organisations* (S. 208).
21. Adams, G. B., Balfour, D. L., & Reed, G. E. (2006). Abu Ghraib, administrative evil, and moral inversion: The value of 'putting cruelty first'. *Public Administration Review, 66*(5), 680–693.
22. Adams, G., & Balfour, D. (2009). *Unmasking administrative evil.*
23. Stal, M. (2013). Psychopathology of Joseph Stalin. *Psychology, 4*(9), 1–4.
24. Heuveline, P. (2015). The Boundaries of genocide: Quantifying the uncertainty of the death toll during the Pol Pot regime (1975–1979). *Population Studies, 69*(2), 201.
25. Johnson, I. (5. Februar 2018). Who killed more: Hitler, Stalin, or Mao? *New York Review of Books.*

9

Die Natur des Guten

Mitgefühl, Vergebung und Freiheit

> **»** „Wir brauchen eine Moralphilosophie, die das Konzept der Liebe, das heute so selten von Philosophen erwähnt wird, erneut in den Mittelpunkt rückt." – Iris Murdoch, *The Sovereignty of Good*

Ich habe viele Seiten damit gefüllt, die Natur des Bösen zu definieren und zu veranschaulichen, um Ihnen zu helfen, es zu erkennen und sich vor dem Soziopathen in Ihrem Leben zu schützen. In diesem letzten Kapitel werde ich mich vor allem der Antithese des Bösen widmen, der außergewöhnlichen Natur des Guten und der Art und Weise, auf die es zum Ausdruck gebracht wird, damit wir unseren Glauben an die Menschen und unsere positive Weltsicht wiedergewinnen können. Diejenigen, deren Leben von gewissenlosen Menschen stark beeinträchtigt worden ist, haben diesen Balsam besonders nötig.

Lassen Sie mich zuerst meine neue Definition des Bösen wiederholen: Es ist weder ein Wesen noch eine Sache noch ein dunkler Aspekt der normalen menschlichen Natur. Das Böse ist vielmehr ein Loch, das Fehlen der normalen Fähigkeit, Bindungen einzugehen, zu lieben und ein Gewissen zu verspüren. Diesem leeren Abgrund sind unzählige Menschen und viel zu viele Kapitel unserer kollektiven Geschichte zum Opfer gefallen. Manchmal bringt er ein menschliches Monster hervor – einen kaltblütigen Massenmörder, einen Serienmörder, einen machthungrigen Kriegstreiber oder den Drahtzieher

M. Stout, *Der Soziopath von nebenan: So überlisten Sie ihn*, https://doi.org/10.1007/978-3-662-64193-4_9

eines Pogroms – und manchmal „nur" einen herzlosen Schneeballsystem-
betreiber, einen gewissenlosen falschen Liebhaber oder einen unmoralischen,
Spielchen spielenden Chef. Der Kampf zwischen Gut und Böse in all seinen
Spielarten ist die älteste und möglicherweise prägendste Geschichte der
Menschheit. Wenn wir diesen Kampf überleben wollen, angesichts von
Technologien und globalen Fähigkeiten, deren Entwicklung unsere Vor-
stellungskraft übersteigt, müssen wir unsere abergläubischen Vorstellungen
vom Bösen aufgeben und lernen, das derzeit unsichtbare und unendlich des-
truktive Muster zu erkennen, das aus der Unfähigkeit zu lieben erwächst.

Zum Vergleich: So wie wir uns heute noch immer über die Natur des Bösen
im Unklaren sind, wussten wir vor nicht allzu langer Zeit so gut wie nichts
über Krebserkrankungen. In unseren Augen wurden die Menschen einfach
krank, mussten große Schmerzen ertragen und starben. Jahrhundertelang versuchten wir, das, was wir vom Krebs sahen, zu erklären, indem wir es gött-
licher Macht, Flüchen oder leichtsinnigen Äußerungen des Opfers zu-
schrieben. Im Mittelalter glaubte man, dass das Gottesgnadentum (die
göttliche Legitimität des Herrschers) Monarchen die Fähigkeit verlieh, durch
Berührung zu heilen. Erst als wir zu verstehen begannen, was Krebs wirklich
ist – abnormale Zellen, die dazu neigen, sich auf unkontrollierte Weise zu ver-
mehren und zu metastasieren, und nicht der Wille Gottes, ein Fluch oder eine
Art böser Energie –, konnten wir nach effektiven Behandlungsmethoden und
schließlich nach Heilmitteln suchen.

Teufel, Luzifer, Mephisto, Satan, Schaitan, Iblis, Ahriman, Dunkler Lord –
die Liste der Namen für das Böse ist lang. Wir erfahren vom Teufel unter dem
einen oder anderen Namen in unserer Kindheit und können ihn später kaum
noch aus unseren Köpfen verbannen. Er durchdringt unsere Literatur, unsere
vertrauten kulturellen und symbolischen Bezugssysteme und unsere funda-
mentalsten Vorstellungen davon, wie das Leben funktioniert. Er ist für seine
Verfehlungen sogar verklagt worden. 1971 reichte Gerald Mayo vor dem
U.S. District Court for the Western District of Pennsylvania Klage ein und
argumentierte: „Satan hat bei zahlreichen Gelegenheiten das Elend des Klägers verursacht und ihn ungerechtfertigt bedroht. Gegen den Willen des Klägers hat Satan ihm absichtliche Hindernisse in den Weg gelegt und den
Untergang des Klägers verursacht" und ihn damit „seiner verfassungsmäßigen
Rechte beraubt".[1] Der Richter bemerkte, es gebe einen „inoffiziellen Bericht
von einem Prozess in New Hampshire", der möglicherweise so etwas wie
einen Präzedenzfall darstellen könne (ein verschmitzter Hinweis auf Stephen
Vincent Benéts Kurzgeschichte „Der Teufel und Daniel Webster" von 1937),

---

[1] United States ex rel. Gerald Mayo v. Satan and His Staff, 54 F.R.D. 282 (1971).

und der Fall sei ein ungewöhnlich geeigneter Kandidat für eine Sammelklage. Letztlich wies das Gericht die Klage jedoch ab, weil der Kläger keine Angaben dazu gemacht hatte, wie der U.S. Marshal dem Angeklagten die Klage zustellen könnte.

Obwohl der Teufel keine richtige Adresse hat, stellen wir uns das Böse nach wie vor als Wesen oder Kraft außerhalb von uns vor. Das Böse mag versuchen, uns zu besitzen oder zu vereinnahmen, hat jedoch nie seinen Ursprung in uns. Und die Vorstellung, dass der Teufel irgendwo dort draußen ist und von einem anderen Menschen oder einer anderen Gruppe Besitz ergreift, hat dazu gedient, Fanatismus und Hass im Verlauf der Jahrhunderte zu verstärken. Bei praktisch jedem ethnischen, rassischen und politischen bewaffneten Konflikt steht die Eigengruppe auf der Seite Gottes und der Feind auf der Seite des Teufels – wobei der Fehler in diesem System natürlich darin besteht, dass beide Seiten an genau dasselbe glauben. Die tragische Ironie ist, dass in Eroberungskriegen der Machthungrigen und Gewissenlosen alle Menschen, egal auf welcher Seite, Spielfiguren ein und desselben Bösen sind: der Leere derjenigen, die Kriege als Kontroll- und Machtspiele betrachten, ausgetragen in besonders großem Maßstab. Zu lernen, was Soziopathie ist, fördert das Verständnis, dass das Böse kein Wesen und keine Kraft ist, sondern ein tragischer Mangel – ein bei manchen Menschen vorliegendes Defizit in Gehirn und Psyche –, und dass die von diesem Mangel Betroffenen nicht irgendwo dort draußen weilen, sondern mitten unter uns.

Interessant ist, dass in Wolfsrudeln einzelne Wölfe, die keinen „Rudelsinn" zeigen (Wölfe, die „antisoziales" Verhalten an den Tag legen), oft aus dem inneren Kreis des Rudels verbannt werden. Und es gibt Beweise aus der Anthropologie, dass in der Vergangenheit Menschen, die in kleinen, isolierten Gruppen lebten, manchmal auf sehr direkte Weise mit dem Problem der Soziopathie umgingen und kurzen Prozess machten. So beschreibt die psychiatrische Anthropologin Jane M. Murphy zum Beispiel den von den Inuit geprägten Begriff *kunlangeta*, der einen Menschen bezeichnet, dessen „Verstand weiß, was zu tun ist, es aber nicht tut" [1]. Laut Murphy könnte *kunlangeta* im Nordwesten Alaskas „auf einen Mann angewendet werden, der zum Beispiel immer wieder lügt und betrügt und Dinge stiehlt, nicht zur Jagd geht und, wenn die anderen Männer nicht im Dorf sind, viele Frauen sexuell missbraucht". Die Inuit nehmen an, dass *kunlangeta* unheilbar ist. Und so war ihre übliche Vorgehensweise die, einen solchen Mann dazu zu zwingen, auf die Jagd zu gehen, um ihn dann ohne Zeugen über die Eiskante zu stoßen.

Wir leben nicht mehr in Gemeinschaften, die so klein sind, dass wir Einmütigkeit in der Beurteilung des Charakters jedes Einzelnen erreichen können, oder die so isoliert sind, dass jeder Bürger zustimmen würde, die

Mitverantwortung für einen mörderischen Überfall auf eine Gruppe zu übernehmen. In den großen und sich ständig verändernden Gemeinschaften, in
denen die meisten von uns nun leben, können die von kleinen Stammes-
gruppen angewendeten Methoden nicht länger das heikle Dilemma lösen, das
die Existenz von Individuen ohne „Rudelsinn" hervorruft. In seinem Buch
Tribe: Das verlorene Wissen um Gemeinschaft und Menschlichkeit schreibt Se-
bastian Junger: „Die moderne Gesellschaft … stellt sich als ausuferndes und
anonymes Chaos dar, in dem die Menschen mit einem unglaublichen Maß an
Unaufrichtigkeit aufwarten und davonkommen können, ohne dass man sie
erwischt. Was Stammesangehörige für einen schwerwiegenden Treuebruch
gegenüber der Gruppe halten würden, wird von der modernen Gesellschaft
als Betrug abgetan" [2].

Der Umgang mit dem alten Problem des menschlichen Bösen (des De-
fizits, das den „schwerwiegenden Treuebruch" gegenüber Familienmitgliedern,
Kollegen und anderen, mit denen wir normalerweise eine Bindung eingehen,
ermöglicht) erfordert, dass wir unseren eigenen größeren „Stamm" erziehen
und darauf bestehen, dass unser Gesundheits- und unser Rechtssystem beginn-
nen, uns zu schützen und uns zu helfen. Die derzeitige Situation – in der der
Einzelne allein, ohne Unterstützung zu erfahren oder auch nur von der Gesellschaft ernst genommen zu werden, zurechtkommen muss – ist oft verheerend. Ich erhalte viel zu viele Berichte wie den von einem Vater, der mit
den Justizbehörden kämpfte, um sein Kind vor einer hinterhältig Missbrauch
treibenden Ex-Frau zu schützen. Der Vater hatte keinen Erfolg, weil ein vom
Gericht bestellter Psychologe, der keine Ahnung vom manipulativen Charisma der Soziopathie hatte, ihm „Beziehungswahn" attestierte und ihn als
„Verschwörungstheoretiker" abstempelte.

Langsam ändert sich die Situation zum Besseren. Ein ermutigendes Beispiel für einen positiven Wandel ist die „Healthy Workplace Campaign", die
2002 von den Psychologen Ruth und Gary Namie ins Leben gerufen wurde,
um das Problem antisozialer Verhaltensweisen am Arbeitsplatz anzugehen. Sie
weisen darauf hin, dass Arbeitgeber in Nordamerika, mit Ausnahme von vier
kanadischen Provinzen (Québec, Saskatchewan, Ontario und Manitoba), mit
keinerlei rechtlichen Konsequenzen zu rechnen haben, wenn sie interne Berichte über Mobbing in ihren Organisationen ignorieren. In den Vereinigten
Staaten können Arbeitnehmer, die drangsaliert werden, weil sie eines der ge-
schützten Merkmale (wie zum Beispiel Rasse, Geschlecht, Nationalität oder
Religion) aufweisen, Zivilklage erheben, doch unsere Gesetze schützen Arbeitnehmer normalerweise nicht vor Boshaftigkeit, die einfach um der Boshaftigkeit willen begangen wird.

Die Healthy Workplace Campaign drängt auf die Verabschiedung des Healthy-Workplace-Gesetzes, das von David Yamada, Rechtsprofessor an der Suffolk University, entworfen wurde [3]. Dieses Gesetz soll es Arbeitnehmern ermöglichen, Klage wegen physischen, psychischen oder wirtschaftlichen Schadens zu erheben, den sie aufgrund von erniedrigender Behandlung am Arbeitsplatz erlitten haben. Arbeitnehmer, die nachweisen können, dass sie einem feindseligen Verhalten ausgesetzt waren, einschließlich verbaler Gewalt, Drohungen oder Sabotage am Arbeitsplatz, könnten für Lohnausfall, medizinische Kosten und seelisches Leid entschädigt werden und einen Strafschadensersatz erhalten. Um Arbeitgeber zu beschwichtigen, die den Gesetzesentwurf ablehnen könnten, soll das Gesetz nur extrem anstößige und vorsätzliche Handlungen abdecken. Es setzt voraus, dass dem unrechtmäßigen Verhalten „Böswilligkeit" zugrunde liegt und, in den meisten Fällen, dass dieses Verhalten wiederholt wird. Es sieht auch Einwendungen mit Gegenansprüchen (Gründe dafür, dass der Angeklagte keinen Schadensersatz zu zahlen braucht) für Unternehmen vor, die die Sache zügig untersuchen und das Problem in gutem Glauben angehen.

Ruth und Gary Namie betonen, dass die Vereinigten Staaten die letzte der westlichen Demokratien sind, in der ein Gesetz, das „mobbingartiges" Verhalten am Arbeitsplatz verbietet, noch eingeführt werden muss. Die skandinavischen Länder haben seit 1994 klare Anti-Mobbing-Gesetze, und in vielen Ländern der Europäischen Union sind Gesetze in Kraft, die Arbeitgeber dazu verpflichten, Mobbing zu verhindern oder zu bestrafen. Großbritannien hat umfassende Anti-Mobbing-Gesetze und Australien hat 2011 das erste Gesetz verabschiedet, das Mobbing am Arbeitsplatz unter Strafe stellt. Das Healthy-Workplace-Gesetz ist in den USA in 24 Staaten eingebracht worden und wird von mehr als dreihundert Abgeordneten befürwortet.

Die Macht des Mitgefühls

Nachdem wir das „Böse" als ein leeres Loch definiert haben – als das Fehlen eines Gewissens und der Fähigkeit zu lieben –, können wir nun die Natur des „Guten" ermitteln. Das Gute entspringt unserer psychischen Ganzheit, unserer Fähigkeit, zu lieben und unser Gewissen zu spüren. Aus dieser Ganzheit erwachsen Empathie, Dankbarkeit, Loyalität und unser Gerechtigkeitsempfinden – all die warmen emotionalen Reaktionen, die uns das Zusammenleben auf dieser Erde ermöglichen. Wir müssen lernen, die Fähigkeit zu lieben also das wahre Gegenteil des Bösen, zu erkennen, wertzuschätzen und zu schützen. Das scheint einfach zu sein, doch unsere Gesellschaft, unser

„moderner" Stamm, wird sabotiert von geldgierigen Unternehmen, für die das menschliche Wohlergehen, das kulturelle Wohl oder eine gesunde Umwelt keine Bedeutung haben, von undurchschaubaren Loyalitäten unserer Abgeordneten und von einem Rechtssystem, das viel zu leicht zum eigenen Vorteil ausgenutzt werden kann. Auf absehbare Zeit werden wir in unserem persönlichen Leben Stellung beziehen und uns entscheiden müssen, ob wir die Menschheit retten oder untergehen lassen wollen. Wenn ich an diese Definition des „Guten" denke, erinnere ich mich oft an eine E-Mail, in der es um ein außergewöhnliches Kind ging.

Sie bekommen sicher eine Menge schrecklicher E-Mails, in denen von Menschen die Rede ist, die unter einem Soziopathen leiden. Meine E-Mail ist anders. Ich glaube, Sie werden diese Geschichte über Mitgefühl und Moral, in der ein kleines Mädchen eine wichtige Rolle spielt, zu schätzen wissen.

Ein neuer Junge war gerade in die Stadt gezogen. Er war ein bisschen korpulent und trug eine Brille mit dicken Gläsern. Ich schätze, dass neue Kinder oft gehänselt werden, aber dieser arme Junge wurde wegen seines Aussehens und seiner piepsigen Stimme in besonderem Maße verspottet. Mein Sohn behauptet, er habe nicht mitgemacht, hat aber zugegeben, auf dem Spielplatz und auf dem Nachhauseweg von der Grundschule beobachtet zu haben, wie der Junge schikaniert wurde. Andere Kinder stießen ihm mit Stöcken in den Bauch und nannten ihn einen gestrandeten Wal und dergleichen.

Als sie den Jungen eines Tages in eine Schlammpfütze gestoßen hatten, fragte ein Mädchen meinen Sohn leise: „Warum verdient er es, so schlecht behandelt zu werden?" Sie half dem Jungen hoch und sagte ihm, dass das, was ihm passiert sei, nicht fair wäre. Das Mädchen ging zu den gewalttätigen Jungen und fragte sie, warum sie glaubten, dass es in Ordnung sei, hier die Regeln zu brechen, wo sie doch beim Baseball- oder Footballspielen die Regeln befolgen würden. Die Jungen zuckten die Schultern und zogen davon. Doch fortan piesackten sie den neuen Jungen nicht mehr. Mein Sohn sagte mir später, er hätte sich geschämt, dass er nicht versucht habe, die anderen Kinder davon abzuhalten, sich so schlecht zu benehmen. Ich habe das Gefühl, dass er jetzt dazu bereit wäre.

Als Beispiel dafür, wie die Macht des Mitgefühls demjenigen, der es empfindet, Auftrieb gibt, möchte ich den folgenden Auszug aus einer Mail anfügen, die mir eine andere besonders liebevolle, empathische Person geschickt hat. Ihre Worte zeugen nicht nur von einigen der positiven Folgen der Vergebung, sondern sprechen auch alle an, die sich als „soziopathischen Magneten" sehen – als gute Person, die Soziopathen anzuziehen scheint, wie Honig Fliegen anzieht, aus Gründen, die für sie so rätselhaft sind, dass es zum Verrücktwerden ist. Die Autorin dieser Mail hat zu ihrer Überraschung herausgefunden, dass ein Soziopath durch die Tugenden eines anderen Menschen angelockt wird.

Ich danke Ihnen sehr für Ihr Buch. Ich habe es in einer Zeit gelesen, in der ich es wirklich brauchte, und es hat mir in gewisser Weise geholfen, mein Selbstgefühl wiederzugewinnen. Ich hatte zwei Jahre lang in einer destruktiven Beziehung festgesteckt. Als ich Harold kennenlernte, arbeitete er als Buchhalter. Wir verstanden uns wirklich gut. Er war sehr lustig und intelligent und seine tiefgründigen Gedanken über das Leben beeindruckten mich. Wenige Monate nachdem wir zusammen waren, gab er ganz plötzlich seine Stelle auf. Er vergeude damit nur sein Talent, erklärte er mir. Er habe seit Jahren über ein Drehbuch für eine Science-Fiction-Story nachgedacht und jetzt würde er es endlich schreiben. Er sei sich sicher, dass ein Studio es sofort nehmen und ihn berühmt machen werde, sodass er sich nicht von alltäglichen Aufgaben ablenken lassen dürfe. Zuerst war ich beeindruckt. Ich zog bei ihm ein und ermöglichte es ihm, all seine Aufmerksamkeit seiner Arbeit zu widmen, indem ich die Einkäufe erledigte, die Mahlzeiten zubereitete, seinen Wagen in die Werkstatt brachte. Er dankte mir nie, aber ich schob es darauf, dass er völlig in seine Arbeit vertieft war.

Dann ging es los mit all den Terminen bei Ärzten. Er muss in nur einem Monat bei zehn verschiedenen Spezialisten gewesen sein und behauptete, unerträgliche Schmerzen zu haben. Die Ärzte waren für ihn sofort Quacksalber, wenn sie ihm sagten, sie hätten nichts bei ihm gefunden. Sein Bedürfnis nach Aufmerksamkeit wurde überwältigend. Er schrie mich an, wenn ich fünf Minuten später als üblich von der Arbeit nach Hause kam. Ich fragte ihn, ob ich sehen könne, was er schreibe, und er herrschte mich an, dass es mich nichts angehe. Die Tatsache, dass ich ihn wirklich mochte und alles für ihn tat, bedeutete ihm nichts.

Ich erfuhr, dass er mich belogen hatte. Er ging samstagnachmittags oft in die Bibliothek, lieh aber nie Bücher aus oder brachte welche zurück. Eines Tages folgte ich ihm. Ich achtete darauf, unbemerkt zu bleiben, als er in ein Café ging und eine Frau küsste, die eindeutig auf ihn gewartet hatte. Als ich ihm erzählte, was ich gesehen hatte, lachte er hysterisch und sagte, dass sie seine Agentin sei und dass sich ein großes Geschäft mit einem Filmproduzenten anbahne. Am nächsten Wochenende ging ich früh in das Café und sah dort dieselbe Frau. Ich erklärte ihr die Situation, und sie begann, sich zu entschuldigen. Sie war Friseurin in einem örtlichen Frisiersalon. Dann kam Harold ins Café und tat so, als würde er keine von uns beiden kennen!

Das war das Ende der Beziehung, zu dem es, wie mir rückblickend klar ist, schon viel früher hätte kommen sollen. Ich glaube nicht, dass ich ihm je wichtig war. Er war unfähig, jemanden gern zu haben.

Ich hatte den Glauben daran verloren, dass es möglich war, eine aufrichtige Beziehung mit einem Mann zu haben. Noch Monate nach dem Ende der

Beziehung mit Harold fühlte ich mich wegen dem, was er mir angetan hatte, in einer Art Schwebezustand. Ich dachte, dass ich Schwierigkeiten hätte, zu erkennen, ob jemandes Gefühle für mich echt wären. Mein Selbstvertrauen war zerstört worden, und ich wusste nicht, ob es mir gelingen würde, die Teile wieder zusammenzufügen.

Die Lektüre Ihres Buches änderte all das. Ich kann das Muster von Harolds Verhalten als das sehen, was es ist, und es waren meine positiven Eigenschaften, die ihn zu mir hinzogen. Es war meine Herzensgüte, die dazu führte, dass er sich an mich hängte. Ich begreife wieder, dass ich wertvoll bin, so wie ich bin. Meine Bereitschaft, ganz für jemanden da zu sein, der Hilfe benötigte, war tatsächlich eine gute Sache. Dies zu erkennen, hat es mir auch ermöglicht, Harold zu vergeben, da er ist, was er ist, und nicht anders sein kann. Danke also, dass Sie mir geholfen haben, meine Tugenden zu erkennen und mein Vertrauen in mich selbst wiederzugewinnen.

Mitgefühl und Vergebung öffnen die Tür zur Freiheit und zum Rest Ihres Lebens. Die Alternativen – anhaltender Hass und der Wunsch nach Rache – sind Fallen, die Sie sehr lange gefangen halten können, wenn Sie dies zulassen. Stellen Sie sich Hass als hässliches Efeu vor, das giftige Ranken hervorbringt, die sich von Kopf bis Fuß um Sie schlingen, bis Sie dort feststecken, wo Sie stehen. Hass kann in Ihrem Leben leicht genauso viel Schaden anrichten wie ein Soziopath. Die Rachsucht wird Sie dazu verleiten, andere Menschen dazu zu benutzen, dieses Verlangen zu befriedigen. Sie wird Ihre guten Beziehungen vergiften und Sie Jahre Ihres Lebens kosten.

Solange uns ausreichendes Wissen, Bewusstheit und Mitgefühl fehlen, laufen wir (ironischerweise) Gefahr, die abstoßende und angsteinflößende Minderheit derjenigen, die wir „Soziopathen" nennen, auszugrenzen. Da wir eines Tages in der Lage sein werden, die Soziopathie bereits bei ganz jungen Menschen zu diagnostizieren, würde die moralische Exklusion derjenigen, die Thema dieses Buches sind, zwangsläufig zu destruktiven Entscheidungen unsererseits führen, die verheerend für das Leben anderer und unsere eigenen Herzen wären. Soziopathen bleiben menschliche Wesen, und sie als kaum noch menschlich zu betrachten, ist genauso tückisch wie die moralische Exklusion jeder anderen Gruppe von Menschen. Sich gegen kaltes, missbräuchliches Verhalten zu behaupten, funktioniert besser und *fühlt sich besser an*, wenn man es ruhig und ohne Rachefantasien tut.

In Zukunft werden wir vielleicht neurologische Techniken erfinden, um bei Babys, die ohne das Potenzial einer vollständigen Entwicklung des paralimbischen Systems geboren werden und somit ohne die Fähigkeit, ein Gewissen zu entwickeln, eine derartige Entwicklung zu ermöglichen. Wir werden vielleicht in der Lage sein, das neurologische Problem der Soziopathie mit ähnlichem Nachdruck anzugehen, mit dem wir Herzfehler wie das „Blue-Baby-Syndrom" [4, 5] und andere Geburtsfehler angehen, und ehemals neurologisch verkrüppelte Kinder freudig in eine Welt, in der Liebe möglich ist, einladen.

Ich sollte nicht unerwähnt lassen, dass Vergeben keinesfalls gleichbedeutend ist mit Vergessen. Im Gegenteil: Einfach zu *vergessen*, was Sie während einer schmerzlichen Erfahrung über jemanden gelernt haben, ist naiv, gefährlich und unnötig. Manchmal sind Mitgefühl und Vergebung besser aus der Distanz heraus möglich, und es ist weder aus psychologischer noch aus spiritueller Sicht falsch, rational zu sein und die Informationen, die Sie über eine skrupellose Person gesammelt haben, zu nutzen, um sich und die anderen Menschen in Ihrem Leben zu schützen. Vergeben heißt nicht vergessen. Etwas zu vergeben, was man weitgehend vergessen hat, ist in der Tat kein echtes Vergeben.

Positive Psychologie

Beginnend mit der visionären Arbeit und dem Einfluss von Martin Seligman hat die Psychologie eine neue und aufregende Wendung genommen, und zwar weg von ihrer Beschäftigung mit dem, was uns unglücklich (oder bestenfalls an Unglück gewöhnt) macht, und hin zum Studium von Glück, Charakter und Sinnhaftigkeit – eine Psychologie der positiven Aspekte des Menschseins [6–9]. Diese von Seligman ins Leben gerufene, einen Paradigmenwechsel herbeiführende Disziplin wird *positive Psychologie* genannt, und die vielleicht entscheidendste Erkenntnis, zu der uns die Forschung auf diesem neuen Gebiet verholfen hat, ist, dass unser Glück weitgehend durch die Quantität und Qualität unserer zwischenmenschlichen Beziehungen bestimmt wird. Dank dieser Forschung haben wir nun wissenschaftliche Beweise dafür, dass die Reaktionen, die unsere Bindungen miteinander fördern, nämlich Empathie, Mitgefühl, Altruismus und Liebe – und ja, Vergebung –, mit persönlichem Glück und Sinnhaftigkeit verbunden sind.

Wohlgemerkt: Solange Sie kein freundlicher buddhistischer Meister oder talentierter Mönch sind, werde ich Ihnen nicht vorschlagen, den Soziopathen, der Sie ins Visier genommen hat, lieben zu lernen. Denn dies könnte mehr sein, als Sie glauben, ertragen zu können. Ich empfehle Ihnen jedoch, ein gewisses Mitgefühl für diese Unheil anrichtende Person zu entwickeln, die Ihren Weg gekreuzt hat. In deren Herzen gibt es sozusagen einen Hohlraum. Sie wird nie in der Lage sein, Liebe zu empfinden – für niemanden, nicht einmal für ihre eigenen Kinder. Ihr mangelt es noch an sehr vielem anderem und sie ist letztlich selbstzerstörerisch. Obwohl sie sich allen, die durch ein Gewissen „eingeschränkt" werden, überlegen fühlen mag und ihre Opfer vielleicht eine Weile lang von ihrer Überlegenheit überzeugen kann, ist ihr Leben in Wirklichkeit langweilig, unendlich monoton und tragischerweise bedeutungsleer.

Liebe ist weitaus mehr als ein sozialer Klebstoff. Wenn sich unser zwingendes Gefühl der Verbundenheit, unser Gewissen, als ein Weg entwickelt hat, unser Überleben durch die Zugehörigkeit zu Gruppen zu fördern, die uns stärker machten, als wir es als Einzelne waren, dann hat dies sehr gut funktioniert und wird es hoffentlich weiterhin tun. Doch noch wunderbarer ist, dass sich irgendwo in den gähnenden Abgründen der unwägbaren Zeit, die Verbundenheit – die Liebe – in etwas Größeres verwandelt hat, etwas, das in seiner stärksten Ausprägung einen Menschen dazu veranlassen kann, seine eigene Sicherheit, ja, sogar sein Leben, für jemand anderen aufzugeben. Die Emotionsfähigkeit normaler menschlicher Wesen ist nun so groß, dass wir eine verstorbene Person, die wir sehr geliebt haben und die uns geliebt hat, bis zu unserem Tod in unserem Herzen lebendig halten können.

Ist die Liebe intensiv genug, können wir uns nicht nur an unzählige kleine Details aus der Vergangenheit erinnern – ein schiefes Lächeln, eine Redensart –, sondern auch genau sagen, was diese Person in einer bestimmten gegenwärtigen Situation sagen und tun würde, welche Vorliebe oder Abneigung sie in einem bestimmten Moment zum Ausdruck bringen und welchen Wert sie einer Sache beimessen würde. Um die Existenz von Menschen, die wir sehr geliebt haben, spüren zu können, müssen sie nicht mehr physisch anwesend sein, auch wenn wir uns vielleicht danach sehnen.

Unser Planet tanzt also mit den Milliarden Menschen, die heute leben, und genauso mit den Energien unzähliger Milliarden, deren biologisches Leben zu Ende ist. Emotionale Verbundenheit ist im Laufe der Zeit über ihre bloße Rolle als Wächter des Überlebens Moral besitzender Lebewesen hinausgewachsen. Die Emotionen, die uns miteinander verbinden, haben sich selbst transzendiert, und Liebe enthält den Samen der Ewigkeit.

Hilflos und völlig unabhängig von unseren Glaubensvorstellungen sehnen wir uns naturgemäß nach der individuellen Verkörperung des Lebens. Wir tun uns schwer mit immateriellem Ersatz. Und wir werden heimgesucht von der Angst vor der Unausweichlichkeit unseres eigenen Todes, des sicheren Verfalls unserer Körper, der Aussicht auf ein Ende der Gedanken und Bilder, die uns durch den Kopf gehen – der mentalen Palette, die in einem körperlichen Nichts ihren Anfang nahm, an das wir uns nicht erinnern können. Doch die wahren Dinge, die in unserem Leben passieren, und alles, was in der Vergangenheit jedem, der je gelebt hat, passiert ist, werden immer wahr sein. Wir haben es getan: Das Leben hat sich selbst durch Liebe transzendiert.

Unsere durch die Zeitalter geformte Fähigkeit, zu lieben, Bindungen einzugehen und empathisch zu sein – und ja, uns schuldig zu fühlen, wenn wir jemanden verletzt haben –, ist viel, viel wertvoller als alles Materielle und verdient es, dass wir sie würdigen und ihr gemäß handeln. Egal ob es sich um so bescheidene Mittel wie die des Schimpansen handelt, der von seinem Futterbaum herabklettert, um zu helfen, oder um die Höhen der Effektivität, die wir mit unseren großen menschlichen Gehirnen erreichen können: Die Ressourcen lebender Wesen sollten nicht auf das Streben nach Macht – oder Rache – verwandt, sondern in den Dienst ihrer Verbundenheit gestellt werden. Es ist ein alter Kampf – eine Minderheit soziopathischer Prädatoren gegen eine Mehrheit liebevoller Beschützer –, einer, den wir gewinnen können und müssen.

Glücklicherweise ist unsere Macht erheblich größer als die des Soziopathen, weil sie nicht durch den pathologischen Hunger nach Kontrolle, nicht durch ein emotionales Vakuum erzeugt wird. Unsere Macht gründet vielmehr in emotionaler Ganzheit, unserer Fähigkeit, zu lieben und feste Bindungen miteinander einzugehen, sowie der Bereitschaft, einander zu schützen. (Und wir sind ganz einfach in der Überzahl.) Wir müssen unsere Macht nutzen, um uns, unsere Lieben und unseren Planeten zu schützen. Wir haben die Macht und wir haben eine Mission. Und wenn wir den Soziopathen nicht meiden können, sollten – und *können* – wir ihn überlisten.

Die gegenwärtig von der Gesellschaft weitgehend übersehene Aufgabe, sich für Beziehungen und das Gewissen einzusetzen, fällt immer mehr uns als Individuen zu, in unserem persönlichen Leben, unserem Arbeitsleben und in unserem Leben als Eltern: Einem Soziopathen muss man sich am Ende entgegenstellen, ohne die eigene Menschlichkeit aus den Augen zu verlieren. Diese Aufgabe ist manchmal beängstigend und fast immer steht man damit allein da. Doch wenn man der Soziopathie nicht aus dem Weg gehen kann, hilft jeder Einzelne, der ihr beherzt und mitfühlend entgegentritt, uns allen.

Literatur

1. Murphy, J. M. (1976). Psychiatric labeling in cross-cultural perspective: Similar kinds of disturbed behavior appear to be labeled abnormal in diverse cultures. *Science, 19*(4231), 1019–1028.
2. Junger, S. (2017). *Tribe. Das verlorene Wissen um Gemeinschaft und Menschlichkeit* (S. 50 f.).

3. Yamada, D. C. (2010). Workplace bullying and American employment law: A ten-year progress report and assessment. *Comparative Labor Law & Policy Journal* *32*(1), 251. http://ssrn.com/abstract=1908465

4. Baldwin, J. (1992). *To heal the heart of a child: Helen Taussig, M.D.*

5. Thomas, V. T. (1998). *Partners of the heart: Vivien Thomas and his work with Alfred Blalock: An autobiography.*

6. Seligman, M. E. P. (2011). *Der Glücks-Faktor.*

7. Seligman, M. E. P. (2012). *Flourish – Wie Menschen aufblühen; die positive Psychologie des gelingenden Lebens.*

8. Seligman, M. E. P. (2018). *The hope circuit: A psychologist's journey from helplessness to optimism.*

9. Peterson, C. (2012). *Pursuing the good life: 100 reflections on positive psychology.*

Stichwortverzeichnis

© Der/die Herausgeber bzw. der/die Autor(en), exklusiv lizenziert durch Springer-Verlag
GmbH, DE, ein Teil von Springer Nature 2022
M. Stout, *Der Soziopath von nebenan: So überlisten Sie ihn*,
https://doi.org/10.1007/978-3-662-64193-4

Printed by Wilco bv, the Netherlands